时毓民

儿科临床经验精粹

主　审　时毓民

主　编　汪永红　俞　建

副主编　孙　雯　和婧伟

编　委（按姓氏笔划排序）

丁敬远（上海市儿童医院）
孙艳艳（复旦大学附属儿科医院）
孙　雯（复旦大学附属儿科医院）
吴　杰（上海市中医医院）
汪永红（复旦大学附属儿科医院）
张亦群（复旦大学附属儿科医院）
张新光（上海市中医医院）
和婧伟（复旦大学附属儿科医院）
封玉琳（上海市中医医院）
胡　红（复旦大学附属儿科医院）
俞　建（复旦大学附属儿科医院）
黄　蓉（厦门市妇幼保健院）
韩兴绘（复旦大学附属儿科医院）

復旦大學出版社

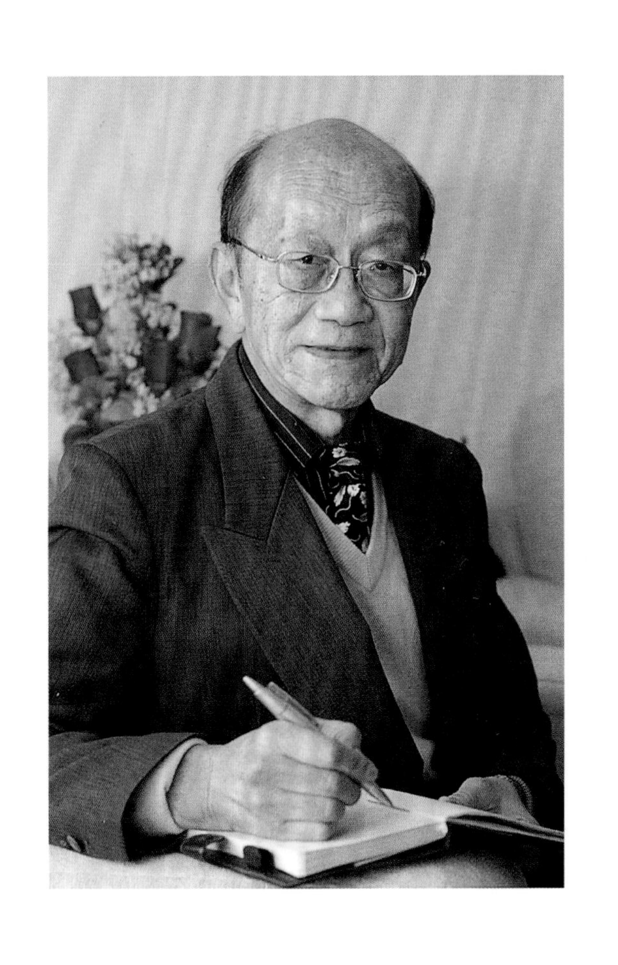

中西结合博众长
古为今用传岐黄

时毓民

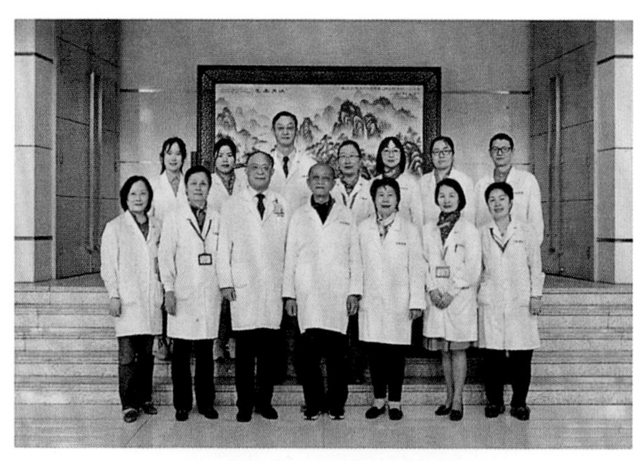

时毓民工作室成员合影

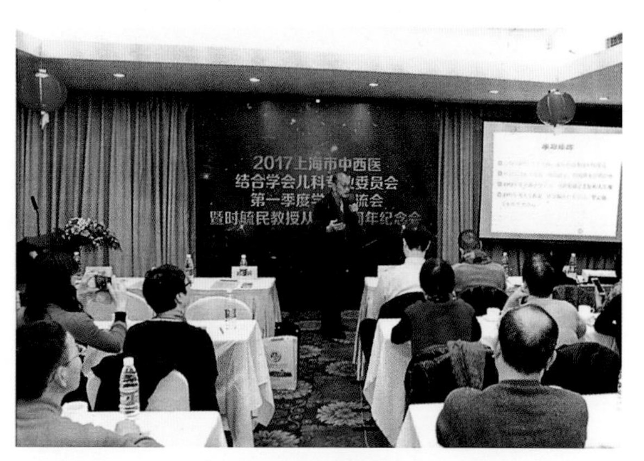

时毓民教授讲课

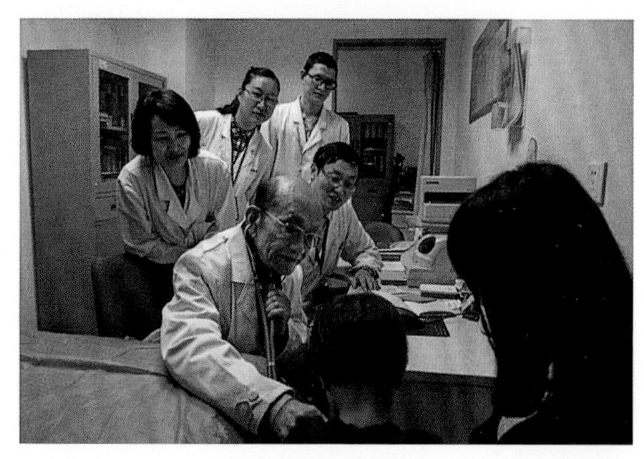

时毓民教授带教学生

序　一

时毓民教授，是我国著名中西医结合儿科专家，中国中西医结合学会儿科专业委员会创始人之一。

翻开时毓民教授的阅历，得知他毕业于上海第一医学院医疗系，是一名西医儿科医师。自 1968 年起，在儿科医院名老中医顾文华教授精湛医术、高尚医德的感染下，对中医学产生浓厚的兴趣，步入中医临床抄方、参与中医治疗小儿肺炎、肾病综合征以及中西医结合查房等工作。1978 年，专赴上海中医学院西学中班脱产学习，对中医理论有了更系统的理解，于是与中医儿科结下不解之缘，并开始了中西医结合的新征程，并奠定了儿科医院中西医结合临床诊疗及研究新的基础。他创立的中医性早熟特色门诊在全国颇具影响力，有关儿童性早熟的中西医结合研究成果获得了同行的好评，并荣获中国中西医结合科学技术奖。

时毓民教授也是一位中西医结合儿科学术交流的开拓者。1982 年，时毓民教授与一批全国知名的中西医结合儿科学者一起，创立了中国中西医结合学会儿科专业委员会并担任领导职务，经过数十年的发展，已使该学术团体与中华儿科学会、中华中医药学会儿科分会融为一体，成为国内中、西医儿科医师学术交流的三大平台之一。时毓民教授还热心传授医学科普知识，数十年如一日地坚持撰写科普文章，每年在全国相关报刊及科普杂志上发表科普文章数十篇，深受患者欢迎，多次评为上海市优秀科普作者。时毓民教授教书育人，甘当伯乐，主动让贤年轻人，培养他们挑起学科带头人的重担，使儿科医院一直保持了在全国中西医结合领域的领先地位，先后带教培养了几十名中西医结合高级人才，这些学员已成为上海市乃至全国相关领域的领军人物或骨干力量。

时毓民教授论治儿科疑难杂症、特色专病的中西医结合临床经验和学术思想值得传承和发扬，本书从学术思想、病证论治、疑难杂病验案分析、中西结合研究等方面全面总结了时毓民教授的诊疗经验，为后学者提供了从事中西医结合临床和科研的思路和方法。特作序以表祝贺！

中国中西医结合学会副会长
上海市中西医结合学会会长
王文健
于2020年11月

序　二

时毓民教授，是上海市名中医，我国著名中西医结合儿科专家，中国中西医结合学会儿科专业委员会创始人之一。1982年，时毓民教授与一批全国知名的中西医结合儿科学者共同创立了中国中西医结合学会儿科专业委员会并担任领导职务，经过数十年的发展，已使该学术团体与中华儿科学会、中华中医儿科学会融为一体，成为国内中、西医儿科医师学术交流的三大平台之一。时毓民教授虽已耄耋之年，仍兢兢业业地坐诊于医疗第一线，参与中西医结合儿科事业，他为人谦和，勤奋敬业，为人师表，仁心尚德，传承和发扬了中医学大医精诚的优良传统和高尚情操，堪为我辈之楷模！

时毓民教授继承了顾文华老先生的经验，最早提出中医药治疗儿童性早熟的诊疗方案，开辟了我国中西医结合治疗儿童性早熟之路，先后研制出一系列治疗儿童性早熟的制剂，建立起中医诊疗性早熟的新路径，成为上海市中医性早熟特色专科学术带头人。在临床实践中，时毓民教授不断总结自己和前人的经验，不断拓展学思路积极创新，并成功研发治疗小儿咳嗽、遗尿、便秘等自制制剂，解决了儿童家长煎煮中药的困难，深受病家的欢迎，在中西医儿科界享有很高的声誉。中医学是一个伟大的宝库，有极其丰富的理论与实践经验，历史悠久，源远流长，群贤辈出，代代相传。习近平主席指示我们要遵循中医药发展规律，传承精华，守正创新，坚持中西医并重，推动中医药和西医药相互补充、协调发展。

本书全面总结了时毓民教授治疗儿科疑难杂症、特色专病及常见病的中西医结合诊疗经验和学术思想，具有很强的实用性，同时还总结了时毓民团队对这些疾病的中西医结合研究思路和方法，这些对传承和弘扬中西医结合儿科的学术思想，推进医疗、教学、科研工作，提高中青年医师的临床和科研水平，具有非常积极的意义。本书立意独特，编写严谨，内容丰富，特写序以祝贺本书的面世。

中国中西医结合学会儿科专业委员会主任委员

崔　红

于 2020 年 10 月

序　　三

时毓民教授早年师从上海儿科名医顾文华先生，现任复旦大学附属儿科医院教授、博士生导师，上海市名中医。1997 年被美国柯尔比科学与文化信息中心医学部推荐为著名国际替代医学儿科专家，兼任中国中西医结合学会儿科分会顾问，曾任上海市中西医结合学会儿科专业委员会主任委员；至今发表论文近百篇，著作等身。

先生行医至今近六十载，从事中西医结合临床、教学、科研工作，培养博士、硕士研究生数十人。先生学识渊博，汇通中西医学，具有丰富临床实践经验，且甘为人梯，不吝教导和提携后辈，为中医儿科的蓬勃发展倾注毕生心血，堪为杏坛师表。记得当年我研究生毕业留任曙光医院，时毓民教授在专业方面对我提携有加，在每次儿科学术活动中除了亲自讲学外，总是安排我们青年医师在大会上交流，亲自评述总结帮助我们提高演讲能力。20 世纪末，我成为研究生导师后，我的硕士、博士研究生开题及毕业答辩均请时毓民教授任专家委员会主任，20 多年来，在答辩过程中，时毓民教授既严格要求，又悉心指导，使中医儿科研究生教育不断进步。

学西医出身的时毓民教授在一次参加西医学习中医培训班时，被中医的魅力深深吸引，此后跟随恩师顾文华老先生学习中医，传承创新恩师在儿科的理论研究及临床经验，成为中医治疗儿童性早熟领域的奠基人；并擅长哮喘、反复呼吸道感染等疾病的诊治。先生在继承先贤的基础上，提出“小儿治病重在健脾助运”“小儿性早熟源于肾的阴阳失调”等一系列新理论。其学识汇通中西，古为今用，将传统医学与现代医学相结合，具有自己独特创新的思维模式和诊疗方法。时毓民教授指导研究生有关“小儿山根青筋在望诊中的意义”的研究成果，已被纳入全国本科生和研究生规划教材，现仍指导儿科临床。

时毓民老师虽已近耄耋之年，仍是兢兢业业地坐诊于医疗第一线，堪为我辈楷模！今喜闻《时毓民儿科临床经验精粹》出版，对于继承发扬时毓民教授学术思想和临床经验定有积极的指导意义，我们当以中医传承为任，以中西医结合为抓手，提高医术，培养传人，被泽婴童。

上海市中医药学会儿科分会主任委员

虞坚尔

于 2020 年 11 月

前　言

时毓民教授是上海市名中医，复旦大学附属儿科医院主任医师、博士生导师；中国中西医结合学会儿科专业委员会创始人之一，中国中西医结合学会儿科专业委员会名誉主任委员；第二、第六批全国名老中医药专家学术经验继承班导师。先后主持完成包括国家自然科学基金、上海市科委和卫生局基金等科研课题多项；其主持参与的研究多次获科技进步奖，在国内外核心期刊发表论文百余篇；主编《儿科疾病的中西医结合治疗》《儿童性早熟中西医结合论治》等专著多部。因他对医学事业的杰出贡献，1993 年获国务院颁发的特殊津贴，1999 年获上海市邝安堃中西医结合优秀工作者基金奖，2001 年获中国中西医结合杰出贡献奖。

时毓民教授从医近 60 年，医术精湛，医德高尚，仁心敬业，深得病家的信任。从 20 世纪 70 年代末开始儿童性早熟的中西医结合诊疗及基础研究，首提“阴虚火旺证”为性早熟的主要证型，成为上海市中医性早熟特色专科学术带头人；善治小儿呼吸病，采用中药分期分证论治儿童哮喘，益气活血法治疗慢性咳嗽，益气健脾调治反复呼吸道感染。国家中医药管理局批准成立时毓民全国名老中医传承工作室，为进一步总结时毓民教授治疗儿科常见病、疑难杂症、特色专病的诊疗经验，工作室成员及学生共同编写了《时毓民儿科临床经验精粹》一书，让名老中医专家的学术思想和临床经验得以传承和发展。

本书内容丰富，分 8 个章节，包括医家小传、医路自述、学术思想(中西汇通,崇尚宏观与微观辨证相结合;分期论治呼吸病,益气活血贯穿其中;中西结合论治“肾病”,序贯调治肾之阴阳;继承先贤,滋阴泻火调治生长发育;重视望诊,辨析山根青筋指导临床)、病证论治(性早熟、矮小症、肾病综合征、遗尿症、免疫性血小板减少症等)、医论医话(中医“阴阳平衡”观点的浅识及在儿科临床中的应用、小儿“稚阴稚阳”理论的内涵及应用、脾胃学说在儿科临床的应用等)、疑难杂病验案分析(儿童抽动障碍、小儿功能性腹胀、间质性肺炎等)、验方研制(射干合剂、遗尿合剂、玄地滋阴合剂等)、中西结合研究(性早熟、儿童咳喘、望诊等方面中西医结合研究)。本书病名引用以西医病名为主,每个病案后面都有按语和分析。

本书主要总结了时毓民教授的临床经验,供广大中医及中西医结合儿科医生学习参考,由于水平有限,不足之处欢迎读者批评指正。

汪永红

于2019年10月

目　　录

第一章

医 家 小 传

时毓民，男，祖籍安徽省寿县，1938 年 1 月 27 日出生于上海，汉族。复旦大学附属儿科医院主任医师、教授、博士生导师，上海市名中医，全国著名中西医结合儿科专家。曾任上海医科大学儿科医院中医科主任，上海医科大学中西医结合研究所儿科研究室主任，中国中西医结合学会儿科专业委员会副主任委员，上海市中西医结合学会儿科专业委员会主任委员。现任复旦大学附属儿科医院国家临床重点专科——中医儿科学术顾问，国家中医药管理局时毓民学术思想传承工作室导师，中国中西医结合学会儿科专业委员会顾问，第二、第六批全国名老中医药学术经验继承班导师。

时毓民教授 1962 年毕业于上海第一医学院医疗系，后进入儿科医院从事西医儿内科工作 16 年，1978 年作为儿内科主治医师，进入上海中医学院西学中班脱产系统学习中医理论，并先后师承上海市名老中医顾文华、贾福华、徐蔚霖、朱瑞群教授学习中医儿科，并结合自己的临床经验不断应用，毕业论文《小儿舌诊研究》获评西学中班优秀论文二等奖。时毓民对中西医结合工作一往情深，在当时刘湘云老院长的支持下，毅然转到中医科工作，全身心投入儿科的中医和中西医结合临床诊疗和研究。时毓民运用自己逻辑思维能力强和具有长期西医儿科临床工作经验的优势，在随师侍诊的同时，发掘总结和提炼老师的临床经验，帮助老师著书总结，把老师儿科疾病的中医临床经验发扬光大。时毓民教授继承顾文华老教授的经验，同中医科其他医师一起成立了性早熟中西医结合专科研究小组，先后研制出早熟 1 号、早熟 2 号、儿早丸等一系列治疗儿童性早熟的有效院内制剂，并且总结了儿童性早熟的中医结合诊疗初步方案，最早提出性早熟阴虚火旺证的八大证候特点，用滋阴降火法治疗性早熟获效，为中医诊疗性早熟开辟了新方法。1987 年，时毓民教授开始开设性早熟专科门诊。1995 年，该门诊被上海市卫生局认定为“上海市性早熟特色门诊”，成为全国最早的性早熟中西医结合诊疗专病门诊，吸引了大量来自全国各地，甚至北美、欧洲、日本的患儿，年平均诊治性早熟患儿 3 万余人次。2001 年，该门诊被上海市卫生局中医处挂牌“上海市中医性早熟特色专科”。多年来，时毓民教授通过国家级继续教育项目、全国性会议学术交流，以及接受专业进修等方式，将复旦大学附属儿科医院的儿童性早熟诊治方案在全国多家省市级大医院推广使用。

在几十年的临床实践中，时毓民教授根据儿童服用汤药困难的特点，总结并无私地奉献出了多个验方，为复旦大学附属儿科医院留下了多个有效的院内制剂，受到全院临床的广泛欢迎。他针对儿童过敏性咳嗽开发的射干合剂已经成为复旦大学附属儿科医院和上海交通大学医学院附属新华医院应用最广的院内制剂之一；针对小儿遗尿症开发的遗尿合剂也成为复旦大学附属儿科医院肾脏科使用最多、疗效最好的中药制剂；清热利湿合剂则是时毓民教授针对现代社会湿热体质儿童开发的又一有名的院内制剂，已成为中医科、内科、传染科和皮肤科常用的临床制剂；增液合剂更是时毓民教授针对婴幼儿生理、病理特点开发的治疗便秘应用最多的效方。现在时毓民教授的门诊在复旦大学附属儿科医院已经成为几个有名的精品预约门诊之一，每年吸引来自全国各地的大量患者。

时毓民教授临床工作中勤于耕耘、善于总结，带教学生、诲人不倦。热心学术交流，传播先进中西医结合诊疗经验，作为创会元老，参与创建中国和上海最早的中西医结合学会儿科小组，从几个人，现在发展为有数百名会员、每年定期进行学术交流的专业委员会。他先后亲自执笔并指导学生在国内外核心期刊发表论文100余篇，主编《儿科疾病的中西医结合治疗》《儿童性早熟中西医结合论治》等专著14部，参编《诸福棠实用儿科学》《中西医结合临床儿科》等儿科权威著作30本。作为上海医科大学最早的中西医结合博士生导师之一，桃李满天下，培养了许多儿科中西医结合专业人才，现在弟子大多数为国内中西医结合儿科事业的领军人才。时毓民教授重视临床和科研相结合，先后主持国家及省部级科研课题10余项，相关临床与科学研究多次在国内获奖。时毓民教授还是国内知名的医学科普作者，2000—2016年在《大众卫生》《上海医药报》等卫生科普报纸、杂志上发表医学科普文章共计162篇，为医学知识的大众普及做出了很大的贡献；时毓民教授还利用现代网络工具开设公众号写科普推文，为广大家长普及育儿保健知识。由于对医学事业贡献，时毓民教授曾先后荣获1993年国务院颁发的特殊津贴、1999年上海市卫生局颁发的“邝安堃奖励基金”中西医结合优秀工作者、2001年中国中西医结合学会颁发的中国中西医结合贡献奖，2009年被《家庭医生报》评为“优秀科普作者”，2012年成为上海市卫生局中医药领军人才培养导师；2016年被评为上海市名中医；2017年担任国家中医药管理局时毓民全国名老中医专家传承工作室导师。

（俞　建）

第二章

医路自述

一、幼时体弱，志愿学医

记得我幼小时体弱多病，经常光顾医院，看病医师对患者亲切关怀和高超技术使我对医师产生了好感。那时我的母亲染上了肺结核，由于付不起昂贵的医药费，致使病情恶化，更促使我将来学医的志愿。1957 年，我考取了上海第一医学院医疗系，5 年的学习生涯使我成为掌握初步医疗技术的年轻医师。进入儿科医院后，繁重的医疗工作锻炼了我，使我的技术有了很大的提高。

二、名师指引，投身杏林

1968 年，我师从顾文华教授学习中医学，并参加中医学肺炎病房的医疗工作及肾病中西医结合病房查房。在跟随顾老师查房过程中，我耳濡目染，发现采用中西医结合的方法治疗儿科疾病比单纯采用中药或者西药有更好的疗效，某些疾病用中药效果更好，从而逐渐对中医学产生了浓厚的兴趣。顾老师是海派中医徐氏儿科的传承人，医理渊博，医术精湛，医德高尚，仁心敬业，更坚定了我跟随他学习及终生从事中西医结合儿科的信念。1978 年，经过本人申请和医院及顾老师推荐，我脱产 2 年参加上海中医学院在“文革”后办的第一个西学中主治医师进修班，专攻中医学。先后跟随金寿山、徐蔚霖、朱瑞群、贾福华等上海市内儿科名中医抄方学习，并结合自己的临床经验加以应用。2 年后，毕业论文《小儿舌诊研究》获评西学中班优秀论文二等奖。毕业后我转入医院中医科，从事中西医结合临床及科研工作，继续跟顾老师学习。在随师侍诊的同时，发掘总结和提炼老师的临床经验，帮助老师著书总结，把老师的临床经验发扬光大。

三、继承前贤，不忘创新

1981 年，我总结提炼了顾老师采用中医“滋肾阴泻相火”法则治疗儿童性早熟的临床经验，在当时的《辽宁中医杂志》发表了论文，使全国中西医结合同仁了解到儿童性早熟的中医辨证诊疗经验。相关论文和临床总结还获得了当年上海市中医、中西医结合成果奖。顾老师退休后，由于身体原因，基本淡出临床。我继承顾文华老教授的经验，和中医科其他医师一起成立了性早熟中西医结合专科诊治组，先后研制出早熟 1 号、早熟 2 号、儿早丸等一系列治疗儿童性早熟的有效院内制剂，并且规范、总结了儿童性早熟的中西医结合诊疗方案，最早提出性早熟阴虚火旺证的八大证候特点，为中医诊疗性早熟开辟了新途径。1987 年开始开设性早熟专科门诊，成为全国性早熟中西医结合诊疗中心之一。在几十年的临床实践中，我体会到不少儿童服用汤药有困难，根据临床实践制订了近 10 种验方，为复旦大学附属儿科医院留下了多个有效的院内制剂，如开发的射干合剂不仅在复旦大学附属儿科医院应用，而且在上海交通大学医学院附属新华医院，甚至成年患者中都广泛应用。其他还有遗尿合剂、利胆合剂、清热利湿合剂、增液合剂等，都成为复旦大学附属儿科医院常用的制剂。我在近 60 年的临床生涯中，先后编著了 20 余本医学专著，撰写发表了 90 余篇医学论文，获科研成果奖 8 项。

四、创立学会，交流学术

1982 年，我与一批有名的中西医结合儿科学者创立了中国中西医结合学会儿科小组，每年举行相关的学术交流与同行切磋，以提高中西医结合诊疗和科研水平。同时学会专家共同编写了《儿科疾病研究》《中西医结合儿科临床》等多部著作。全国参会者从20余人发展到数百人的规模，于1986年成立中西医结合学会儿科专业委员会，我担任副主任委员，至今我仍担任学会的顾问。我曾先后荣获1999年上海市中西医结合邝安堃基金优秀工作者奖和2001年中国中西医结合贡献奖。

五、薪火相传，桃李芬芳

作为教学医院，培养接班人是一项非常重要的工作。我认为培养高水平的中西医结合人才是今后中西医结合事业发展的关键，我培养了博士1名、硕士3名，先后带教第二届、第六届全国名老中医继承班学员3名、上海市高层次中医临床人才跟师培训学员1名、上海高级中医药传承班学员2名、上海海派中医跟师学员3名、上海中西医结合学习班学员1名。他们已成为医、教、研的骨干，如俞建教授和汪永红教授已培养了大批研究生。俞建教授成为学科和学会带头人，在国内儿科界享有盛名，在国外也多次讲学和交流。汪永红教授对儿科中西医结合事业做出了贡献。

六、科普医学，奉献社会

我认为向广大市民群众普及医学知识也是十分重要的。不少家长在生活中迫切需要了解医学科学知识，但是医学期刊太专业化，大多数百姓看不懂，要提高全民医药卫生素质就需要我们把高深的医学道理转化成人们能接受的科普知识。我每年都抽空撰写几十篇医学科普文章，先后主编了5本科普著作，多次评为上海市优秀科普作者，现在还是全国和上海的许多知名科普杂志和报纸，如《大众医学》《家庭用药》《上海幼托杂志》《聪明宝宝》《为了孩子》《家庭医生报》《大众卫生报》等的特约撰稿人。

七、仁心仁术，医患和谐

在从医近60年的生涯中，我深深体会到医患关系的重要性。有的患儿家长出于对小儿病情的不了解和焦虑，会对医师发牢骚或提出种种不合理的要求。此时，我常常会反向思考，如果我是患儿家长也会如此，我就诊时遇到有的医师对我提问不耐烦，态度生硬，我当然会不高兴，这促使我看病时对患儿家长要有耐心，态度和蔼，对家长不合理的要求尽量解释清楚，以取得他们的谅解。为了方便病儿家长，我对病情较复杂或部分外地来的家长，把我的邮箱给他们以便联系解答他们的问题。每天可收到3～10封家长询问的邮件，平均5封，我都做一一解答，每天约需半小时，这是医师应有的医德。

“人生有夕阳，事业无黄昏”，我将为中西医结合儿科事业贡献出毕生精力。

（时毓民）

第三章

学 术 思 想

第一节 中西汇通，崇尚宏观与微观辨证相结合

时毓民教授生于上海，大学毕业后近60年的行医师涯中，也一直生活在上海。上海是我国最大的城市和经济中心之一，也是文化、教育中心之一，地处中外交流的前沿。新中国成立前，上海即是中国最开放的城市，曾号称“东方巴黎”，华洋合居、中西共处、全国各地名医汇集上海，云集中医学各种学派，也便于中西医汇通。曾经是中国第一所中医正规教育学校——新中国医学院的所在地。时毓民教授长期服务于上海乃至全国（以长三角、南方地区为主）的患儿，加上中西医皆通的学术底子，形成了自己独特的融合中西、思想开放、兼收并蓄的学术思想特点。

时毓民教授幼时营养不良、体弱多病，常因此向学校请假，亲历并目睹家人罹患疾病，困顿不堪之经历，遂萌生学医济世、救人、救己之想，唯幸虽身体不佳，然学习仍用功努力，成绩多名列前茅，中学毕业考取当时国内有名的高等医学学府——上海第一医学院，从此开始了医学生涯。20世纪50年代的上海第一医学院是中国学子向往的国家重点医学高等学府之一，时毓民争分夺秒刻苦学习，努力掌握高深的医学理论，充分利用医学院优秀的临床资源，不断提高自己的临床实践经验水平，毕业时取得了优良的成绩。1961年毕业后，时毓民被当时的儿科医院内科主任挑选进入

儿科医院,成为住院医师,从此开始了长达数十年的医学生涯。时毓民教授在儿科医院的工作迄今 50 余年,前 16 年,从事儿内科的临床训练与工作,打下了良好的西医儿科临床基础。20 世纪六七十年代,当时毛泽东主席提出"中西医结合,创造中国的新医学"的号召,在全国范围内,挑选一批有一定基础的西医学医师学习中医学。儿科医院也积极响应,儿科医院主治医师以上的医务人员均参加过西学中,在当时顾文华、徐迪三两位老中医的带教下学习过中医学。时毓民当时也间断地进行了中医儿科的抄方学习,在临床上经常邀请顾、徐二老参与儿内科疑难疾病会诊,目睹中医药学的神奇疗效,遂产生系统学习中医学,掌握中、西医两套诊疗手段,中西医结合更好地服务患儿的思想。1978 年,上海中医学院举办"文革"后第一个西学中主治医师进修班,在他积极的申请和医院推荐下,脱产 2 年,专攻中医。从四大经典学起,系统掌握中医学基础理论,中医学诊断,中药,方剂,内、外、妇、儿科。时毓民教授当时已臻不惑,记忆不如 20 多岁的小青年,但是他利用自己西医学理论知识扎实和形象、逻辑思维能力强的高年医师特点,在理解的基础上记忆,结合临床经验学习,学以致用。先后跟随徐蔚霖、朱瑞群、贾复华等上海市内儿科名中医抄方学习,毕业后转到医院中医科工作,继续师从顾文华老中医临证,全身心投入儿科的中医学和中西医结合临床研究。

时毓民教授系正规西医院校临床专业毕业,学习中医学的时候已经是一个具有相当扎实的西医基础和临床知识的儿科主治医师。他学习中医学是出于兴趣,认为临床上有许多儿科疾病是需要中医诊疗参与的,他总是带着问题主动地去学习、接受和应用中医药学理论,而不像有些人是被动地学习中医学,甚至片面地认为只有中药是有用的,而中医理论已经落伍。因此,需要彻底抛弃"废医存药"的错误和片面观点。

时毓民教授认为中西医各有所长,应互相取长补短,辨证与辨病相结合。西医与现代科学结合较紧，在局部、微观方面有突出的优势，可利用许多现代化的诊疗辅助设备，诊断精确、具体。但是由于西医学基于还原论的理论基础，对于人体诊疗的全面认识还存在着一定的缺陷，就是过于强调局部，强调共性，较少考虑个体差异，故治疗强调规范化、程序化，容易把人看成机器，忽视个性。中医学理论虽然由于产生年代久远，受限于当时的社会发展、科技水平，有一定的先天缺陷，但是，经过如此漫长的历史年代，生命力仍然旺盛，仍然服务着中国的广大民众，取得良好的效果，一定是有其存在的充分理由，中医学是中华民族的瑰宝，需要得到更好的传承和发扬。从2000多年前的《黄帝内经》《伤寒杂病论》《金匮要略》到以后各个朝代的中医医家论著，中医学的理论和实践也是在不断的发展中，中医学诊断注重全身影响，治疗偏重个性，量体裁衣，辨证论治实际上是中医学诊疗的独特优势，不能由于现代科学的发展阶段与水平限制，暂时不能理解中医中药理论和诊疗方法，就采取历史虚无主义的态度否定其科学性、实用性。实际上，随着现代科学的发展，随着功能基因组学和蛋白组学、代谢组学等的发展，西医学也在不断发展，也开始重视社会、环境、整体对疾病的影响，也在一定程度上认识并吸收了部分中医学理论的内涵。

时毓民教授认为，实际上，现在无论是中医学还是西医学，诊疗患者首先是要辨病，对于一些目前暂时还无法明确诊断的疾病或者是尚处于功能失调的状态，只是由于现代科学的发展没有到那一步，随着发展，人类一定会逐渐揭开许多人体上的未知。而现代科学的手段和方法，无论是中医学，还是西医学，多可以使用。

首先，中医学诊疗可以利用西医学的诊断，西医学诊断可以作为中医学四诊手段的补充，使辨证更加精准。比如有些病，中医学诊断常无特异性症状、体征，如“乙型肝炎表面抗原阳性携带者”，有的无明显的阳性症状、体征，但是通过乙型肝炎两对半及定量检测，就可以得到诊断，进而指导治疗。再如艾滋病从感染到发病出现症状，是一个较长的过程，潜伏期可不存在明显症状和体征，但是，现代科学可以通过病毒载量的测定，进而通过药物干预控制艾滋病的发病，中医学在治疗方面也是大有可为的，但是，在诊断上必须借助现代医学的手段。再如儿童性早熟是一组内分泌的疾病，需要借助现代医学的手段，鉴别功能性性早熟和器质性病变引起的性早熟，才不至于误诊。

其次，吸收西医学的疗效评估方法，补充评价中医治疗的疗效，更易被患者和医学界认可。比如，儿童性早熟的疗效除了中医学的证候改善外，更重要的是第二性征的改变，骨龄的改变，子宫、卵巢、卵泡发育的改变以及性激素的变化，所以吸收西医学的诊断手段及结果疗效标准，为中医学所用，更容易得到医学界和患者的认可。

再次，中医学治疗可以补充西医学诊疗的不足。如有些临床上西医学基本无特殊治疗手段的疾病和临床表现，如小儿非佝偻病性的小儿盗汗、夜惊、小儿厌食及感染后慢性咳嗽等，虽然经过西医学多种检查手段，也没有发现明显的阳性结果，故没有确定的"疾病"诊断，采用中医学辨证为主的治疗，往往能取得良好的疗效。再有一些临床上的疾病虽然西医学有诊疗手段，但是药物不良反应较大或者是代价昂贵，如特发性性早熟(体质性性早熟)轻、中度病情者，完全可以采用中医学为主的治疗方法，可以避免西药过于昂贵的负担。

总之，辨证与辨病的结合实际上也就是整体与局部、个性与共性的结合，既全面又有重点，可避免治疗的片面性，提高治愈率。

第二节　分期论治呼吸病，益气活血贯穿其中

小儿呼吸病是儿科临床上最常见的疾病，包括感冒、肺炎喘

嗽、慢性咳嗽及哮喘等。这些疾病往往反复发作，给患儿和家长带来很多痛苦。时毓民教授善治呼吸病，对病因、病机和治疗有独到和深刻的理解。

一、病因、病机：脾肺气虚为其本，痰瘀互结为其标

（一）脾肺气虚为小儿易患呼吸病之本

时毓民教授根据《颅囟经》提出的小儿“五脏六腑，成而未全，全而未壮”“脏腑柔弱，易虚易实，易寒易热”的理论，认为小儿脏腑娇嫩的具体内容来说以脾、肺、肾尤为突出，肾为先天之本，脾为后天之本，肺主一身之气，三者密切相关。脾为五脏生理病理之枢纽，脾位居中焦，主运化，升清和统血，脾胃为水谷之海，气血生化之源，所以脾肺功能的健全与否与机体的免疫能力密切相关，脾肺气虚则腠理不固，邪从外入，脾肺气虚则运化失司，痰湿内生，不论邪从外入，或自内生，均影响及肺，致使肺失宣肃，肺气上逆发为咳嗽。小儿咳嗽，虽涉及多脏，但其病变主脏在肺，与肝、脾密切相关，久则及肾。外感咳嗽多为邪实，内伤咳嗽多为正虚邪实。两者常相互影响，外感咳嗽迁延不愈，邪伤肺气，可渐转为内伤咳嗽；内伤咳嗽，久咳伤肺，肺气不足，卫表不固，则易感外邪而引发或加重咳嗽，日久肺脏更虚。久咳易耗气，又因小儿“肺常不足、脾常不足”的生理特点，故肺脾气虚常见于呼吸病。时毓民教授认为脾气虚弱、肺气不足是小儿易患呼吸病的内在因素，饮食不节、外邪侵袭是发病的外在条件，若无脾肺气虚之本，纵有外邪侵袭，也不一定致病，久病可及肾入络，表现为生长发育落后、山根青筋呈暗紫色、眼圈发黑等。

（二）痰瘀互结为呼吸病之标

小儿呼吸病的发生可因外邪侵袭引发，但跟伏痰也密切相关。因咳嗽的发生与肺气失宣，痰阻气道有关，《太平圣惠方》云：“夫小儿嗽而呀呷作声者，由胸膈痰多，嗽动于痰，上搏于咽喉之间，痰与

气相击，随嗽动息，呀呷有声。”时毓民教授认为痰为小儿咳喘病的主要病因病理，无论是感染后的咳嗽，还是咳嗽变异性哮喘，或是胃食管反流引起的咳嗽，都是由伏痰遇感引发，痰随气升，壅塞气道，肺失宣发所致。痰的形成又与脾、肺、肾三脏关系密切，“脾为生痰之源，肺为储痰之器”，小儿脾常不足，饮食失调，脾虚失运，津液代谢障碍，水湿不能化为精微，反而酿成痰浊，上储于肺，壅塞气道，则影响肺宣发肃降，肺失清降，致咳嗽、痰多。因肺朝百脉，气血相关，气行则血行，肺气不足，气机不畅，血行乏力，瘀阻肺络，也可引发咳喘。时毓民教授从患儿指纹紫滞、甲皱微循环障碍等体征来看，均证实久咳患儿有血瘀之证存在，痰瘀互结，微循环障碍，又可加重咳嗽、喘息的反复发作，以致迁延不愈，正如《丹溪心法》曰：“痰夹瘀血碍气而病。”所以痰瘀互结乃是慢性咳喘等呼吸病之标。

二、辨治思路：分期论治呼吸病，标本兼顾

反复呼吸道感染、慢性咳嗽和儿童哮喘都是一种反复发作的疾病，根据其发病特点，分为急性发作期和临床缓解期，中医药学治疗哮喘有着丰富的经验，早在明代就提出了“发时治肺，平时治肾”的理论，鉴于此，时毓民教授对儿童呼吸病采用分期分证进行论治，辨别轻重缓急，抓住主要病因病机标本兼治。

（一）宣肺化痰活血治其标

“痰”乃儿童许多呼吸病的主要病因病理，时毓民教授在分析各种原因引起的非特异性咳嗽时，辨证以风痰袭肺、痰热壅肺为主要证型，治宜清肺化痰，宣肺止咳，从多年的临床体会中精选出麻黄、杏仁、射干、江剪刀草、黄芩、桑叶、桔梗等药组成“镇咳灵口服液”治疗感染后咳嗽、上感综合征引起的咳嗽有较好的疗效，动物实验表明，镇咳灵口服液有明显的镇咳、祛痰、平喘作用，还有抗炎、抑菌作用。若儿童哮喘引起的咳嗽则以射干麻黄汤加减治疗。如宿痰日久，久病生瘀，痰瘀互结，瘀阻肺络，以致咳嗽反复不已，

在望诊中观察到有山根青筋存在者，经检测存在着血小板聚集率明显升高，甲皱微循环异常，临床上时毓民教授采用益气活血化瘀的方法治疗久病患儿，主要药用丹参、当归、桃仁、赤芍等活血化瘀，通经活络，改善患儿久病血瘀的体质。时毓民教授在应用活血药物时多重用丹参 15～30 g，并选用一味活血药物相配使用，如赤芍、桃仁等，以求去滞生新，调经顺脉，血行气畅，阴阳平衡，营卫和谐，则疾病可以痊愈。

（二）健脾益气补肾治其本

由于脾肺气虚乃小儿反复呼吸道感染之本，根据“四季脾旺不受邪”的理论，健脾益气活血为主的治疗将贯穿儿童呼吸病治疗的始终。时毓民教授常用玉屏风散合四君子汤加减治疗，选用黄芪、白术、茯苓、北沙参、麦冬、防风、太子参、淮山药、淫羊藿、巴戟天、甘草为基本方，黄芪、白术、太子参、茯苓、淮山药益气健脾；丹参、赤芍、当归活血化瘀；淫羊藿、巴戟天温补肾阳；北沙参、麦冬养阴润肺；甘草调和诸药。根据临床辨证随症加减，肺脾两虚者，加党参、扁豆，加重山药用量；肺脾两虚兼湿食积滞苔腻者，加藿香、川朴；阴虚者，加川石斛、五味子，肾阳亏虚者也可口服或肌内注射以仙灵脾、仙茅为主的喘可治，肾阴不足者还可加用槐杞黄颗粒治疗。在健脾益气为主治疗的同时，可兼用补肾活血法，即健脾益气化痰药中加入活血化瘀药，可达到气血调畅，肺络宣通之目的，从而提高止咳平喘效果。现代医学证明，活血化瘀药能消除支气管黏膜水肿，减少阻塞，调节异常免疫，从而起到标本兼治的作用。研究表明，补肾中药对哮喘缓解期患儿的辅助 T 细胞（Th1/Th2 细胞）的平衡失调有调节作用，所以加用补肾药物对咳嗽变异性哮喘等原因引起的非特异性咳嗽的免疫状况可能有改善作用。

（三）分期论治呼吸病

由于小儿呼吸病可以反复发作，迁延较长，尤其是哮喘，往往发作与缓解交替进行，虚实相互夹杂，正如《保婴撮要》曰：“喘急之证，多因脾肺气虚，腠理不密，外邪所乘，真气虚而邪气实者多。”时毓民教授秉承“若已发则散邪为主，未发则补脾为主”的原则进行分期论治，在咳喘发作的急性期以宣肺平喘为治，选用自创的“射干合剂”加减，方用麻黄、杏仁宣肺平喘，化痰利气，射干化痰利咽，僵蚕祛风化痰，黄芩、前胡清化痰热，桑白皮疏风清肺，黄芪益气固本，丹参活血化瘀，甘草调和诸药。兼有鼻炎发作者，加白芷、辛夷；外感之邪未除化热者，加鱼腥草、蔊菜；痰浊阻肺者，加陈皮、桔梗、象贝、姜半夏；咳嗽剧、少痰者，加蜜枇叶、炙紫菀；汗多者，加煅龙牡、麻黄根；肺气上逆者，加炙苏子、葶苈子。慢性持续期则标本兼治，采用时毓民教授独创的健脾益气活血方加减，黄芪、白术、太子参、茯苓、淮山药益气健脾，半夏、陈皮、川贝化痰润肺，丹参、桃仁、当归活血化瘀，北沙参、麦冬养阴润肺，甘草调和诸药。缓解期则健脾补肾固本为治。肺脾气虚者，以“黄芪补肾合剂”（黄芪、白术、山药、山萸肉、茯苓、淫羊藿等）加减治疗；脾肾阳虚者，加补骨脂、巴戟天；气阴两虚者，加石斛、熟地、北沙参等。

三、益气活血贯穿其中

我国古代医书曾有对山根的记载，《幼科切要》指出：“山根青黑，每多灾异。”《古今医鉴·观面部五脏形色歌》指出：“青在山根惊四足，山根青色，是肺受惊也。”《幼科全书·观形察色》又指出：“凡观小儿形色，青筋脾热生风。”总之，山根青筋与脾肺的关系密切。为此，我们分析了 61 例有青筋的哮喘患儿的临床症状、营养状况、青筋形态以及 T 细胞亚群、血小板聚集、超氧化物歧化酶（SOD）等的变化，并与 26 例无青筋患儿进行比较。结果显示：免疫学检测哮喘患儿均有一定程度 T 细胞免疫低下；血小板聚集率检测结果与对照组比较差异有统计学意义（$P<0.01$），青筋组与无青筋组比较差异有统计学意义（$P<0.01$）；红细胞 SOD 测定，青筋组、无青筋组以及正常对照组人数分别为 13、10、30 人。从

我们对哮喘患儿的观察中也发现，脾肺虚证型占了大多数，其中肺虚占首位，脾虚次之，此因脾肺相关，脾肺不足，卫外不固，外邪乘虚而入，以致肺失宣降，引起哮喘及过敏性鼻炎等过敏性疾病{引自：哮喘患儿山根青筋望诊的临床意义[J]. 上海中医药杂志，1998，(10)：22－24}。临床检查也发现，哮喘儿甲皱微循环多有异常，存在着血瘀的特点。望诊时，多可见到哮喘患儿在鼻梁山根处有青筋的特点。除此之外，过敏性鼻炎的患儿，在眼部周围亦会出现黑眼圈等局部循环不佳的状况，这些表现中医学可辨证为血瘀。我们的临床实验研究结果也发现，哮喘患儿山根青筋组与无青筋组，青筋组血小板聚集率有明显升高，提示青筋组患儿存在瘀证的可能性。因此，时毓民教授把研究结论广泛应用于临床，对于此类患者多以丹参、当归、赤芍等药物活血化瘀，通经活络，改善患儿久病血瘀的体质，其中，多重用丹参 15～30 g，并选用一味活血药物相配使用，如赤芍、当归、桃仁等，有时加用黄芪，达到益气活血之效。所以对于有山根青筋的哮喘患儿活血化瘀贯穿始终。

小儿慢性咳嗽、哮喘、反复呼吸道感染等都是一种病程久、反复发作的疾患，时毓民教授灵活应用健脾活血的方法辨证治疗慢性咳嗽，根据儿童肺脾肾易虚的特点，结合不同患儿的体质，以健脾益气活血法为主，兼以清肺化痰，宣肺止咳为治，选药平和，注重固护小儿脾胃之气，善用健脾益胃药，如茯苓、山药、太子参等，此类药物不仅可以达到病理上的治疗效果，也可以防治中药偏性对脾胃的损伤，同时益气活血方药贯穿始终，以达到“正气存内，邪不可干”的效果。

第三节　中西结合论治“肾病”，序贯调治肾之阴阳

中医学之“肾”含义较广泛，广义来说，包括现代医学的肾脏泌

尿系统，但是又不仅仅如此。中医经典古籍《黄帝内经·素问·上古天真论》云："肾者主水，受五脏六腑之精而藏之，故五脏盛乃能泻。"《黄帝内经·素问·六节藏象论》又云："肾者，主蛰，封藏之本，精之处也。"肾主水，表明中医肾脏的正常封藏开合功能，与全身水液代谢有极其密切的关系，颇为类似于现代医学的肾脏泌尿系统的相关功能；同时，肾为先天之本，肾精居于肾脏，依赖于肾气的贮藏作用和施泄作用发挥其调节生殖及内分泌等生理功能。广义中医学的肾脏与现代医学的肾脏不完全相同。但本节所指的中医学"肾病"，特指与中医学"肾主水"功能相关的疾病，如现代医学的肾病综合征、紫癜性肾炎、遗尿等。

一、小儿肾病综合征的分阶段辨病结合辨证治疗

时毓民教授经过多年的严格儿科临床训练后，响应国家号召，从事中西医结合工作，拜师复旦大学附属儿科医院中医科的创始人之一顾文华名老中医，临床跟诊抄方多年，后又脱产学习 2 年中医经典理论，中西医结合临床经验丰富，又勤于笔耕，善于总结。在参与顾文华老中医与儿童肾病西医权威专家郭怡清教授联合查房和联合门诊过程中，根据顾老中医治疗小儿肾病临床经验，总结出小儿肾病综合征的分阶段辨病结合辨证分期论证方法，顾老中医理论根底扎实，在儿童肾病治疗过程中，善用经方，结合病情不同阶段加减给药：在儿童肾病综合征早期，患儿多为脾肾阳虚水肿明显，采用经方真武汤、防己黄芪汤加减，温肾利水消肿；大剂量使用激素疗程长时，患儿虽然肾病蛋白尿有所缓解，但是常呈现兴奋、面赤、口干、食欲亢进、舌红、脉弦等阴虚阳亢的证候。此时多采用知柏地黄丸为主肾病 1 号方加减，减少了激素所致的不良反应。肾病患儿大剂量激素治疗起效，蛋白尿转阴后，长期用药后在激素撤减时出现了新的阴阳失调情况，此时患儿由阴虚火旺逐步转变为阳虚或气阴两虚，或伴有尿蛋白出现反跳，部分患儿甚至出

现肾上腺皮质功能低下表现。此时，宗温肾益气法，采用金匮肾气丸和四君子汤为主加减，多选择适合儿童应用的药味组成肾病2号方温阳益气，巩固疗效。1982年，时毓民教授和蔡德培教授执笔的相关临床和科研论文分别在《辽宁中医杂志》和《中华儿科杂志》发表后，得到国内同行广泛认可和借鉴。

二、宏观辨证结合微观辨证，善用活血化瘀提高疗效

时毓民教授临证时常常指出："久病入络""久病必瘀"。《黄帝内经·素问·痹论》云："病久入深，营卫之行涩，经络时疏，故不通。"《黄帝内经·素问·调经论》曰："五脏之道，皆出于经遂，以行血气，血气不和，百病乃变化而生。"提示气血不和、久病及瘀与很多慢性疾病的病机相关。清代叶天士在此基础上创立了久病入络基本理论及相关治法。时毓民教授在临诊中结合现代医学原理，运用现代医学检测手法，对久病患儿进行甲皱微循环检查和血小板聚集功能测试，通过微观及临床辨证分析，表明小儿时期也存在着血瘀证。时毓民教授经过长期的研究探索，总结了活血化瘀法的作用机制：①改善血液循环；②防治血栓形成；③调节代谢，促进组织修复；④抗炎性反应作用；⑤调节免疫功能。

时毓民教授临床常用丹参、当归、桃仁、益母草、赤芍、川芎等活血药治疗小儿呼吸、消化、肾脏和神经精神等系统疾病，收效甚大。时毓民教授曾经与肾脏科合作，进行丹参等中药综合治疗难治性肾病的临床和基础研究。临床上，许多肾小球疾病存在高凝状态及血管内凝血，动物实验研究发现采用肝素抗凝治疗有效，为临床应用抗凝剂和血小板解聚药物提供了依据。时毓民教授曾指导研究生测定了24例肾病综合征患儿的血小板聚集试验PAgT，血浆因子Ⅷ相关抗原（ⅧR：Ag）及白陶土部分凝血活酶时间（KPTT）。结果显示：肾病患儿这些指标明显异常。这提示PAgT、ⅧR：Ag和KPTT可作为反映肾病综合征高凝状态的实

验室指标。对上述 3 项指标异常的肾病患儿运用活血化瘀治疗后，PAgT 和Ⅷ R：Ag 有明显改善，提示活血化瘀中药对肾病高凝状态有改善作用。时毓民教授认为：肝素效果虽然较快，但是有一定的不良反应。应用肝素可发生严重的出血合并症，采用丹参等中药抗凝，可避免肝素导致肾上腺出血危象的不良反应。对严重血栓形成的患者，临床可采用中西药序贯治疗，先采用肝素抗凝，待病情稳定后改用丹参维持疗效，该方案应用于临床，减少了肝素的不良反应，改善了肾病综合征高凝状态，取得较好的疗效。

第四节　继承先贤，滋阴泻火调治生长发育

性早熟是近年来小儿临床最常见内分泌疾病之一。中枢性性早熟（真性性早熟）由于下丘脑-垂体-性腺轴的提早启动，致使性征过早出现，骨骼生长加速，如不加干预，相当一部分患儿因骨骺过早闭合，导致其最终身高低于同年龄正常发育儿童。同时，因患儿性心理发育的相对滞后，易导致学习及生活上的种种困难。中医学历代文献无性早熟确切记载，特别是在中医儿科古籍中很少有相关记载。《中医外科学》借用了《疮疡经验全书・卷二》中“乳疬”的病名，包括男女儿童或中老年男性在乳晕部出现疼痛性结块，又称“妳疬”。但古籍中“乳癖”“乳疾”多指现代女性乳腺小叶增生或乳腺肿瘤的表现，与青春期男女儿童乳房发育乳核暂时性硬结有所不同。20 世纪 80 年代，时毓民教授根据顾文华老中医提出的性早熟患儿存在“阴虚火旺”证候的特点，观察、提炼出相当一部分性早熟女童存在怕热、面部升火、急躁易怒、五心烦热、口渴、舌质红、脉弦等肝肾阴虚症候，相火偏旺的证候表现，可采用“滋肾阴、泻相火”原则为主辨证论治。

时毓民教授认为虽然古代医家很少有对性早熟的论述，但是

翻阅古医籍，其实古人对于正常儿童生长发育的规律和青春期发育启动的一般规律曾有相当精准的论述。如《黄帝内经·素问·上古天真论》曰："女子七岁，肾气盛，齿更发长。二七而天癸至，任脉通，太冲脉盛，月事以时下，故有子。……丈夫八岁，肾气实，发长齿更。二八，肾气盛，天癸至，精气溢泻，阴阳和，故能有子。"《黄帝内经·素问·金匮真言论》曰："藏精于肾。"《黄帝内经·素问·上古天真论》云："肾受五脏六腑之精而藏之，故五脏盛乃能泻"。"肾精"禀受于父母，乃先天之精，是脏腑发育的起源物质，出生后赖食物营养(后天之精)而不断滋生，逐渐充盛。"肾精"是构成人体一切组织器官的基本物质，也是人体一切组织器官功能活动的根本动力。《黄帝内经·素问·宣明五气论》云："肾主骨。"《黄帝内经·素问·阴阳应象大论》曰："肾生骨髓。"《黄帝内经·灵枢·海论》云："脑为髓海"。肾藏精，精生髓，髓藏于骨中，滋养骨骼，脑为髓汇聚之处。故骨骼和脑都有赖于肾精的不断化生，与肾密切相关。

时毓民教授认为：中医学的肾是一个广泛的概念，不同于西医学的"肾脏"，除西医的泌尿肾脏系统外，还包括西医下丘脑-垂体-性腺轴、下丘脑-垂体-肾上腺轴和下丘脑-垂体-甲状腺轴等一系列神经内分泌网络系统的功能。中医学的肾与儿童青春期发育的正常启动及性早熟，存在极其密切的关系。中医学的肾藏先天之精，其生理功能和病理表现，可以用肾阴、肾阳来概括。肾阳又名"命门火"、真阳或元阳；肾阴又称元阴或真阴，人体的生长发育、生殖繁衍，无不依赖肾精的化生。人体各脏器发育及功能成熟，均取决于肾阴的滋养、润泽及肾阳的温煦、推动。幼年肾精始充，稚阴稚阳，随年龄长大，发育至青春期，肾精开始充盛，阴阳平衡，生殖功能开始成熟，男子遗精，女子月经初潮，形体丰满健强。

时毓民教授多年来，结合顾文华老中医和儿科医院性早熟中西医结合诊疗组的经验总结出儿童性早熟的病因、病机。

一、病因

性早熟的病因包括内因和外因两方面。

(一) 内因

儿童本为“稚阴稚阳”之体，易虚易实，导致阴阳不平衡，本身潜藏着容易出现阴虚火旺、阴虚阳亢的病理倾向，或有患儿先天禀受于父母之偏颇体质——阴虚火旺体质，对相应的病邪即致病因素(外因)存在明显的易感性。

(二) 外因

长期营养过剩，过食膏粱厚味，血肉有情之品，易过培肾气，气有余便为火，肾元精气提早充盛；或长期受到环境类激素毒物的影响，尤其是长期过早接触涉性内容，耗阴动火。

二、病机

(一) 病位

主要在于肝肾两脏，以肾为主。肾藏精，主封藏；肝藏血，主疏泄。肝、肾两脏，共居下焦，乙癸同源，一开一合，共司女童胞宫功能。且肝经与任、冲、督脉交会，通过任、冲、督脉与肾一起掌控胞宫，影响性发育与月经来潮。

(二) 病性

性早熟患儿亦分虚实。虚者多为先天禀赋阴虚火旺，或喂养不当致阴虚体质；实证多由过食肥甘，尤其是多食血肉有情之物，或因误食、过食污染之食物、补品、药品，导致过培肾气，肾元精气过早充盛，气余化火，相火早旺所致。

(三) 病势

部分性早熟及特发性性早熟早期患儿多数病情轻浅，发育程度不甚，可虚可实，其虚实证候表现亦可不明显；若因家长疏忽或迁延不治疗，部分患儿性征发育进展明显，同时可伴明显肾虚肝旺，或挟郁，或挟痰；若年幼患儿性征进展快速，体格成熟明显，虚实夹杂，或纯为实证，则更需排除肿瘤等器质性病变，尤其是男童更应注意。

(四) 病机转化

肾藏精，寓元阴元阳，主生殖发育。小儿稚阴稚阳之体，肾常虚，在病因影响下，易出现肾阴阳失调，肾阴不足不能制阳，相火偏亢，阴虚火旺，性征提前，天癸早致；小儿“肝常有余”，部分小儿偏阳盛体质，肾虚肝亢，水不涵木，烦躁易怒，湿热熏蒸于上，面部痤疮；湿热下注，则带下增多。

性早熟患儿中医辨证分型按照病因、病机包括肾阴不足、肝气郁结、冲任失调和痰湿阻滞等。各种诱因可诱导患儿天癸过早出现，这与患儿肾、肝、脾三脏功能的失调有密切的关系。性早熟最根本的病机在于各种原因造成阴阳失衡，相火妄动，甚至天癸早至。按照以上常用分证的治法是：肾(阴)虚火旺证滋阴降火，肝经郁热证疏肝清热解郁，痰湿(热)阻滞证化痰散结清热。

30 多年来，在时毓民教授为主的课题组带领下，复旦大学附属儿科医院中医科团队坚持以辨证论治为特色，结合现代医学辨病析因，并且为知柏地黄丸、大补阴丸等经典方剂治疗儿童性早熟积累了丰富的临床经验，老药新用，扩大了适应证。同时结合临床经验先后开发了早熟 1 号、早熟 2 号、儿早丸、滋阴泻火颗粒、滋肾清肝颗粒等一系列治疗儿童性早熟的方剂，牵头完成了《儿童性早熟的中医儿科诊疗指南》，并且把相关内容写入中医学和中西医结合儿科教科书和临床专著，为推广儿童性早熟的中医诊疗做出了很大的贡献。

第五节　重视望诊，辨析山根青筋指导临床

中医学的望、闻、问、切是辨证论治的重要依据，四诊合参才能

准确辨证，制订正确的治法方药。儿科素称哑科，所以望诊在儿科疾病的诊断中起着不可替代的作用。观察患者形体、面色、舌象，根据形色变化确定病位、病性，称为望诊。望诊的内容主要包括：观察人的神色、形态、舌象、络脉、皮肤、五官九窍等情况，以及排泄物的形、色、质量等。时毓民教授指出，在儿科中面诊、舌诊尤为重要，通过对面部山根青筋的有无、色泽、形态、分布的变化可以部分推测疾病的进退情况。

山根青筋是指鼻根部的青筋，自古以来，我国民间流传着在小儿出生后面部有青筋显露者多体质虚弱，易患多种疾病的观点。

时毓民教授对山根青筋是否跟疾病有关进行了中西医结合研究。通过对出生后半年面部有青筋的小儿 100 例和无青筋小儿 53 例进行了前瞻性的观察，常规体检随访 3 年以上，记录他们的患病情况，发现有青筋的婴儿上呼吸道感染、支气管炎发病的概率较大。时毓民教授还曾对多家托儿所和幼儿园的小儿进行了调查，结果显示：脸上有青筋的小儿体质虚弱者较多，容易反复呼吸道感染、厌食等疾病；小儿面部青筋以山根青筋居多；山根青筋脉纹以横形居多，其次为竖形、分枝状，形态与中医辨证分型无明显关系，上述研究表明山根青筋小儿体质较差。

进一步研究发现反复呼吸道感染、哮喘山根青筋小儿与无青筋小儿及正常对照组相比，多存在免疫功能紊乱，所以时毓民教授把这一研究的发现应用到临床中，对于有青筋的呼吸道患儿往往辨证为肺脾气虚证，经免疫功能测定，青筋患儿存在着细胞免疫的低下和体液免疫 IgE 的升高，这也印证了脾肺气虚乃小儿慢性咳嗽之本，经常用玉屏风散加减治疗慢性咳嗽的调理善后，或喜用黄芪加宣肺化痰之品。

同时，时毓民教授对面部青筋患儿进行了血液流变学的研究，通过对血小板聚集检测，发现反复呼吸道感染患儿的血小板聚集率升高，青筋组患儿比无青筋组高，说明血小板功能亢进，提示存在血瘀的病机，为临床采用活血化瘀治疗提供了依据。时毓民教授在治疗患儿哮喘和慢性咳嗽时，往往在化痰平喘的同时会加用当归、丹参、川芎等活血化瘀之品。哮喘青筋患儿 SOD 值偏低，与正常对照组比较有差异。SOD 有清除氧自由基的功能，SOD 下降，则清除氧自由基的功能下降，提示有哮喘发作，在临床用药时也会常用金银花、黄芩、射干、鱼腥草等清热解毒药物来增加清除氧自由基的功能。

临床观察还发现山根色泽进退与疾病进退相关，疾病好转过程中，色泽可变浅、变淡，个别可消失。所以对反复呼吸道感染观察山根青筋的分布、色泽、进退对临床有指导意义；实验检测提示对有山根青筋小儿应重视扶正及活血化瘀治疗，对早期发现有山根青筋小儿需给予预防措施，以减少反复呼吸道感染发生。

（汪永红　俞　建）

第四章

病 证 论 治

第一节 性 早 熟

性早熟是小儿临床最常见的内分泌疾病之一。儿童性早熟的发病率，由于不同国家、种族及地区间的生长发育资料评估的差异，在1/5 000～1/10 000。性早熟的发生率女童明显高于男童，儿童性早熟按照病因及发病机制分为中枢性性早熟及外周性性早熟两大类。其中，中枢性性早熟的发生率男童与女童比率为1/23～1/5。春夏季节就诊的儿童明显多于秋冬季节。中枢性性早熟由于下丘脑-垂体-性腺轴的提早启动，致使性征过早出现，骨骼生长加速，如不加干预，相当一部分患儿因骨骺过早闭合，导致最终身高低于同年龄正常发育儿童。同时，因患儿性心理发育的相对滞后，易导致学习和生活上的种种困难。

中医学历代文献无性早熟病名确切记载。但《黄帝内经·素问·上古天真论》对于正常儿童生长发育的规律和青春期发育启动的一般规律曾有相当精准的论述："女子七岁，肾气盛，齿更发长。二七而天癸至，任脉通，太冲脉盛，月事以时下，故有子。""丈夫八岁，肾气实，发长齿更。二八，肾气盛，天癸至，精气溢泻，阴阳和，故能有子。"古代医籍中也有散在的类似性成熟提前的记载并曾提及治疗，如《本草纲目·论妇人月水》曰："女子二七天癸至，七七天癸绝，其常也。有女十二、十三而产子，如褚记室所载平江苏达卿女十二受孕者。"可见古人认为当时十二三岁女孩受孕产子属于异常。又如《杏轩医案·方氏女孩带下·罕见之证》记载:“邻村方氏女,年才四岁,其目抱负,前舍求治,予问何疾,曰带下……令夜服地黄丸、早服参苓白术散,匝月而效”。文中提及4岁女童带下,从症状描述,有可能是阴道炎,虽未提及乳房发育情况,尚不能确定是否性早熟,但是从医者治疗所用药物及后来提及参阅怡堂散记所记载之7岁女童带下甚至怀孕等描述,颇与性早熟表现相合,且所用地黄丸与现在治疗女童性早熟阴虚火旺型的原则符合。可见古人虽然对性早熟未有专门研究,但是对一些类似于儿童性发育相关的个案,医家也是有所涉猎的。

时毓民教授最早总结顾文华老中医治疗性早熟的经验,提出性早熟的发病机制在于“肾阴虚、相火旺”,采用“滋肾阴、泻相火”为主的原则遣方用药,之后团队不断地总结研究形成一整套的诊疗方案作为性早熟的指南,在全国推广应用。

一、辨治思路

(一) 病因辨识

目前,临床上对于性早熟的病因、病机看法不一,认为性早熟是属于一类病因复杂的疾病,病因不同,诊治方法不同,故必须辨病与辨证相结合。性早熟病程一般较长,需要通过各种检查,排除器质性病变引起的性早熟,此类性早熟非中医学之所长。中医学治疗性早熟讲究辨证论治,而中医辨证具有相当的复杂性,需要临证者经过长期的临床实践,才能鉴别出孰系主证,孰系兼证,辨证准确,遣方精到,才能效臻浮鼓。

时毓民教授认为性早熟的辨证需注意辨别其虚实。虚者为肾阴不足,肾阳偏亢;实者或肝经郁热,肝郁化火;或脾虚痰湿,气滞血瘀,累及肾之阴阳平衡失调而发病。单纯性乳房早发育的患儿年幼,属稚阴稚阳,遇诱因易致一过性阴阳失调,相火暂动,系肾阴不足,相火妄动轻症。也有医家认为单纯性乳房早发育的证候可从肝郁痰凝中认识。部分患儿随年龄增长,形气渐充,气血阴阳调和,大部分可逐渐平复。中枢性性早熟者多长期营养过剩,过食膏粱厚味,或体禀阴虚内热体质,肾阴虚相火旺持续存在,多肝肾阴虚,相火妄动,或挟痰,或挟湿,或挟火,或挟瘀,多为虚实夹杂或纯为实证。

(二) 辨因辨证论治

1. **阴虚火旺证** 症见女孩乳房发育或伴其他性征及内外生殖器发育,甚者月经来潮;男孩睾丸增大(≥4 ml),或伴喉结突出、变声,或有遗精。多伴有怕热、盗汗、五心烦热、便秘、舌红或尖红少苔,脉细数。时毓民教授认为本证可见于部分单纯性乳房早发育和中枢性性早熟患儿,体禀阴虚内热型偏颇体质,若长期过食肥甘厚味或摄入含激素的食物、补品,可致患儿阴阳失调,相火亢盛,发为早熟。该型治疗原则多为滋阴降火,常用古方知柏地黄丸加减。方中熟地黄改为生地黄既能滋补肾阴,又不致过度滋腻;山茱萸养肝滋肾;黄柏苦寒,善清肾火;知母苦甘寒,滋肾水降虚火;牡丹皮善清肝火;另加生麦芽散结回乳。全方共奏滋阴降火之功。五心烦热可加莲心,盗汗可加地骨皮、玄参,阴道分泌物多可加椿根白皮。

2. **肝经郁热证** 症见女童乳房发育或伴其他性征及内外生殖器发育,甚者月经来潮;男童睾丸增大(≥4 ml),或伴喉结突出、变声,或有遗精。可伴有胸闷不舒、乳房胀痛、心烦易怒、口臭、痤疮、便秘、舌红苔黄或黄腻,脉弦数或弦细数。本证可见于假性外源性性早熟和中枢性性早熟部分病儿,平时系内热体质,或情志过亢,足厥阴肝经循阴部,抵少腹,布胁肋,因疾病或精神因素致肝失疏泄,肝经郁滞,可见胸胁不舒,乳络不畅,引起乳房胀痛,若日久化火则心烦易怒、口臭、痤疮、便秘,湿热下注则带下黄赤。时毓民教授认为该型常与阴虚火旺型共同存在,证候表现程度不一,需要根据证候主次,辨证加减。肝经郁热证以疏肝清热解郁为主,常用丹栀逍遥散加减。方中柴胡、八月札疏肝解郁，白芍养阴柔肝，当归活血舒瘀，生地黄滋养肝肾之阴，牡丹皮、栀子泻肝肾火。全方共奏疏肝解郁，滋阴降火之功。乳房胀痛明显可加香附、郁金，带下色黄、量多可加黄柏、龙胆草，口臭可酌加黄连。

3. **痰湿阻滞证** 症见女童乳房发育或伴其他性征及内外生殖器发育，甚者月经来潮；男童睾丸增大(≥4 ml)，或伴喉结突出、变声，或有遗精。兼见多食肥甘，体胖少动，大便干结，舌体胖大和(或)舌苔厚腻，脉弦滑或濡。时毓民教授认为本证多见于肥胖合并性早熟患儿也可见于部分性外源性假性性早熟，平时患儿长期营养过剩，过食膏粱厚味、喜卧少动，或先天禀赋不足，脾肾两虚，壅滞难化，损伤脾胃，聚湿成痰成瘀，气滞痰凝乳络，冲任失调，肾阴肾阳失衡，性征早现。痰湿(热)阻滞证化痰散结清热为主加减，常用自拟化痰散结方加减。方中茯苓、炒白术健脾，浙贝母、生牡蛎化痰清火散结，知母、黄柏、玄参滋阴降火、莪术、牡丹皮理气活血散瘀，生麦芽散结消肿。全方共奏健脾化痰，滋阴降火之功。乳房胀痛、急躁易怒可加夏枯草、瓜蒌皮；带下清稀加苍术、薏苡仁，黄臭加黄柏、龙胆草。

(三) 中西医结合分型辨治

时毓民教授认为，中医辨证，讲究整体，但是过于粗略；西医辨病，追根问底，局部精细，各有所长，应该有机整合，取长补短，才能使诊疗效果达到最佳。部分性性早熟中单纯性乳房早发育者约2/3可自行缓解，1/3可转化为中枢性性早熟，需积极随访；中医药辨证治疗效果较佳。特发性性早熟占中枢性性早熟的大多数，女童约占95%，男童较少见，也是中医药治疗的重点。真性性早熟在临床上存在2种表现型，缓慢变化型和快速进展型，其所属证候有差别，临床对策有所不同。

1. **缓慢变化型** 此类患儿一般病程较短，多数少于1年；病情较轻，生长发育加速趋势不明显。乳房Tanner分期多为B2期，

B超检查子宫一般无明显增大、卵巢有轻度增大、卵泡轻度增大、雌二醇水平亦较低；促性腺激素释放激素（GnRH）兴奋试验（0.6<LH/FSH<1）；骨龄比实际年龄稍有提前，少于2年，患儿一般临床预后较好，甚至不加治疗对患儿的最终身高影响也不大，但随着病程进展，部分患儿可出现快速发育的倾向，第二性征迅速进展，转化为快速进展型的性早熟。

一般此种患儿多属于肾虚火旺证，轻型。早期甚至部分患儿中医学证候表现不明显，也有医者认为患儿存在肝郁或痰湿轻症证候表现，可按轻症辨证处理。

2. **快速进展型** 此类患儿往往病程较长，多数超过1年；病情较重；生长发育加速趋势明显。乳房Tanner分期>B2期，B超检查子宫卵巢明显增大、卵泡明显增大、E_2水平>20 μg/L；GnRH兴奋试验（LH/FSH>1，LH峰值>10 IU/L）骨龄比实际年龄提前超过2年。这类患儿若不经治疗，大多数在乳房发育后较短时期（甚至1年左右）就会出现月经初潮，一般骨骺成熟明显加速，骨龄提前，生长潜力受到影响，部分患儿最终身高甚至不足150 cm。

由于患儿体质、生活环境及饮食习惯，药物干预的情况不同，一般此类患儿多存在肾虚火旺或肝经郁热或痰湿阻滞表现，若不治疗，会提前发育成熟如女童初潮，男童遗精等，甚至影响成年身高，需要积极治疗。各个中医证型并不是一成不变，可以相互转化或兼见各型证候。有些患儿反复出现乳核发育，但随访可自行消退，中医辨证早期证候表现不明显，但随病程进展，中后期多明显出现或肾虚火旺或肝经郁热典型证候，部分患儿各种证候可兼见。

二、验案举例

患儿朱某，女，6岁5个月，2015年9月2日初诊。

主诉：双侧乳房增大2个月伴疼痛1周。

现病史：2个多月前，家长发现患儿双侧乳房大；1周前，患儿述胸口疼痛，遂来本院就医。患儿因哮喘调理体质长期在当地某医院服药。观前医方中多使用温阳之品，如胎盘、鹿角、淫羊藿等。

既往史：患儿既往有哮喘病史，经常因气候变化或感冒发作喘息，余无特殊。父亲身高170 cm，母亲身高154 cm。

体格检查：身高125 cm，体重30 kg。左侧乳核2.5 cm×2.5 cm，右侧乳核2.8 cm×2.8 cm，乳房B2期，双侧乳晕色素无沉着，腋毛(－)，阴毛(－)，Tanner分期Ⅲ期。

辅助检查：①腹部B超检查：子宫25.0 mm×9.7 mm×12.9 mm。卵巢：左卵巢22.5 mm×8.8 mm×11.8 mm，卵泡5.8 mm；右卵巢22.2 mm×9.0 mm×12.0 mm，卵泡4.2 mm。乳腺：左侧30.5 mm×6.7 mm×31.0 mm，右侧34.0 mm×7.3 mm×33.0 mm。②GnRH兴奋试验结果：LH/FSH＝1.5/2.8<0.6，E_2：15。

中医证候：体型中等，喜静少动，喜荤少素，五心烦热，汗多，烦躁易怒，大便干结，舌尖红，苔薄黄，脉弦细数。

西医学诊断：性早熟(部分性)。

中医学诊断：性早熟。

辨证分析：肝肾阴虚，相火偏旺。

治则：滋肾清肝。

方药：知柏地黄丸合丹栀逍遥散加减：

生地15 g	知母9 g	黄柏9 g	茯苓9 g
泽泻9 g	丹皮9 g	龙胆草3 g	生麦芽15 g
白芍9 g	柴胡9 g	甘草5 g	

×28剂，水煎服，每日1剂，分早晚2次口服

二诊：患儿服药4周后，双侧乳核较前明显变软，现双侧乳核1.5 cm×1.5 cm，Tanner Ⅱ期。患儿怕热好转，大便正常，舌淡红，苔薄白，脉弦细。腹部B超检查：子宫22.6 mm×9.3 mm×

12.7 mm；卵巢：左卵巢 22.6 mm×9.3 mm×12.5 mm，卵泡 3.3 mm；右卵巢 21.7 mm×9.7 mm×13.9 mm，卵泡：3.6 mm。乳腺：左侧 29.1 mm×4.9 mm×30.5 mm，右侧 30.4 mm×5.9 mm×30.2 mm。

三诊：上方加减服用 2 个月，乳核平，停药随访，嘱患儿家长注意患儿饮食，以清淡为主，多吃蔬果。随访 3 个月，未见复发。

按语：儿童脏腑娇嫩，用药当以平和为主，切忌大寒大热。小儿本为“纯阳之体”，前医方长期使用大量温阳药物，导致阳气亢盛化火，食气伤阴，故治疗以滋阴为主，方用知柏地黄丸加减。肝经循行双乳，乳房胀痛不已，当疏理肝气，故合丹栀逍遥散。儿童本为“稚阴稚阳”之体，易虚易实，易发生阴阳不平衡，本身潜藏着容易出现阴虚火旺、阴虚阳亢的病理倾向，对相应的病邪即致病因素（外因）存在明显的易感性。外因或诱因则是长期营养过剩，过食膏粱厚味，耗阴动火；或长期受到环境类激素污染物的作用，或大量、长期摄入含有性激素的药物或食物，或者反复受到社会心理方面不良因素的影响，更多则是以上致病因素的综合作用。肾藏精，寓元阴元阳，主生殖发育。小儿稚阴稚阳体，肾常虚，在病因影响下，易出现肾阴阳失调，肾阴不足不能制阳，相火偏亢，阴虚火旺，性征提前，天癸早至。

三、诊治体会

时毓民教授认为性早熟由于病因不同，临床治疗方法各不相同，需要中西医结合辨病结合辨证论治。时毓民教授曾总结 90 例儿童性早熟病儿中医辨证存在阴虚内热症状的有 72 例，占 80%，依次为怕热、口渴、烦躁易怒、盗汗、便秘、舌质红、面部升火。采用滋阴泻火早熟合剂治疗（生地、知母、炙龟板、玄参、黄柏、夏枯草等），经过用药1～3年，阴虚火旺证候均得到不同程度改善，乳房增大、子宫、卵巢发育及骨龄超前者也得到不同程度控制。

时毓民教授认为：对于中枢性性早熟，在排除了器质性病因后，根据辨病与辨证相结合的原则，尽早采用中医药辨证或中西医结合的方法进行治疗。特别是中枢性性早熟的治疗，治疗时机早晚与疗效有密切关系。若病程短、病情轻、治疗早，则对最终身高影响较轻，中药治疗对最终身高改善明显，疗效好。若病程长、病情重，特别是快速进展型，往往乳房发育后较短时期就会月经初潮，加之治疗不及时，骨龄超前明显，导致骨龄过快闭合，错过患儿快速生长期，则任何治疗对于患儿最终身高的改善都将十分有限。

对于特发性性早熟，时毓民教授认为肾的阴阳不平衡、肾阴不足、相火亢盛为最多见的病机。儿童本为“稚阴稚阳”之体，易虚易实，易发生阴阳不平衡，本身潜藏着容易出现阴虚火旺、阴虚阳亢的病理倾向，对相应的病邪即致病因素（外因）存在明显的易感性。外因或诱因则是长期营养过剩，过食膏粱厚味，耗阴动火；或长期受到环境类激素污染物的作用；或大量、长期摄入含有性激素的药物或食物；或反复受到社会心理方面不良因素的影响。更多的则是以上致病因素的综合作用。肾藏精，寓元阴元阳，主生殖发育。小儿稚阴稚阳体，肾常虚，在病因影响下，易出现肾阴阳失调，肾阴不足不能制阳，相火偏亢，阴虚火旺，性征提前，天癸早至。故“滋肾阴、泻相火”治疗原则是治疗特发性性早熟根本的治则，需要贯穿始终。

时毓民教授认为肝肾同源，“乳房属胃，乳络属肝”，在五脏六腑之气血津液对乳房的作用中，以肾的先天精气，脾胃的后天水谷之气，肝的藏血与疏调气机对乳房的生理病理影响最大。若肝肾不足，肝失条达，气机郁滞，冲任失调，乳房经络疏利不畅，乳络瘀阻，则乳房硬结，不通则痛。小儿“肝常有余”，部分小儿禀赋父母属阳盛体质，若疾病或精神因素导致肝失疏泄，肾虚肝亢，肝肾阴虚，水不涵木，肝郁化火，肝火上炎，湿热熏蒸于上，烦躁易怒，面部痤疮；湿热下注，则带下增多。故临床上治疗性早熟中，疏肝清热散结法也是经常应用的方法。儿童性早熟由于病因和发病机制不同，只有因人、因时、因地，灵活辨证加减，性早熟的治疗效果才能达到最佳。

（俞　建）

第二节　矮　小　症

矮小症或矮身材是指在相似生活环境下，同种族、同性别、同年龄的个体身高低于正常人群平均身高 2 个标准差（$-2SD$），或低于第 3 百分位数（$-1.88SD$）。根据发病机制分为原发性生长障碍、继发性生长障碍、特发性矮小等。导致矮身材的病因很多，包括生长激素缺乏、甲状腺功能低下、胰岛素样生长因子缺乏、骨发育异常、慢性疾病、染色体病、小于胎龄儿、家族性身材矮小及营养心理等因素。目前，治疗多根据其病因进行治疗，如生长激素缺乏性矮小症多以基因重组人生长激素（rhGH）进行治疗，甲状腺功能低下者先以左甲状腺素钠口服纠正为主，其余也以治疗基础疾病为主。

在古代文献中无“矮小症”病名，但根据身材矮小，生长落后的临床表现特点，可将其归为“侏儒”“五迟、五软”“胎弱”“胎怯”“虚劳”等疾病的范畴。时毓民教授多年的临证发现，大部分矮小患儿多是由于先天不足，后天失养导致。先天不足是根本原因，以肝、脾、肾三脏亏虚为主，从肝、脾、肾三脏入手论治小儿矮小症，可收获一定的疗效。

一、辨治思路

(一) 辨病位病机

肝、脾、肾三脏亏虚是矮小发病之根本。肾为先天之本,《黄帝内经·灵枢·天年》指出“人之始生”,“以母为基,以父为楯”。《黄帝内经·灵枢·经脉》认为:“人始生,先成精,精成而脑髓生,骨为干,脉为营,筋为刚,肉为墙……”《医宗金鉴·幼科心法要诀》:“小儿五迟之证,多因父母气血虚弱,先天有亏,致儿生下筋骨软弱,行步艰难,齿不速长,坐不能稳,要皆肾气不足之故。”时毓民教授认为,肾为儿童生长发育之本,首先在于小儿身材高低大小,禀赋于父母的先天之精,而肾为先天之本,主藏精,为人体生长、发育、生殖之源,并且小儿后天的生长发育亦有赖于肾精的填髓与充养;其次肾中元阴元阳为生命之根,各脏之阴亦需要肾阴的滋润,各脏之阳依赖于肾阳的温养才能各自充分发挥其功能促进小儿生长发育,若肾失所藏,肾虚阳衰,脾失温煦,脾阳更虚,运化失司,不能化气生血充养全身,导致儿童时期长期营养低下,会影响骨的长度及骨皮质厚度,减缓骨骼的成熟,推迟青春期生长加速的年龄、降低生长加速的幅度,由此造成体格矮小;《诸病源候论·数岁不能行候》指出“骨是髓之所养,若秉生血气不足者,即髓不充强,故其骨不即成”,肾主骨,骨之增长是身体长高的关键,故肾精亏虚,肾气不足,则骨失养,亦影响身材增长。

脾胃为“后天之本”,主运化水谷精微,承载着后天给养之功能,对正处于生长发育时期的小儿尤为重要,小儿脏腑娇嫩,形气未充,所以气血津液的化生、四肢肌肉、筋骨的丰满,五脏六腑的渐臻完善,都依赖于脾胃的运化健全,以不断化生和补充其精微物质。小儿“脾常虚”,若其饮食失调,因病致虚,脾胃虚弱,腐熟运化功能失常,则气血不充,五脏失养,亦可致小儿生长发育缓慢。

肝藏血,濡养人体筋骨的生长,肝血充足,则筋骨强健,肝血缺乏，筋骨失却营养，则致生长缓慢，身材矮小；肝经与任、冲、督脉交会，通过任冲督脉与肾一起掌控胞宫，影响儿童性征的发育与成熟，最终影响儿童成年后终身高；肝主疏泄，为调节气机之主司，并且小儿肝常有余，若因教育不当，宠爱有余，或家庭环境不良、患儿受虐待等，导致心理承受能力差，稍有不遂，便易肝气郁结，横克脾土，损伤脾胃，脾胃受损则生化乏源，可能造成部分性和暂时性的生长激素分泌障碍，由此影响生长发育；肝肾同源，在五行中，肝属木，肾属水，水生木，故肾为肝之母，肝为肾之子，且肝主藏血，肾主藏精，肝肾同源，两者在有精血上有互生的作用。由此可见，肝亦与儿童生长关系密切。时毓民教授在多年的临证实践中发现，对于小儿虚弱疾病、慢病，尤其是在儿童生长发育相关的疾病上，补肾、健脾的基础上注重治肝——补肝、疏肝对于补肾健脾大有裨益。

（二）分期论治

儿童生长发育在不同时期有其内在不同的调节机制，儿童生长发育的不同阶段治疗策略侧重有所不同。

1. **婴儿期** 营养是胰岛素样生长因子（IGF）的一个重要的刺激因子，能量摄入和某些微量元素可刺激 IGF-Ⅰ分泌，以此调控婴儿的生长发育。时毓民教授认为此时小儿营养摄入的多少与脾胃有关。因此，此期应健运脾胃，使气血旺盛。

2. **学龄期前** 生长激素是调节 IGF-Ⅰ主要的因子，在儿童身高增长中起主要作用；时毓民教授认为对于学龄前期生长缓慢、形体消瘦、纳差者，要在注重健脾开胃的同时，补肾助长，但药味要轻清不滋腻，以防过补，药物以六味地黄丸和四君子汤为首选。

3. **青春发育期** 生长激素在性激素的协同作用下可促进生后第二次生长发育高峰出现。结合现代医学理论和中医理论，青春期性激素的启动和升高与肾气有关，生长激素和 IGF 的分泌与肝肾有关，它们共同作用相互协调，完成人体的生长发育过程，因此治疗时应注重治肝、脾、肾，青春发育前期以滋阴补肾，健脾益气为主，但药味不宜过于温热，不宜过补，以防性早熟，用药以补中益气汤和六味地黄丸加减为主；至青春期，生长发育的旺盛期，则以滋补肝肾、填精、补气养血为治则，选用六味地黄丸和左、右归丸为主方进行加减，以补肾填精，促进生长加速。

(三) 治疗中酌情活用活血药

"血主濡之"，血是滋养人体的重要物质，血为气母，气为血帅，气血流通为贵。王清任认为"治病之要诀，在明白气血"。时毓民教授多年的临证发现：儿童慢性反复发作性疾病以及疑难病证中，血瘀是一个重要的病理因素：外感六淫，初病多为气结在经，久病则血伤入络，导致气滞血瘀；或先天不足，"气血不虚则不滞，虚者无有不滞者"。因此，时毓民教授对矮小症患儿在治疗时活用活血药，理气、活血及去瘀，而现代研究显示活血祛瘀类药物具有改善微循环的作用。

(四) 注重运动等后天调护

《黄帝内经·素问·上古天真论》曰："上古之人，其知道者，法于阴阳，和于术数，食饮有节，起居有常，不妄作劳，故能形与神俱，而尽终其天年，度百岁乃去。"时毓民教授认为中医学的"天人相应"的养生方法同样适用于儿童保健，充足均衡的营养摄入、良好的作息、充足的睡眠、舒畅的心情、健康的体魄是儿童身高增长的内在基础，并且后天运动在儿童身材增长中的作用仅次于生长激素而起着举足轻重的作用。研究表明，适宜、规律运动有利于刺激长骨两端骺软骨，加速软骨细胞的增殖分化，还有利于改善骨质的血液供应以及全身新陈代谢，促进骨质生成，同时能够增加生长激素治疗的敏感性。时毓民教授认为适量的适宜运动(每天空腹保持下肢弹跳运动持续约 30 min)同时能增加中药治疗的敏感性。

(五) 中西医结合治疗

时毓民教授认为中西医各有所长，而随着现代科技向中医学的融合，中医学的辨证体系应将宏观辨证和微观辨证有机结合，互为补充。时毓民教授认为生长激素缺乏导致的矮小症儿童在中医宏观辨证中亦多有肾精不足的表现，因此在明确病因的情况下，可以选用重组人生长激素治疗，同时配以补肾填精之中药，以增效减毒；或者对于部分因生长激素费用昂贵或担心不良反应而拒绝使用的患儿，也可以用中药配合具有刺激生长激素分泌的特殊氨基酸类物质，如精氨酸、赖氨酸、γ-氨基丁酸等治疗，均可取得较为满意的疗效。

二、验案举例

（一）病案1

患儿池某某，男，11岁，2018年4月8日初诊。

主诉：自幼开始矮小。

现病史：自幼生长发育缓慢，近1年身高增长3～4 cm，纳差，体质正常，大、小便正常，骨龄11岁。父亲身高164 cm，母亲身高160 cm，家族中有矮小者。

既往史：G2P2，足月，出生体重3.4 kg，身长50 cm。

体格检查：一般可，身高132 cm，＜P3，体重25 kg，性征未启动。舌淡红苔薄白，脉软。

辅助检查：前臂骨密度：－2.1；B超检查显示腹腔淋巴结，其余未见异常；尿检正常；生化肝功能正常；IGF－Ⅰ：169（↓），雌二醇：12，生长激素：0.31，睾酮：0；维生素D：20.98（↓），Ca^{2+}：1.53（↓）。骨龄11岁。

西医学诊断：家族遗传性矮小。

中医学诊断：矮小症。

辨证分析：脾肾不足。

治则：健脾补肾，壮骨生肌。

方药：炙黄芪9 g　麦冬9 g　补骨脂9 g　菟丝子9 g

石斛 9 g　炒白术 9 g　枸杞子 12 g　丹参 12 g
赤芍 12 g　党参 9 g　炙甘草 5 g　北沙参 9 g
六神曲 9 g　熟地 9 g　陈皮 5 g　生山楂 9 g
川芎 5 g　山茱萸 9 g

×28 剂，水煎服，每日 1 剂，分早晚 2 次口服

二诊：2018 年 5 月 7 日，患儿骨龄 11.5 岁，骨密度 -0.7；身高 133.9 cm，体重 26 kg，诉汗多，胃纳一般，给予醒脾养儿颗粒，每日 2 次，每次 2 包。

方药：上方减川芎，加煅龙骨 30 g，煅牡蛎 30 g，麻黄根 9 g，糯稻根 9 g

×28 剂，水煎服，每日 1 剂，分早晚 2 次口服

三诊：2018 年 6 月 9 日，患儿身高 135.8 cm，体重 26.7 kg，舌淡红，苔薄白腻，脉细。

方药：炙黄芪 9 g　白茯苓 12 g　炒白术 9 g　炒薏苡仁 12 g
补骨脂 9 g　北沙参 9 g　生山楂 9 g　炒稻芽 9 g
炒麦芽 9 g　六神曲 9 g　炙甘草 5 g　红枣 12 g
党参 9 g　枳壳 9 g　鸡内金 9 g　川芎 9 g
黄精 9 g

×28 剂，水煎服，每日 1 剂，分早晚 2 次口服

四诊：2018 年 10 月 4 日，患儿身高 136.6 cm，体重 29.4 kg（患儿有间断服药情况）。

方药：炙黄芪 9 g　太子参 12 g　麦冬 9 g　沙苑子 9 g
六神曲 9 g　石斛 9 g　山药 12 g　陈皮 5 g
炙甘草 5 g　红枣 12 g　山茱萸 9 g　白茯苓 12 g
生山楂 9 g

×28 剂，水煎服，每日 1 剂，分早晚 2 次口服

五诊：2018 年 12 月 10 日，患儿骨龄 11.5 岁，骨密度 -0.1，身高 137.8 cm，体重 31 kg，纳好转。

方药：炙黄芪 9 g　白茯苓 12 g　炒白术 9 g　炒薏苡仁 12 g
菟丝子 9 g　北沙参 9 g　生山楂 9 g　炒稻芽 9 g
炒麦芽 9 g　六神曲 9 g　炙甘草 5 g　红枣 12 g
山茱萸 9 g　川芎 5 g　党参 9 g　枸杞 12 g
黄精 9 g　枳壳 9 g

×28 剂，水煎服，每日 1 剂，分早晚 2 次口服

六诊：2019 年 1 月 31 日，身高 139.5 cm，五诊药方继续服用 3 个月。

3 个月后随访，身高 141.9 cm，体重 32 kg，胃纳佳。

按语：家族性身材矮小亦称遗传性身材矮小。一般而言，家族性矮小因其遗传因素所决定，非病理因素，故不需要治疗。尽管目前有医家认为身材矮小对患儿和家长都会造成较大的精神负担和心理压力，可直接试用生长激素治疗。但试用 rhGH 进行治疗，未免略显激进，除了家长担心的不良反应外，经济压力也是需要考虑在内的一大因素。本例患儿当前就诊期间身高处于＜P3 分位，骨龄与实际年龄基本一致，体态匀称，结合其遗传身高，就目前而言身高发育仍属落后，且患儿为 11 足岁，正值青春发育期，本应有一个生长加速期，但近年来增长缓慢(每年 3～4 cm)，结合纳差等病史，给予干预。治疗原则为健脾补肾，壮骨生肌。选用黄芪、党参、白术、甘草以健脾益气，六神曲、生山楂调理脾胃，共同以培补后天；补骨脂、菟丝子、枸杞子、熟地、山茱萸阴阳双补，益肾填精，调养先天；小儿为纯阳体质，适当佐以滋阴之品，如石斛、麦冬、北沙参，以制过旺之阳，达到阴阳平衡的目的；另加入少量活血药物，丹参、川芎以活血养荣，增强血液循环动力，改善微循环，使肌肉筋骨得血液之濡养，蓬勃生长。复诊根据患儿汗多、胃纳不佳的情况，

对原方进行加减，适当加入收敛止汗以及消食开胃助运的药物。本例患儿治疗1年左右，治疗期间身高增长9.8 cm，体重增长7 kg，身高由原来的<P3，升至接近P10，较之前每年增长3～4 cm，已有了非常可观的进步。

(二) 病案2

患儿朱某某，男，9.5岁，2014年8月初诊。

主诉：身材偏矮近9年。

现病史：身高126 cm(<P3，P50为137.9 cm)，体重23 kg(P50为33.7 kg)，骨龄7岁。患儿食欲不佳。患儿父亲身高160 cm，母亲身高153 cm，因不愿使用生长激素，故要求中医治疗。

既往史：G1P1，足月顺产，出生体重2.9 kg，身长49 cm。

体格检查：身材匀称，无特殊面容，身高126 cm，体重23 kg，性征(－)，舌淡红，苔白腻，脉细。

辅助检查：头颅MRI检查未见异常。

西医学诊断：矮小症。

中医学诊断：矮小症。

辨证分析：脾肾两虚。

治则：健脾补肾。

方药：党参9 g　山药12 g　白术9 g　陈皮9 g
补骨脂9 g　菟丝子12 g　熟地9 g　山楂9 g
藿香6 g　六曲9 g　茯苓12 g　山茱萸9 g
甘草6 g　红枣12 g

×14剂，水煎服，每日1剂，分早晚2次口服

二诊：小儿食欲改善，舌淡红，苔薄白，予前方加减，去藿香、党参，加太子参12 g、川芎9 g、枳壳9 g，再予14剂。

三诊：患儿无明显不适，胃纳佳，以补肾，健脾为主加减。

1 年后改为服用 5 天，停 2 天。随访到 2018 年 1 月，生活年龄 12 岁，骨龄 11 岁，身高 151 cm（正常 152 cm），体重 40 kg（正常 41 kg）。

按语：本文中此小儿系脾肾两虚，当以健脾补肾为要，用四君子汤合六味地黄汤效果明显。补肾采用阴阳双补，先后用熟地、麦冬、补骨脂、菟丝子、淫羊藿等，酌情加些活血药，如川芎、当归、丹参。四君子汤具有补气，益气健脾之功效。主治脾胃气虚证，方中人参为君，甘温益气，健脾养胃。臣以苦温之白术，健脾燥湿，加强益气助运之力；佐以甘淡茯苓，健脾渗湿，苓术相配，则健脾祛湿之功益著，使以炙甘草，益气和中，调和诸药。四药配伍，共奏益气健脾之功。中医认为小儿之所以出现发育迟缓证候，主要是肾阴不足所致。六味地黄丸中用熟地黄补肾、山药补脾、山萸肉补肝，同时用泽泻泻肾浊、茯苓渗脾湿、丹皮清肝火，三补三泻，补而不滞，药性平和，是补肝肾，治疗小儿发育不良，身材矮小的良药。患儿用药 3 年，身高及体重已基本达到正常范围，预测身高可以到 170 cm 左右，明显超过遗传身高，收到较好疗效。

三、诊治体会

时毓民教授在治疗矮小症上有着独特的中西医结合的治疗经验和方法，时毓民教授注重病因诊断，根据病因选取不同的中西医结合方式和结合程度。①有原发病的矮小症：注重积极治疗矮小症的原发病，如因甲状腺功能减退导致的矮小，或继发于下丘脑、垂体等颅内肿瘤而引起的继发性矮小，这部分患儿多采用西医治疗方式，中医辅助治疗；②生长激素缺乏性矮小：此类患儿多需要

rhGH 治疗，在患儿家长经济及认知可以承受的前提下，生长激素仍是现代医学的主要治疗手段。时毓民教授对这部分患儿一般采用中西医结合的方法，同时给予健脾补肾的方法来增加生长激素的敏感性；另外，对于每天注射生长激素不耐受，且经济难以承受的家庭，时毓民教授采用传统中医药进行辨证论治，给予益肾填精，养血壮骨之品，使其肾精充足，生长加速；③特发性矮小：这部分患儿往往病因不明确，对生长激素治疗不敏感，无有效的特效药物治疗，时毓民教授认为这部分患儿多属于肾气不足，肾为先天之本，藏精，主骨，生髓，肾主生长发育，肾精亏虚则生长发育迟滞，加之先、后天相互影响，先天不足，后天常虚，此类患儿多伴有脾胃运化功能欠佳，气血亏虚，筋骨痿软，矮小更甚。因此，时毓民教授临床上对于这类患儿多采用纯中药治疗，对脾胃虚弱更甚者，则益气健脾，辅以补肾壮骨；对肾精亏虚明显者，则补肾填精，兼以健脾助运，临床上可收到较好的疗效。

时毓民教授认为矮小症是中医中未明确提到的病证，矮小本身虽无明显不适症状，但随着社会文化的进步，家长对儿童身高期望值的增高，要求对身高的干预可能会越来越多，中医在治疗矮小症上有一定效果，但也有不足之处，目前仍未有符合中医诊治特色的"矮小症"统一标准，缺少大样本的中医疗效分析，且因矮小的治疗是一个长期过程，需要较长时间的用药，而没有适合小儿口味且服用简便的制剂，将会造成服药的不便利和依从性变差。

（孙艳艳）

第三节　肾病综合征

肾病综合征（nephrotic syndrome, NS）是儿科常见病，在泌尿系统疾病中其发病率仅次于急性肾炎而位居第二位。肾病综合征是肾小球疾病中的一组综合征，其病因及发病机制迄今尚未完全明了。多数学者认为是一组由多种原因引起的肾小球基底膜通透性增加，导致血浆内大量蛋白质从尿中丢失的临床综合征，具有大量蛋白尿、低蛋白血症、高脂血症、明显水肿的临床特征。临床上，根据病因可分为先天性、原发性和继发性肾病综合征三大类。目前，现代医学主要以激素和免疫抑制剂治疗，明显提高了疗效，但激素和免疫抑制剂的不良反应亦随之明显上升，除激素的一般不良反应外，如激素依赖、频复发、频反复、激素耐药等，均可影响临床儿科肾病的治疗效果。

肾病综合征在中医学中属于“水肿”，《诸病源候论》对肾病水肿的中医病机进行了深入的分析：“水病者，由脾肾俱虚故也。肾虚不能宣通水气，脾虚又不能制水，故水气盈溢，渗液皮肤，流遍四肢，所以通身肿也。”《金匮要略》把水肿病分为风水、皮水、正水、石水和黄汗 5 种类型，并按照五脏发病机制及其证候，把水肿病分为心水、肺水、脾水和肾水。在治则上提出：“诸有水者，腰以下肿，当利小便；腰以上肿，当发汗乃愈”。这对肾病水肿的治疗有一定的借鉴作用。

近年来，中医对肾病的诊治除了辨证论治、分证治疗外，还发展了在肾病不同时期的分阶段治疗的中医西医结合方案。时毓民教授早年曾跟随顾文华老中医参加肾病病区的中西医结合会诊查房，后长期与肾病科专家合作，开设中西医结合肾病门诊，共同诊治肾病患者，积累了丰富的临床经验。

一、辨治思路

(一) 标本兼治

与成人比较，儿童肾病综合征的病理类型分布不同，治疗方法也有不同，预后也有很大差异。小儿肾病综合征肾穿刺病理类型以微小病变为主，大多数对激素治疗反应较好，故临床首选激素治疗，但部分患儿存在激素依赖、频复发、频反复，除应用其他免疫抑制剂外，长时期激素应用存在较大不良反应，故采用中西医结合，利用中药方剂双向调节免疫的方法，调节患儿体质阴阳偏盛或偏衰有其必要性。当然，小儿是一个不断成长和发育的个体，“五脏六腑，成而未全，全而未壮”，且肾本虚和脾常不足。因此，小儿发病常以肾脏气化不足，肾阴耗伤为主，同时脾失肾气温煦，运化不足，导致津液输布和精微固摄无权。小儿发病后病机属虚实夹杂，同时传遍迅速，感受外邪后易从火化，进一步耗气伤阴。治疗上遵循“治病求本”“标本兼治”，注重培补肾气，健脾和胃，避免药伤正气及药毒累肾。一般来说，肾病综合征在水肿期，多本虚标实，在水肿退后，则以本虚为主。治疗以扶正培本为主，重在益气健脾补肾、调理阴阳，同时注意配合宣肺、利水、清热、化瘀、化湿、降浊等祛邪之法以治其标。

（二）分期论治

对于激素有效的儿童肾病综合征，在应用激素治疗时，可按激素用量分诱导期、撤减期、维持期或停药期，分期中采用中西医结合辨证分型，为临床儿童肾病治疗的常用中西医结合方案之一。对激素依赖、频复发、频反复的患儿，以培补脾肾为基本方法，根据激素剂量分期辨证用药，审度正虚与邪实之偏胜，标本缓急，调节免疫功能，可减少激素不良反应，协助激素的顺利撤减，减少复发率，巩固远期疗效。

1. **激素诱导期**　应用足量激素较长疗程治疗后，患儿容易表现面色潮红、盗汗、烦躁易怒、头痛眼胀、手足心热、舌红少苔、脉细数等肝肾阴虚、内火上炎证候，宜以滋阴降火为主治疗，方用知柏地黄汤加减，药用熟地黄、山药、山茱萸、牡丹皮、茯苓、泽泻、知母、黄柏、女贞子、旱莲草等。

2. **激素撤减期**　激素减至维持量时，患儿易出现脾肾阳气不足证候，症见：食欲下降、食后饱胀等，宜益气健脾补肾。方用四君子汤合保和丸合六味地黄汤加减，药用党参、黄芪、茯苓、白术、神曲、谷麦芽、山楂、生地黄、山药、山茱萸等。

3. **激素依赖长期用药** 病程发展中，患儿常由阴虚向阳虚转化而呈现阴阳两亏，主症常有面色苍白、腰膝酸软、头晕耳鸣、神疲乏力、少气懒言、舌质由红转淡。故需在滋阴益肾同时加用温肾中药，如肉苁蓉、补骨脂、菟丝子、淫羊藿、锁阳等。

二、验案举例

患儿李某，女，11岁，1998年10月28日初诊。

主诉：全身水肿，尿蛋白检查异常4周。

现病史：1个月前患儿不明原因出现眼皮水肿，渐渐全身都有水肿，当地医院查尿常规尿蛋白(++++)，同时血胆固醇升高，白蛋白减少，遂以“肾病”转院至复旦大学附属儿科医院门诊，拟诊为“肾病综合征”收住入院。经足量激素等治疗，2周后水肿消退，全身症状改善，仍遗留尿蛋白(++)，遂出院配合中医治疗。

中医症候：面色萎黄，倦怠乏力，夜间盗汗，怕热，胃纳差，大便干结，舌红，苔少，脉细弦。

辅助检查：尿常规：蛋白(+++)，潜血(+)，镜检：白细胞少许。血浆白蛋白29 g/L，血胆固醇7 mmol/L。

西医学诊断；肾病综合征。

中医学诊断：水肿(阳水)。

辨证分析：脾肾两虚，兼以阴虚火旺。

治则：健脾益气补肾降火。

方药：生黄芪15 g 太子参12 g 山药20 g 生地黄12 g
女贞子12 g 菟丝子12 g 玄参9 g 茯苓12 g
芡实12 g 黄柏9 g 当归9 g

×14贴，每日1贴，分早晚2次，水煎服，期间在当地医院随症加减二诊：1998年12月6日，激素改为每次50 mg，隔日顿服，刻下患儿轻度库欣容，略兴奋，面色潮红，怕热，食欲亢进，大便量多，日二三行，无明显水肿，舌尖红，舌质淡红，苔薄黄，脉弦细略数。尿常规检查：尿蛋白（±～++）。

辨证分析：肾虚火旺，兼有胃热。

治则：益肾降火，兼清胃热。

方药：生地黄12 g　知母12 g　黄柏9 g　菟丝子9 g
芡实15 g　生黄芪15 g　玄参9 g　连翘9 g
生白术15 g　云茯苓15 g　生甘草9 g

×14剂，每日1剂，分早晚2次，水煎服，期间在当地医院随症加减

三诊：1999年6月10日，近半年在外院治疗期间激素用量为15 mg，隔日晨起顿服，患儿仍有乏力，无水肿，怕冷，尿蛋白（±～+），纳略差，大便偶溏，舌体略胖，舌质淡，苔薄，中后根略腻，脉细。辨证以脾肾两虚为主，拟健脾益肾为治。

方药：生黄芪15 g　党参12 g　山药30 g　茯苓9 g
山药15 g　麦冬9 g　茯苓9 g　芡实12 g
淫羊藿9 g　菟丝子9 g　佛手9 g　神曲9 g
甘草4.5 g

×28剂，水煎服，每日1剂，分早晚2次口服

泼尼松减至10 mg，隔日口服。经过1个月中药治疗后，蛋白尿消失，停激素，继续健脾益肾加减调理，患儿纳便正常，面色转润，无特殊不适，继续予以参苓白术散合六味地黄丸加减调理3个月，停药后随访。

按语：儿童肾病综合征，中医归之于水肿，明显者谓之“阳水”，表面不显，尿检蛋白尿明显者谓之“阴水”。现代临床治疗首选激素，多采用中西医结合治疗。该病本属正虚，早期、水肿期及恢复期多以阳虚、气虚为主，由于小儿肾病综合征病理多

以微小病变型多见，故临床首选激素治疗。大多数患儿可迅速临床缓解，激素移行减量，经过数月疗程逐渐停用，激素治疗虽然有效，但是由于大剂量激素长期治疗，有一定不良反应，同时容易合并感染，相当部分患儿，减量过程中出现病情反复，甚至复发或者激素依赖。难治病例、病久不愈或反复发作，长期激素治疗，可由阳虚转化为阴虚或气阴两虚可合并外感、水湿、湿热、血瘀等标证。临床可根据患儿体质结合激素应用的不同阶段进行论治。该患儿初诊时为疾病早期，已应用大剂量激素，蛋白尿好转，仍有面色萎黄，倦怠乏力，眼睑水肿等脾虚肾亏之征，又出现夜间盗汗，怕热，大便干结，舌红，苔少，脉细弦等阴虚火旺之象，故方以知柏地黄丸合参苓白术散加减，健脾益气补肾降火为主；二诊病程已 1 个半月之后，激素减为隔日顿服，患儿轻度库欣容，略兴奋，面色潮红，怕热，食欲亢进，呈现肾虚火旺兼有胃热之象，故予以益肾降火，兼清胃热；三诊已逾半年之后，激素减为隔日 2 粒，无水肿，蛋白尿偶有反复，患儿乏力，无水肿，怕冷，纳略差，大便偶溏，尿蛋白（±～+），出现脾肾两虚，故以参苓白术散加减健脾益肾为治。

三、诊治体会

时毓民教授认为在肾病综合征不同阶段，标本虚实主次不一，或重在正虚，或重在标实，或虚实并重。在具体治疗时应掌握各个阶段的主要矛盾，并予以解决。如水肿严重或外邪湿热等邪实突出时，应先祛邪以急则治其标；在水肿外邪等减缓或消失后，则扶正祛邪，标本兼治或继以补虚扶正为重。肾病初起，若患儿表现肢体水肿不甚，或多见于面部，小便减少，色萎黄，少气乏力，精神萎靡，食少、胃纳呆滞，舌淡苔薄白，脉沉弱无力。时毓民教授认为多由于肺脾气虚，通调失司所致，可予益气健脾，利水化湿为主。方用补中益气汤加减，药用黄芪、白术、党参、当归、茯苓皮、泽泻、甘草。若尿量增多，尿蛋白过多加金樱子、桑螵蛸、山茱萸、菟丝子。部分患儿在疾病早期未用激素治疗前，可表现为水肿明显、面白虚浮、畏寒肢冷、乏力纳差、小便短少、腹胀便溏，舌质多淡胖、苔白或白腻，脉沉细或无力等证。时毓民教授认为属于脾肾阳虚型，可以温补脾肾，利水消肿。方用加味真武汤加减，药用附子、肉桂、黄芪、茯苓、泽泻、白术、玉米须、桂枝、车前子等。

肾病治疗日久，若激素依赖、频复发或长期激素维持治疗患儿：若患儿表现为多汗，反复感冒，神疲乏力，面色无华，耳鸣目眩，咽干口燥，咽部暗红，手足心热，尿蛋白常反复出现，舌稍红，苔少，脉细弱。时毓民教授认为属于气阴两虚型，即脾气虚伴肾阴虚。临床应益气补肾，气阴双补。常选用参芪地黄汤加减阴阳双补。组成为党参、黄芪、生地黄、山茱萸、山药、茯苓、丹皮、泽泻、丹参等。

若肾病临床水肿不甚明显，尿蛋白迟迟不转阴，伴气短、面色无华、腰酸、皮肤无光泽、舌质黯边有瘀斑、苔少、脉或沉涩。时毓民教授认为多属气虚血瘀，宜以益气活血、化瘀通络为主。方用补阳还五汤加减，药用黄芪、当归、赤芍、川芎、桃仁、红花、地龙、丹参等。尿蛋白重者，加山药、芡实、党参；有血尿者，加炒蒲黄、地榆等。

（俞　建）

第四节　遗　尿　症

遗尿症(nocturnal enuresis, NE)是指 5 岁以上小儿不能从睡眠中醒来而反复发生无意识排尿行为，每周超过一定次数，持续至少 3 个月，它是学龄前期及学龄期常见的儿童泌尿系统疾病之一。国内有人对 3 035 例不同年龄儿童调查表明发病率为 5%～12%，国外曾调查显示:4.5 岁龄时遗尿症的患病率为 30%,而 9.5 岁龄时患病率下降至 9.5%,有一定的自愈倾向。遗尿症患儿常出现自卑、怕羞、紧张心理,并伴有显著多动、注意障碍、性格内向和孤独表现,这将影响儿童正常的心理发育和潜质的发挥。我国现行的遗尿症定义与 2006 年国际小儿尿控协会(International Children's Continence Society, ICCS)提出的遗尿症定义是一致的。遗尿症可分为原发性和继发性遗尿症 2 种。前者是指尿床从婴儿期延续而来,从未有过 6 个月以上不尿床;后者是指有过 6 个月以上的不尿床期后又出现尿床。

古代中医就有"遗尿"病名,或称为"遗溺""不禁",如《针灸甲乙经》中指出"虚则遗溺"。《黄帝内经・灵枢・九针论》:"膀胱不约为遗溺,下焦溢为水。"《医宗金鉴・杂要心法要诀・小便闭癃遗尿不禁总括》要诀:"膀胱热结为癃闭,寒虚遗尿与不禁……"注:"膀胱寒虚,轻者为遗尿,重者为不禁……不知而尿出,谓之遗尿。"小儿遗尿之症,肾气不足,膀胱虚冷,不能约束水液,气虚不能固涩,而见尿频或遗尿。本病发生的原因,西医学认为遗尿与神经中枢功能失调有关,大部分患儿有睡眠过深不易唤醒的现象。

一、辨治思路

(一) 病因病机辨识

对于遗尿症的病因病机,《幼幼集成》指出"此皆肾与膀胱虚寒也",《诸病源候论・小儿杂病诸侯》指出"遗尿者,此由膀胱有冷,不能约于水故也"。时毓民教授对复旦大学附属儿科医院 60 例遗尿患儿进行了辨证观察,发现中医学分型属肾气不固 33 例、脾肺气虚 15 例、肝经郁热 12 例。由此可见,遗尿主要与肾与膀胱虚寒不能固摄有关,此外也与脾、肺等脏腑功能失常有关。《金匮翼》有"肺脾气虚,不能约束水道而病不禁者"的描述。西医学认为遗尿与众多原因有关,如神经中枢神经功能失调,因为大部分患儿有睡眠过深不易唤醒的现象，睡眠越深，尿比重越低，此可能与垂体后叶激素分泌多少有关。对复旦大学附属儿科医院104例遗尿患儿进行病因的调查，发现有74例睡眠过深；对79例遗尿小儿作腰骶椎摄片，发现67例有隐性脊柱裂，可见此种先天性缺陷是小儿遗尿症的病因之一。此外，遗尿有家族遗传倾向，追问部分患儿的父母在幼时也有遗尿病史。复旦大学附属儿科医院60例患儿有家族史者占33.3%，高于文献报道的19.27%，此类患儿膀胱容量小，排尿次数多，控制排尿功能发育较慢，到达一定年龄多能控制排尿；其他因素尚有蛲虫症、先天性脊柱裂、尿路感染及其他疾病。所以时毓民教授认为小儿遗尿症，虽病有寒热，证有虚实，但多属于肺、脾、肾三脏功能失调所致，小儿素体虚弱，先天禀赋不足，肾气不足，肺脾气虚，膀胱虚寒，固摄无权，开合无度而致尿频、遗尿。

（二）中医分型论治

中医学对遗尿症的治疗原则是培元补肾为主。对肾气不足、下元虚寒者用温肾固涩法，脾肺气虚用益气固涩法，肝经湿热属于实症或虚实夹杂症，在临床上少见，治则是泻肝清热法。

1. **下元虚寒证**　以夜间遗尿为主，伴有尿量多、小便清长，腰酸、膝软，面色少华，神疲倦怠，畏寒肢冷，舌淡，苔白滑，脉沉无力。治法为固本培元。常用桑螵蛸散（《本草衍义》）合缩泉丸（《校注妇人良方》）加减。常用药为桑螵蛸、覆盆子、益智仁、乌药、菟丝子、山药、远志、石菖蒲、人参、茯神、当归、龙骨、龟甲（醋炙）。

2. **肺脾气虚证**　以夜间遗尿为主，可伴有白天尿频，尿量多、小便清，大便溏薄，面色少华，面色萎黄，胃纳呆滞，神疲倦怠，少气懒言，自汗、动则多汗，舌淡，舌淡红，苔薄白，脉弱，脉缓。治法为补肺健脾。主方用补中益气汤（《脾胃论》）合缩泉丸。常用药为黄芪、白术、陈皮、升麻、柴胡、党参、当归、菟丝子、覆盆子、山药、益智仁、炙甘草。

3. **肝经湿热证**　表现为遗尿，伴有尿量少、小便黄，大便干结，面色、目睛红赤，口渴多饮，夜卧不安，夜间磨牙，性情急躁，舌红，苔黄腻，脉滑数。拟清肝利湿。方用龙胆泻肝汤(《兰室秘藏》)加减。常用药为龙胆、柴胡、黄芩、栀子、泽泻、甘草、知母、黄柏、车前子、牡丹皮、石菖蒲、鸡内金等。

4. **心肾不交证**　以夜间遗尿为主，伴有五心烦热，形体消瘦，活动过度，多动少静，夜寐难醒，记忆力差，夜卧不安，多梦、呓语，易哭、易惊，夜间多汗，舌红，苔少，脉沉细数。治法为清心滋肾。主方用金匮肾气丸(《金匮要略》)合交泰丸(《韩氏医通》)加减。常用药为黄连、肉桂、熟地、附片、牡丹皮、泽泻、山药、茯苓、乌药、益智仁、桑螵蛸、石菖蒲、远志等。

时毓民教授结合自己多年的临床经验，以补肾益气法为作为小儿遗尿症的主法，随证加减。认为缩泉丸是治疗遗尿症的经典名方，对于轻症患者可单独服用；下元虚寒证治宜固本培元，固涩止遗，除应用固本培元药物外，应加用固涩止遗之品，如桑螵蛸、覆盆子、五味子等。对于肺脾气虚证者，选用黄芪、党参补气外，可加用炙麻黄以宣肺开窍之功，常用量一般 5～12 岁每日 3～6 g，＞12 岁可用每日 9 g。若湿热化火，夜寐不宁，梦多烦躁，可加用黄连、连翘、茯神、竹叶；若久病不愈，热伤阴液，阴虚火旺者，可加用知柏地黄丸滋阴降火。心肾不交证以清心滋肾，安神止遗为治，若夜寐难醒可加石菖蒲、远志等安神开窍药物。早在 20 世纪 80 年代，时毓民教授为便于儿童服药，精选党参、炙黄芪、补骨脂、菟丝子、桑螵蛸、石菖蒲等药，创制遗尿合剂来治疗遗尿，对于小儿的遗尿症、夜尿增多、功能性尿频，均有治疗作用，该合剂已成为中医科及西医遗尿专科门诊治疗遗尿症的首选用药。

(三) 中西医结合治疗

对于比较顽固的遗尿症，可以采用中西医结合治疗，目前西医学治疗药物有盐酸丙米嗪、山莨菪碱、甲氯芬酯、盐酸阿米替丁等，这些药物疗效欠佳，且有一定不良反应，近年来较少应用。近年随着醋酸去氨加压素（弥凝）的应用，疗效提高，不良反应减少，但价格较贵，停药后远期疗效尚不肯定，且复发率较高。鉴于此，时毓民教授对这些患儿采用中西医结合治疗，先用去氨加压素每晚0.1 mg治疗，嘱咐患儿应在服药前1 h和服药后8 h限制饮水，以免发生不良反应，若治疗时未严格控制饮水将出现水潴留和（或）低钠血症及其并发症状；同时加用遗尿合剂20～30 ml，每日2次治疗。待遗尿症状缓解后减少去氨加压素的服用，继续遗尿合剂巩固治疗，或者以中医药辨证论治，疗程2～3个月。

（四）内外合治

对于小年龄患儿，如服药有困难的，可采用一些外治的方法，如针灸疗法、捏脊疗法、敷贴疗法等，可取丁香、肉桂、益智仁、覆盆子共研细末，以黄酒按一定比例调和制成药饼，置于医用胶贴上，敷于神阙穴或涌泉穴，每晚1次，次晨除去。

时毓民教授认为行为疗法对小儿遗尿症的康复非常重要，夜间定时唤醒孩子解尿，训练患儿的排尿反射，从而帮助患儿逐渐养成自控排尿的习惯。因此，在整个治疗的过程都应该积极遵守这些行为规范。孩子每天晨起后解尿，家长应告诉孩子不要憋尿，在学校内也要多次解尿，避免发生尿急；尽可能在上午或中午多饮水，晚餐后尽量限制水分摄入；建议孩子多参加体育运动，减少坐在电视机和电脑面前的时间，勿使孩子过度疲劳和情绪激动；告诉孩子晚餐后不吃水果，以免高渗利水，增加夜尿量，临睡前让孩子将小便排干净；夜间按时唤醒孩子使其排尿，逐渐帮助孩子养成自控排尿的习惯。

二、验案举例

（一）病案1

患儿季某，男，8岁，2015年11月19日初诊。

主诉：反复遗尿3年。

现病史：患儿自3岁起开始遗尿，严重时每晚2～3次，熟睡不易唤醒，醒后方觉，纳佳，大便调。尿常规检查未见异常。

体格检查：一般情况好，体型较壮实，舌淡，苔薄白，脉细。

西医学诊断：原发性遗尿症。

中医学诊断：遗尿症。

辨证分析：患儿脾肾不足，睡眠较深，膀胱失约。

治则：补肾温阳，醒脑调神。缩泉丸加味。

方药：炙麻黄9g　山药9g　乌药9g　益智仁9g
补骨脂9g　菟丝子9g　芡实30g　石菖蒲12g
覆盆子9g　金樱子9g　炙黄芪9g　党参9g
炙甘草6g

×21剂，水煎服，每日2次温服

嘱定时叫醒排尿，不要责备患儿，入睡前不要喝大量水。

二诊：3周后，患儿夜间唤之易醒，遗尿明显好转，偶有夜尿，上方加减。

方药：炙麻黄9g　山药9g　乌药9g　益智仁9g
补骨脂9g　菟丝子9g　芡实30g　石菖蒲12g
覆盆子9g　金樱子9g　炙黄芪9g　党参9g
枸杞子9g　熟地15g　陈皮9g　炙甘草6g

×21剂，水煎服，每日2次温服

3个月后随访，患儿夜间已能自醒排尿，临床基本痊愈。

按语：患儿熟睡不易唤醒，醒后方觉，舌淡，苔薄白，脉细。提示肾阳不足，神经中枢神经功能失调，故治以补肾温阳为治，常用补骨脂、菟丝子，覆盆子温而不燥，补肾可制水，金樱子归肾、膀胱、大肠经，能固精缩尿。炙麻黄温化膀胱虚寒，有温肺开窍之功。石菖蒲具有开窍醒神、化湿开胃、安神定志的功效，在此方中起醒脑调神、增加神经系统的兴奋性作用，患儿夜间唤之易醒而自醒排尿。

(二) 病案2

患儿顾某，男，12岁，中国香港居民，2012年6月10日初诊。

主诉：反复遗尿7年。

现病史：患儿自幼遗尿，每周5～7次，入睡不易唤醒，尿多次检查正常，摄片检查无脊柱裂，在中国香港地区用去氨加压素、遗尿丁等治疗无效。患儿平素体质不好，劳累后易腰酸，出汗多，大便调。

体格检查：外阴无异常，无包皮过长。舌胖淡苔薄，脉细。

西医学诊断：原发性遗尿症。

中医学诊断：遗尿症。

辨证分析：肺脾气虚，肾亏不足，固摄无权。

治则：益气补肾固涩。补中益气汤合缩泉丸加减。

方药：炙黄芪9 g　党参9 g　补骨脂9 g　菟丝子9 g
乌药9 g　山药15 g　金樱子9 g　炙麻黄9 g
五味子5 g　覆盆子9 g　炒白术9 g　炙甘草6 g

×28剂，水煎服，每日2次温服

二诊：服药1个月后，遗尿有明显改善，每周遗尿1～2次，夜间叫后易醒，易口渴。继续原法出入。

方药：炙黄芪9 g　党参9 g　补骨脂9 g　菟丝子9 g
乌药9 g　山药15 g　金樱子9 g　藁本9 g
五味子5 g　覆盆子9 g　石菖蒲9 g　乌梅9 g
炒白术9 g　炙甘草6 g

×28剂，水煎服，每日2次温服

三诊：服药期间，两月未遗尿，继续原法巩固治疗，原方去五味子，加桑螵蛸12 g，杜仲9 g。

×28剂，水煎服，每日2次温服

随访6个月遗尿痊愈。

按语：该患儿为顽固性遗尿，用西药治疗无效，结合患儿平素体质不好，劳累后易腰酸，出汗多，大便调，舌胖淡，脉细，属于肺、脾、肾三脏之气不固所致，肺脾气虚则水道制约无权，所谓"上虚不能制下"，气虚不固，小便自遗，肾气不足，就会导致下焦虚寒，气化功能失调，闭藏失司而遗尿。所以本例患儿肺、脾、肾三脏同治，补中益气汤合缩泉丸为主，加石菖蒲、藁本来宣肺、散膀胱寒湿，金樱子、五味子收敛缩泉。本方补肺、健脾、固肾，相互为用，标本兼顾，阳气充实，津液得以固涩，气化有权，则开合有度。

三、诊治体会

时毓民教授应用益气补肾固涩法作为治疗遗尿症的常用方法，曾治疗44例小儿遗尿症，基本方为补骨脂、金樱子、复盆子各9 g，党参、菟丝子各12 g，桑螵蛸、黄芪各15 g，蚕茧10 g，炙甘草4.5 g。睡眠深加生麻黄4.5～9 g，阴虚内热加玄参、天冬各9 g，阳虚畏冷加肉桂3～4.5 g。每日1剂。结果总有效率达81.8%。为方便病儿服用，根据临床的观察，将上方优化后，由复旦大学附属儿科医院制剂室制成遗尿合剂，由菟丝子、党参、补骨脂、乌梅、黄芪、桑螵蛸、石菖蒲等制成糖浆。＜6岁者，每次10 ml，每日3次；≥6岁者，每次20 ml，每日3次，3个月为1个疗程。应用遗尿合剂治疗60例遗尿症，总有效率为66.7%，其中对40例白天尿频者，有效率为92.5%，随访1年，未见复发。

麻黄一药，性温，归膀胱经，可温化膀胱虚寒，下焦得温而寒去，膀胱得暖而气化成形，有"提壶揭盖"之功。生麻黄还具有显著的醒脑开窍功用，各型均可加用，现代药理研究也表明麻黄碱能抑制膀胱逼尿肌张力增高反射亢进，增加膀胱括约肌的张力，从而起到减轻遗尿症的作用。时毓民教授常常用炙麻黄代替生麻黄，减轻其温化发散作用，年龄较小儿童用 5 g，可以逐渐增加剂量。5～10 岁者，每日 4.5～6 g；>12 岁者，每日 9 g，长期观察未见明显不良反应。但麻黄也不宜久用，可以改为石菖蒲、藁本来宣肺及散膀胱寒湿，同样能取得较好疗效。上述几味药物可以交替使用。

（汪永红）

第五节　免疫性血小板减少症

免疫性血小板减少症（immune thrombocytopenia，ITP），是一种由免疫介导的获得性疾病，其特征是血小板计数短暂或持续性下降，随着血小板减少程度的增加其出血风险也随之增加。2007 年，ITP 工作组对 ITP 进行了重新的命名和定义，不再使用“血小板减少性紫癜”，取而代之的是“免疫性血小板减少症”，并将血小板减少的阈值标准定为 $<100\times10^9/L$。目前，ITP 被分为原发性 ITP 和继发性 ITP。原发性 ITP 是一种自身免疫性疾病，以没有发现明确原因的单纯性血小板减少（血小板计数 $<100\times10^9/L$）为特征。继发性 ITP 是指除了原发性 ITP 以外的所有形式的免疫介导的血小板减少症，比如继发性 ITP（药物诱导性）、继发性 ITP（狼疮相关性）、继发性 ITP（HIV 相关性）。ITP 的病理生理有以下几点：①血小板的生成减少；②血小板的破坏增加；③稀释性血小板减少症；④血小板的再分布。ITP 治疗的目的是止血和预防将来的出血。如果患者有严重的活动性出血，应立即予以处理，具体措施包括抗凝和抗血小板药物的停用、血小板的输注、糖皮质激素（简称激素）和免疫球蛋白的干预等。血小板输注有助于减少出血，但它维持的时间仅仅是几个小时，所以应当与免疫球蛋白和激

素联合使用。此外，脾脏切除术被认为是治疗 ITP 最有效的办法，但是因该手术的潜在风险和术后患者不可预知的不良反应，故而并非首选。

ITP 属于祖国医学的“血证”“葡萄疫”“肌衄”“斑毒”等范畴，古籍文献记载颇多。《黄帝内经·灵枢·百病始生》曰：“卒然多食饮则肠满，起居不节，用为过度则络脉伤。阳络伤则血外溢，血外溢则衄血；阴络伤喷血内溢，血内溢则后血。”指出了血“内外溢”的病因及病机。《景岳全书·杂证谟·血证》指出：“盖动者多由于火，火盛则逼血妄行；损者多由于气，气伤则血无以存。”指出火热与气伤的发病机制。唐容川在《血证论》中总结了“止血、消瘀、宁血、补血”的治血四法，为后世治疗血证提供了思路。

时毓民教授在治疗 ITP 时，将现代医学的先进研究与中医的辨证论治相结合，既继承了中医药学在治疗 ITP 方面的治则；又根据患儿的病情，在以往益气补肾活血的基础上提出了“补益”与“疏导”并用的思想。

一、辨治思路

（一）病机辨识

1. **血热伤络** 万全在《幼科指南·失血门》中记载：“凡失血之证，阳盛乘阴，则血为热迫，不能安于脉中，犯于气分妄行，不能归入经脉也。”时毓民教授认为，小儿 ITP 初发及慢性型急性发作期多为血热实证，因为小儿气血未充，肺卫不固，若外感六淫邪气，六气皆从火化，则热邪与气血相搏，伤于血络，迫血妄行，溢于脉外，渗于皮下，发为紫癜。

此外，曾世荣在《活幼心书·明本论·失血》中云：“……气乃留而不行，血乃壅而不濡，内外抑郁，不能流注以荣于身，必有妄动之患。叔和以芤脉为失血之义，在七表属阳故也。阳明主乎多气多血，未有不因热而得。盖气血俱热，热郁内逼，失其常度，是以妄行。”时毓民教授也观察到部分患儿兼有口渴、咽干、口气热臭、胃胀痛等胃有积热的症状，且古人亦认为斑疹出于体表亦责之于胃热，由于胃内生热，故而迫血妄行，形成肌衄。

2. **瘀血阻络** 唐容川在《血证论》中指出：“凡治血者，必先以祛瘀为要。”热毒伏于血分，煎熬血液而成瘀；气虚日久，血脉运行无力而瘀滞成瘀；由于病久，体内产生瘀血，均可瘀阻脉络，使血不循常道运行而导致出血病情的加重。

3. **气虚失固** 王大纶在《婴童类萃·失血论》中提到：“大人失血，心肝二经受病者多；小儿失血，脾胃受伤者多。……气顺则血归于经……”时毓民教授认为，ITP 患儿脾气滞而失行血之功效，导致血行不循常道而渗出脉外，溢于肌表。同时，日久脾气亏虚，不能固摄血行，同样可引起血溢脉外而出血。

4. **气阴两虚** 时毓民教授认为，小儿先天禀赋不足，或疾病迁延日久，均可耗气伤阴，导致气虚阴伤，病情由实转虚，或虚实夹杂。气虚则统摄无权，气不摄血，血液不循常道而溢于脉外；阴虚火炎，血随火动，溢于脉外，可致紫癜反复发作。

5. **阴阳亏虚** 王肯堂在《幼科证治准绳·诸失血证》中指出：“若病久元气已亏，食少发热，口干饮汤，呕吐泄泻，肢体畏寒，卧而露睛者，悉属形病俱虚，当补正气为要。”时毓民教授认为，疾病到了后期，除了病邪累损正气，药物之偏性对机体也是一种损伤，此期，机体多累及肾之阴阳。

（二）分期论治

根据临床病程的长短和病情 ITP 可分为 3 型：急性出血期、持续期和慢性期。时毓民教授根据时期的不同证型进行辨证施治。

1. **急性期辨治** 急性期多为外感热毒伏于血分、迫血旺行。急则治标，此时，当以凉血止血药物为主。时毓民教授多选用凉血药物生地、玄参、水牛角、茅根等，以平伤络之血热；止血药物仙鹤草、墨旱莲等，以收敛溢于脉外、渗于皮下之血。此时，若胃有积热者，时毓民教授多选用紫花地丁草、白花蛇舌草、芦根、黄芩、蒲公英等药物以清阳明胃热，使气血相和，血随气行，敛于脉内。

2. **持续期辨治** 持续期多为气虚统摄失职。时毓民教授认为，ITP患儿脾气滞而失行血之功效，导致血行不循常道而渗出脉外，溢于肌表，故而多选用陈皮、青皮、木香、香附等理气健脾，以求达到气引血行，血随气转的疗效。此外，时毓民教授还佐以补脾益气的药物，如黄芪、山药、炒白术、扁豆、黄精等，以此健脾益气摄血。由于“疏导”与“补益”并用，使方药间的配伍补而不腻，用药更加合理。

同时，时毓民教授在ITP的急性期过后，逐渐减少止血药物的应用种类和用量；同时，增加赤芍、丹参、鸡血藤、茜草等，可以活血化瘀，通络生新；而佐以当归、红枣、花生衣等，可以补血生血，恢复正气。“疏导”与“补益”，“祛瘀”与“生血”，使患儿血脉畅，而血源不绝，以恢复机体之血正常的濡养、灌溉等功能。

3. **慢性期辨治** 慢性期常为脾肾不足，或阴虚火旺而迫血妄行，或阳虚摄纳无力而出血。在此阶段，时毓民教授临证时多选用炙黄芪、茯苓、炒白术、太子参等补气以增固摄之力道；熟地、麦冬、玄参、石斛等可养阴清热，血随气行；枸杞子、女贞子、山药、熟地等滋补肾阴；加用仙灵脾、巴戟天、菟丝子、补骨脂等，温补肾阳，以求得机体阴阳平衡。

二、验案举例

(一) 病案1

患儿柴某，男，10岁，2007年6月20日初诊。

主诉：鼻出血伴有皮肤瘀点，血小板减少7月。

现病史：患儿7月前出现反复鼻出血，并伴有皮肤瘀点，当地医院血常规检查：血小板计数 $68 \times 10^9/L$，皮质激素治疗后有好转，然而激素减量后，血小板再次明显降低，呈激素依赖。

既往史：无特殊。

体格检查：面色偏红，库欣综合征，躯干及四肢未见新发出血点，心肺无特殊，胃痛，上腹部有轻度压痛，舌偏红苔薄，脉细滑。

辅助检查：血常规检查：血小板计数 74×10^9/L。

西医学诊断：免疫性血小板减少症。

中医学诊断：肌衄，鼻衄。

辨证分型：阴虚血热，瘀阻脉络。

治则：凉血止血，活血通络。

方药：水牛角先煎 30 g　生地 9 g　熟地 9 g　仙鹤草 9 g
鸡血藤 15 g　芦根 30 g　茯苓 15 g　蒲公英 12 g
麦冬 9 g　枸杞子 12 g　炙甘草 4.5 g

×28 剂，水煎服，每日 1 剂，分早晚 2 次口服。激素渐减量

二诊：患儿无鼻出血，腹痛。刻下面色偏红，身体无出血点，胃纳减，口渴、上腹部有轻度压痛，舌偏红，苔薄，脉细。血小板计数 75×10^9/L。证属阴虚胃热，脾肾两亏，予滋阴清热，健脾补肾。

方药：炙黄芪 9 g　生地 9 g　蒲公英 12 g　陈皮 4.5 g
菟丝子 9 g　山药 12 g　枸杞子 12 g　麦冬 9 g
仙鹤草 12 g　茜草 9 g　女贞子 12 g　炙甘草 4.5 g

×28 剂，水煎服，每日 1 剂，分早晚 2 次口服。激素渐减量

三诊：患儿无鼻出血，腹胀。刻下身体无出血点，腹胀，上腹部无压痛，舌淡红，苔薄，脉细。血小板计数 110×10^9/L。证属脾虚气滞，予健脾理气。

方药：炙黄芪 9 g　花生衣 9 g　大枣 12 g　枳壳 9 g
广木香 4.5 g　陈皮 4.5 g　黄芩 9 g　香附 9 g
扁豆 9 g　炒白芍 12 g　石斛 9 g　炙甘草 4.5 g

×28 剂，水煎服，每日 1 剂，分早晚 2 次口服。停用激素

四诊：患儿无鼻出血，稍有腹胀。体检：身体无出血点，腹软，上腹部无压痛，舌淡红，苔薄，脉细。血小板计数 122×10^9/L。证属脾

肾两虚，予健脾益肾。

方药：炙黄芪 9 g　太子参 12 g　山药 12 g　补骨脂 9 g
麦冬 9 g　菟丝子 9 g　石斛 9 g　炒白术 9 g
当归 9 g　党参 9 g　茯苓 12 g　炙甘草 4.5 g
×28 剂，水煎服，每日 1 剂，分早晚 2 次口服

连续服药 16 周后停药，此后又随访 5 个月，患儿无鼻出血，全身无出血点，无腹痛，PLT 正常。

按语：根据 ITP 新的诊断分期，该患儿为持续性 ITP。方中选用水牛角、仙鹤草、鸡血藤等，清热凉血，活血祛瘀；因伴有胃痛，加入芦根、蒲公英，清阳明胃热。随后数周，由于激素减量，胃纳减，脉细，出现脾气虚症象，故而在保留凉血活血药物的基础上，加入黄芪、山药等，健脾益气，摄血养阴。待血小板恢复正常，病情稳定后，补益药物渐减，逐渐加入陈皮、木香等，健脾理气，气引血行；同时加入花生衣、当归等，养血生血，以补血源。

(二) 病案 2

患儿秦某，女，13 岁，2014 年 10 月初诊。

主诉：反复可见皮肤出血点 2 年。

现病史：2 年前，可见患儿皮肤散在出血点，实验室检查提示血小板偏低，就诊于本院血液科，予相关治疗后血小板计数维持在(47～66)×10^9/L，为求进一步治疗前来中医科。

既往史：无特殊。

体格检查：一般情况可，神志清，患儿下肢皮肤可见散在出血点。患儿平时易乏力，舌淡红，苔薄白，脉细。

辅助检查：血常规检查：血小板计数(47～66)×10^9/L。

西医学诊断：免疫性血小板减少症。

中医学诊断：肌衄。

辨证分析：免疫性血小板减少症。

治则：益气养血，健脾补肾。

处方：黄芪 15 g　党参 9 g　白术 9 g　补骨脂 9 g
白芍 6 g　谷芽 15 g　仙灵脾 9 g　鸡血藤 9 g
麦芽 15 g　旱莲草 12 g　女贞子 12 g　甘草 6 g
红枣 6 g

×21 剂，水煎服，每日 1 剂，分早晚 2 次口服

二诊：患儿食欲增加，皮肤出血点消失，舌红，苔薄白，脉细滑。血常规血小板 89×10^9/L。治宜益气补肾。

处方：太子参 15 g　黄芪 15 g　潼蒺藜 9 g　仙鹤草 9 g
陈皮 6 g　鸡血藤 9 g　茯苓 12 g　石斛 9 g
甘草 6 g　红枣 6 g

×28 剂，水煎服，每日 1 剂，分早晚 2 次口服

三诊：精神佳，皮肤无出血点，舌淡红，苔薄白，脉细滑。血常规示血小板 110×10^9/L。

处方：黄芪 15 g　熟地 12 g　陈皮 6 g　白术 9 g
鸡血藤 9 g　麦冬 9 g　女贞子 12 g　补骨脂 9 g
丹参 9 g　枸杞子 12 g　甘草 6 g　红枣 6 g

×28 剂，水煎服，每日 1 剂，分早晚 2 次口服

随访 2 年，疗效巩固无反复。

按语：根据 ITP 新的诊断分期，该患儿为慢性 ITP。病程较长，出血不明显，无热证表现，证属气血两虚，故而给予益气养血的方法，可选用黄芪、党参、白术等。因病程持久，患儿易兼有阴虚的征象，故而需要补气养阴，可选用熟地黄、女贞子、潼蒺藜、枸杞子等。因 ITP 患者血瘀、血虚多存在，故而可选用丹参、仙鹤草、鸡血藤等活血、止血。补骨脂，仅此一味，阳中求阴，以求阴阳平衡。

三、诊治体会

时毓民教授认为，小儿稚阴稚阳，脏腑娇嫩，感受的外邪既易转化成热毒，也易伤损正气，所以，ITP 患儿，既有热毒的表现，又有正气虚的表现。曾世荣在《活幼心书・明本论・失血》中就指出："治法，先明虚实，审得病源，随经施治，药饵无瘥，则不失其机要。"时毓民教授在治疗 ITP 时，根据病情的发展，对寒热、虚实有所偏重，灵活应用"补益"与"疏导"的治法：前期扶正与驱邪并用；到了后期，正气受损，多累及肾阴，故而滋补肾阴，同时，遵循阳中求阴的理论，稍加一至两味补肾阳的药物，以求得机体阴阳平衡。

（孙　雯）

第六节　过敏性紫癜

过敏性紫癜又称亨－舒紫癜（Henoch-Schonlein purpura，HSP），是以全身小血管炎为主的血管炎综合征。其临床特点为非血小板减少性的可触知性紫癜，常伴关节肿痛、腹痛、便血、血尿和蛋白尿，累及皮肤、胃肠道、关节及肾脏。过敏性紫癜是儿童期最常见的血管炎，年发病率为(10.5～20.4)/10 万，2～6 岁为高发年龄，男孩发病率略高于女孩。一年四季均有发病，以春秋季居多。过敏性紫癜病因尚未完全阐明，可能涉及感染、免疫失调和遗传等因素。一般认为可能的诱发因素有：微生物感染、药物和食物过敏、食物不耐受、疫苗接种、花粉过敏、蚊虫叮咬等，但均无确切证据。过敏性紫癜存在显著的免疫异常，突出表现为 B 细胞多克隆活化，是一种 IgA 介导的免疫复合物病。本病病程一般 1 周～2 个月，少数可长达数月或 1 年以上。患儿总体预后良好，极少数重症患儿可死于肠出血、肠套叠和肠坏死。

过敏性紫癜属中医“血证”范畴，“葡萄疫”“肌衄”“斑毒”等病证与本病相似。《外科正宗·葡萄疫》记载：“葡萄疫，其患多生小儿，感受四时不正之气，郁于皮肤不散，结成大小青紫斑点，色若葡萄，发在遍体。”《医宗金鉴·外科心法要诀》记载：“此证多因婴儿感受疠疫之气，郁于皮肤，凝结而成，大小青紫斑点，色状若葡萄，发于遍身，唯以腿胫居多。”具体指出了葡萄疫青紫斑点“唯以腿胫居多”的好发部位，与现代过敏性紫癜的症状一致。《证治准绳疡医》记载：“夫紫癜风者，由皮肤生紫点，搔之皮起，而不痒疼者是也。此皆风湿邪气客于腠理，与气血相搏，致荣卫否涩，风冷在肌肉之间，故令色紫是也。”中医学认为内有伏热兼外感时，邪为本病发生的主要原因，其病机为风热毒邪浸淫腠理，深入营血，燔烁营阴；或素体阴虚，血分伏热，复感风邪，与血热相搏，壅盛成毒，致使脉络受损，血溢脉外。因小儿体质稚嫩，腠理不密，易感风邪，故此病多发于小儿。小儿脾肾不足，发病时常见消化道及肾脏受累，如出现便血、尿血等症，因风性善变，游走不定，窜至关节，故可见关节肿痛症状。早期多为风热伤络，血热妄行，以阳证、热证、实证居多；病久由实转虚，或素体亏虚为主者，则多见虚证，或虚实并见。与心、肺、脾有密切关系，也可涉及肝肾。

时毓民教授擅长小儿过敏性紫癜的诊治，根据自己的临床经验形成了治疗小儿过敏性紫癜的系列方案。

一、辨治思路

（一）辨识病性

在临床诊治疾病过程中，时毓民教授根据疾病起病缓急、病程长短及临床证候等，从疾病的虚实、病位、病理性质、疾病轻重方面进行辨证，具体如下。

1. **辨虚实** 时毓民教授首先根据起病急缓、病程长短，以及出血的部位与紫癜颜色等，分清病情的表里虚实缓急。起病急、病程短、紫癜颜色鲜明者多属实，起病缓、病情反复、病程迁延、紫癜颜色较淡者多属虚。

2. **辨病位** 紫癜是外邪与血分伏热互结，迫血妄行的结果，因此病位多以皮肤为主，但紫癜同时也常使邪滞脏腑，伤及心、肝、脾、肾，从而出现便血、尿血。心主血、脾生血、肝藏血、肾藏精、精生血，心、肝、脾、肾等脏器均与血的关系密切。因此，时毓民教授认为该病病位除了皮肤外，可能存在心、肝、脾、肾等脏器的病变，需结合便血、尿血等临床表现，详辨疾病病位。

3. **辨病理性质** 时毓民教授认为过敏性紫癜也有病理性质的不同，如实证中伴有发热、舌红苔薄黄、脉浮数等表证者，多为风热伤络、血热妄行；伴有四肢沉重、腹胀纳呆、大便不调、舌红苔黄腻者，为湿热痹阻；而迁延不已，时发时止，为虚证的患儿，也有伴有手足心热、口燥咽干、舌红少津的阴虚火旺，以及伴有倦怠乏力、胃纳呆滞、舌淡体胖、脉弱的气不摄血者。

4. **辨病情轻重** 时毓民教授常以皮肤出血的多少及是否伴有肾脏损害或消化道出血等作为判断病情轻重的依据。凡皮肤出血量少，无便血、尿血、蛋白尿者多为轻症；出血严重伴大量便血、尿血、明显蛋白尿者多为重症。

(二) 分型论治

1. **风热伤络证** 表现为发热、微恶风寒、咳嗽、咽红、全身不适，食欲不振，紫癜好发于下半身，尤以下肢和臀部为多，常对称，颜色较鲜红，呈丘疹或红斑，可融合成片，或有痒感，或可见关节痛、腹痛、便血、尿血等症，舌红，苔薄腻，脉浮数。本证的特点是有风热表证伴有紫癜，多见于疾病急性期。小儿本为纯阳之体，外感风热毒邪等，更易从阳化热，而发本病。临床上时毓民教授以祛风清热，凉血安络为治则，常以银翘散为主方(金银花、连翘、桔梗、薄荷、竹叶、芦根、牛蒡子、淡豆豉、荆芥、甘草)，随证加减。皮肤瘙痒加白鲜皮、地肤子、蝉蜕以止痒；咳嗽加桑叶、前胡宣肺止咳；便血加苦参、槐花碳以止血；腹痛加木香、赤芍以缓急和止痛；尿血加藕节碳、白茅根、大蓟、小蓟、旱莲草以凉血和止血；关节肿痛加秦艽、防己、牛膝以补肝肾，强筋骨，止痹痛。

2. **血热妄行证** 起病急骤，出血较重，除皮肤瘀斑成片，斑色深紫，多伴壮热、面赤、烦躁、口渴、咽干、喜冷饮、大便干燥、小便短赤、舌红绛、苔黄燥、脉弦数或滑。本证多见于疾病急性期，其特点是起病急骤，热毒炽盛，正盛邪实。治以清热解毒，凉血化斑。临床上时毓民教授多以犀角地黄汤为主方(水牛角、生地、赤芍、牡丹皮)随证加减。伴风热表证者加金银花、连翘、芦根、牛蒡子以疏风散热；皮肤紫斑多者加丹参、荆芥、忍冬藤以凉血化斑；便血加地榆、槐花碳以止血；腹痛加白芍以缓急止痛；尿血加琥珀粉、大蓟、小蓟、白茅根、旱莲草以凉血止血；关节肿痛加忍冬藤、牛膝以通经络，止痹痛。

3. **湿热痹阻证** 皮肤紫癜尤多见关节周围，伴关节疼痛，肿胀灼热，四肢沉重，偶见腹痛、便血、尿血、舌红、苔黄腻、脉滑数或弦数。本证的特点是除皮肤紫癜外，兼见关节肿胀灼热疼痛。临床上以本证为主症较为少见，多为兼证，伴见于风热伤络及血热妄行证。治以清热利湿，化瘀通络；以四妙丸为主方，随证加减黄柏、苍术、牛膝、薏苡仁；关节肿痛，活动受限加赤芍、鸡血藤、忍冬藤；泄泻加葛根、黄连；尿血加小蓟、大蓟、旱莲草、白茅根；腹痛加白芍、甘草。

4. **阴虚火旺证** 起病较缓，皮肤紫癜时发时止，瘀斑色暗红或紫癜已消失，伴见低热盗汗、手足心热、心烦不宁、口燥咽干、潮热盗汗、尿血、舌红少津、脉细数。本证多见于疾病迁延期，或见血尿和(或)蛋白尿持续不消失者。时毓民教授认为迁延期本证以肝肾阴虚为主要病机，病位主要在肝、肾，常兼瘀血、外邪，总属本虚标实。治以滋阴清热，凉血化瘀；临床上，常以大补阴丸为主方(龟板、知母、熟地、黄柏)，随证加减:时毓民教授临床上常用麦冬养阴生津，山茱萸、枸杞子、女贞子、补骨脂以补益肝肾；尿血加琥珀粉、三七粉以凉血止血；低热加柴胡、地骨皮以清热凉血；盗汗加五味子、浮小麦以敛汗。

5. **气不摄血证** 紫癜色淡红或反复发作，形体消瘦，面色不华，体倦乏力，食欲不振，小便短少，便溏，甚至下肢或全身水肿，舌淡，苔薄白，脉细弱或沉弱。该证往往见于疾病迁延期。时毓民教授认为患儿病久，脾的运化功能减退，多伴气血不足之象，气不固摄，血不循经，以致统血摄精无权，病程缠绵不愈。该证慢性持续或反复发作，责之于中气不足致邪恋脾胃。治法循“扶正祛邪”，处方不离气血；以健脾益气，和营摄血治则；临床上以归脾汤为主方(当归、黄芪、木香、龙眼肉、远志、茯神、白术、酸枣仁、甘草、生姜)，随证加减。当归、黄芪、太子参、阿胶补益气血，芡实、白术、山药健脾益肾，益母草补肾活血，腹痛、便血加乌梅、白芍、地榆以凉血止痛；有外感风邪加荆芥、防风以疏散外邪。

二、验案举例

(一) 病案1

患儿钱某，女，17岁，2006年9月21日初诊。

主诉：反复皮肤紫癜伴血尿1年余。

现病史：患者自2005年5月确诊过敏性紫癜后常发紫癜，病初有关节痛、下肢皮肤紫癜、腹痛、黑便。用泼尼松及开瑞坦治疗后好转。8个多月前尿常规检查出现红细胞至今，蛋白阴性，无关节疼痛、腹痛，血尿素氮及肌酐正常。2006年5月因感冒1次又有紫癜增多。

既往史：既往体健，无特殊。

体格检查：一般可，双下肢数个紫癜，咽部轻度充血，心肺(－)，舌淡红，苔腻，脉细滑。

西医学诊断：肾型过敏性紫癜。

中医学诊断：小儿紫癜病。

辨证分析：热毒内蕴，经脉闭阻，血热迫血妄行。

治则：清热化湿，凉血止血。

方药：生地黄 9 g　大蓟 9 g　小蓟 9 g　生藕节 30 g
牡丹皮 12 g　赤芍 9 g　补骨脂 9 g　白茅根 30 g
茜草 12 g　女贞子 9 g　蝉蜕 5 g　防风 9 g
麦冬 9 g　炙甘草 6 g　黄芩 9 g　乌梅 9 g
夏枯草 9 g　琥珀粉吞服 2 g
×28 剂，水煎服，每日 1 剂，分早晚 2 次口服

二诊：2006 年 11 月 17 日，患儿近 2 个月来下肢紫癜复发数次，尿常规检查示红细胞升高，大便正常。近 2 周下肢紫癜再次增多，无关节疼痛，无腹痛，昨口腔疼痛牙龈肿痛，下肢紫癜加重，大小不一。现尿常规检查示：潜血(＋＋)。舌红，苔腻，脉细滑。加用激素泼尼松中西医结合治疗，中药继续以清热化湿，凉血止血为治。

方药：藿香 9 g　佩兰 9 g　白茅根 30 g　生藕节 30 g
紫草 15 g　大蓟 9 g　茜草 12 g　女贞子 9 g
牡丹皮 12 g　赤芍 9 g　徐长卿 9 g　土茯苓 15 g
黄芩 9 g　蝉蜕 5 g　乌梅 9 g　琥珀粉吞服 2 g
×28 剂，水煎服，每日 1 剂，分早晚 2 次口服

综上方治疗 2 个月。

三诊：2007 年 1 月 19 日，患儿紫癜已减少，有时有少许新发紫癜，感冒不多。尿蛋白定量：0.13 g/24 h。尿常规检查示：红细胞计数(8～10)/HP，潜血(＋)，尿蛋白(－)。查体：一般可，双下肢紫癜，舌淡红，苔腻，心肺(－)，脉细滑。按前法治疗，减激素加雷公藤多苷。雷公藤多苷每次 10 mg，每日 3 次，口服。

方药：生地黄 9 g　知母 9 g　玄参 9 g　茯苓 30 g

徐长卿 9 g　乌梢蛇 9 g　乌梅 9 g　黄芩 9 g
蝉蜕 5 g　防风 9 g　白茅根 30 g　夏枯草 9 g
牡丹皮 9 g　生藕节 30 g　炙甘草 4.5 g　琥珀粉吞服 2 g

×30 剂,水煎服,每日 1 剂,分早晚 2 次口服

综上方继续治疗 6 个月。

四诊：2007 年 7 月 6 日,患儿最近无紫癜,有时胃部不适。今尿常规正常。此前已停雷公藤多苷。查体：一般可,双下肢无明显紫癜,咽不红,舌淡红,苔腻,脉细滑。辨证：热毒内蕴,经脉闭阻,气阴两虚。治法：清热解毒,凉血止血,益气养阴。

方药：生地黄 9 g　制香附 9 g　牡丹皮 9 g　赤芍 9 g
山药 15 g　生山楂 9 g　侧柏叶 9 g　玄参 9 g
麦冬 9 g　白茅根 30 g　炒白芍 9 g　炙甘草 4.5 g

×30 剂,水煎服,每日 1 剂,分早晚 2 次口服

综上方之意调理善后。

按语：该患儿病程迁延,急性期以实热证为主,治以清热解毒,凉血止血,后因感冒、感染,紫癜反复发作,病程迁延,耗伤正气,肾阴受损,而致气阴两虚,虚实夹杂之证。治疗应扶正祛邪兼顾,清热活血以祛邪,益气养阴以补虚,调理善后。治疗过程中,根据患儿情况,采用中西医结合治疗,适时加用雷公藤多苷及泼尼松。

(二) 病案 2

患儿周某,男,11 岁,2009 年 7 月 31 日初诊。

主诉：确诊紫癜性肾炎 1 年半,伴尿检异常。

现病史：2009 年 6 月 29 日肾活检示系膜增生型。现无皮疹,但偶有腹痛,尿潜血波动于 0～＋＋,有时肉眼血尿。今尿常规检查体：红细胞计数(15～20)/HP,尿蛋白(－),白细胞计数(6～8)/

HP。目前泼尼松 40 mg，每日 1 次，口服。

体格检查：一般可，无明显水肿，全身无皮疹，咽轻度充血，心肺（-），舌红，苔薄白，脉细滑。

西医学诊断：过敏性紫癜性肾炎（系膜增生型）。

中医学诊断：小儿紫癜病，尿血。

辨证分析：气阴两虚，阴虚血热。

治则：益气活血，凉血滋肾。

方药：太子参 12 g　炙黄芪 9 g　小蓟 9 g　茜草 9 g
旱莲草 9 g　女贞子 9 g　牡丹皮 9 g　赤芍 9 g
白茅根 30 g　茯苓 12 g　炙甘草 5 g　大枣 12 g
×30 剂，水煎服，每日 1 剂，分早晚 2 次口服

综上方之意连服 3 个月。

二诊：2009 年 11 月 4 日患儿复查尿蛋白+，潜血阴性。目前泼尼松 30 mg，每日一次，口服。近 3 月无感冒，二便调。查体：一般可，无明显水肿，全身无皮疹，咽红（+）心肺（-），舌红，苔薄白，脉细滑。继续以益气养阴滋肾为治。

方药：炙黄芪 9 g　防风 9 g　芡实 30 g　当归 9 g
茯苓 12 g　山药 12 g　玄参 9 g　天冬 9 g
芦根 30 g　茜草 9 g　炙甘草 5 g　大枣 12 g
×30 剂，水煎服，每日 1 剂，分早晚 2 次口服

三诊：综上方之意加减治疗 2 月余，至 2010 年 1 月 27 日，复查患儿尿常规：尿蛋白少量，较之前好转；红细胞计数 6.4/HP；潜血（++）；尿潜血有反复。继续中药治疗随访中。

按语：该患儿素体本虚，紫癜病程较长，易于反复，使用激素治疗后出现虚实夹杂，气阴两虚之证，治疗应以扶正祛邪并重，在清热活血的同时，采用益气养阴以补虚，调理善后。

三、诊治体会

时毓民教授治疗小儿过敏性紫癜有丰富的经验。他认为紫癜早期以风、热、瘀为主要病因,以邪实为主。热毒蕴结、血热妄行是主要病机,临床表现为大量皮肤紫癜的同时,常伴有关节肿痛、腹痛、便血等。故治疗早期当以祛邪为主。本病后期皮肤紫癜消退后,部分患儿仅留有血尿、蛋白尿等肾脏损伤的症状。此期辨证常见阴虚火旺、气阴两虚等证型。由于病程较长,易于反复,又常有外邪反复侵入,机体抵抗力日渐下降,从而出现虚实互现之证。故迁延期治疗应注重扶正与祛邪兼顾,并根据正邪消长的变化,或以扶正为主,兼以祛邪;或以扶正祛邪并重。由于本病易于复发,是标证虽去而脏腑功能尚未恢复之故。因此,紫癜消退后若有肾脏损害者,仍应继续调治,方能获得远期疗效。脾胃为后天之本,主统血。脾的运化功能健旺,则气血充盈,气能摄血;气旺则固摄作用亦强,血液也不会逸出脉外而发生出血现象。反之,脾失健运,化源不足,则气血虚亏,气虚则统血无权,而致血离脉道,发为紫癜。再者,小儿脏腑柔弱,脾常不足,且临床治疗本病常选用清热凉血等苦寒药物,更伤脾胃,形成恶性循环,致使病情反复发作,难以奏效。因此,在临床过程中,时毓民教授非常注重补脾扶正,尤其是以大量蛋白尿为主的患儿,在治疗过程中常加用一些健脾益气的中药,以减少疾病复发。

（孙　雯）

第七节　哮　　喘

支气管哮喘是中医儿科临床最常见的肺系疾病,根据 2000 年调查我国 0～14 岁城市儿童的患病率为 0.5%～3.4%。表现为反复发作的咳嗽、喘鸣、气促、胸闷，夜间和凌晨加重，严重影响了患儿的学习、生活及活动。现代医学认为支气管哮喘是由多种细胞，包括炎性细胞（嗜酸性粒细胞、肥大细胞、T淋巴细胞、中性粒细胞等）、气道结构细胞（气道平滑肌细胞和上皮细胞等）和细胞组分参与的气道慢性炎症性疾病，涉及多种炎症细胞和炎性介质，支气管哮喘的持续反复发作与Th1/Th2细胞不平衡有关。白三烯是哮喘发病过程中最重要的炎性介质之一，通过特异的细胞表面受体发挥作用，在气道高反应性、炎症细胞聚集、细胞因子释放、气道重塑、微血管渗漏等哮喘发病过程的多个环节起重要作用。目前主要以激素吸入或白三烯调节剂，或长效口服 β_2 受体激动剂联合长期治疗。

古代医籍对哮喘记载颇多，《黄帝内经·素问·通评虚实论》和《黄帝内经·素问·阴阳应象大论》中就分别对“喘鸣”“喘息”等进行描述。金元之前，医家多将其列入喘门，元代朱震亨在《丹溪心法·哮喘》中最先将其命名为“哮喘”病症，且阐明病机“专主于痰”，并有哮喘“既发以攻邪为急，未发则以扶正为主”的论述。对于小儿哮喘的病因，《婴童百问·第五十六问》描述道：“小儿有因惊暴触心，肺气虚发喘者，有伤寒肺气壅盛发喘者，有感风咳嗽肺虚发喘者，有因食咸酸伤肺气发虚痰作喘者，有食热物毒物冒触三焦，肺肝气逆作喘者。”《症因脉治·哮病》：“哮病之因，痰饮留伏，结成窠臼，潜伏于内，偶有七情之犯，饮食之伤，或外有时令之风寒束其肌表，则哮喘之症作矣。”张仲景首创哮喘的治疗原则，针对哮喘病发部位在肺，而肺系疾病每与痰饮有关，指出“病痰饮者，当以温药和之”的治疗原则，在《金匮要略·肺痿肺痈咳嗽上气病脉证治》中进一步指出：“咳而上气，喉中水鸡声，射干麻黄汤主之。”其中射干麻黄汤被后人称为治哮之祖方。此外，后世医家在遣方用药各方面亦有许多发挥，小儿哮喘的证治方药也日臻完善。

时毓民教授擅长小儿呼吸病的诊治，从20世纪80年代开始，根据自己的临床经验形成了治疗小儿哮喘的系列方案，他的一些验方一直沿用至今。

一、辨治思路

（一）分期论治

儿童哮喘是一种反复发作的疾病，根据其发病特点，分为哮喘的急性发作期、慢性持续期及临床缓解期。中医药治疗哮喘有着丰富的经验，早在明代就提出了“发时治肺，平时治肾”的理论。鉴于此，时毓民教授对儿童哮喘采用分期、分证进行论治。

根据古代医著对哮喘的病因、病机描述，时毓民教授分析哮喘的病理因素以痰饮为主，哮有宿根，内有伏痰，外有诱因，伏痰遇风引发，痰随气升，壅塞气道，宿痰日久，痰、风、气三者交互为患，导致哮喘反复发作、迁延不愈。正如清代李用粹言：“内有壅塞之气，外有非时之感，膈有胶固之痰，三者相合，闭拒气道，抟击有声，发为哮病。”

1. **急性发作期治疗** 急性发作期表现为咳嗽、痰鸣喘息，可伴有胸闷，由于六淫之外邪侵袭肺表，痰浊阻塞气道，导致肺气失宣，清肃失常，致气痰相搏，肺气上逆而咳喘。时毓民教授认为哮喘的急性发作期以实证、热证居多，在哮喘发作时，以痰热蕴肺，痰阻气逆为基本病机，以宣肺化痰、止咳平喘为主要原则，临床常用经验方“射干合剂”，组成为炙麻黄、射干、黄芩、杏仁、江剪刀草、僵蚕等药物。本方的配方是由射干麻黄汤化裁而来，方中取射干清肺化痰散结，炙麻黄宣肺平喘为君药；黄芩清泄肺热，杏仁降气止咳化痰为臣药；江剪刀草清热解毒，镇咳祛痰，炙百部润肺止咳为佐药；僵蚕祛风化痰散结为使药。其中江剪刀草为十字花科植物蔊菜带花、果的干燥全草，主治咳嗽痰喘、感冒发热、麻疹透发不畅、咽喉肿痛等症状，为治疗老年慢性支气管炎用药，但时毓民教授将其用于治疗小儿咳喘也有很好的疗效。全方具有宣肺平喘，化痰止咳，适用于外感风热，痰热蕴肺之支气管炎，哮喘、咳嗽变异性哮喘等疾病。正如《金匮要略·肺痿肺痈咳嗽上气病脉证治》中提出："咳而上气，喉中水鸡声，射干麻黄汤主之。"

2. **慢性持续期治疗** 哮喘的患儿急性发作期缓解之后，往往会经历漫长的慢性持续期，急性发作期与缓解期反复交替出现，外邪与内痰互相影响，形成本虚标实，虚实相因，寒热夹杂的病变，所以要标本兼治。时毓民教授在哮喘慢性持续期常以"射干合剂"加减治疗。哮喘初平，往往是咳少而痰浊壅盛之时，化痰之源是其治疗之要。痰饮是其宿根，痰饮的形成与肺、脾、肾有关，"脾为生痰之源，肺为贮痰之器……"若痰浊白黏，大便散烂，舌淡胖苔白腻，脉滑，当属寒饮内停，拟三子养亲汤合二陈汤加味治之；若素体热盛，痰热蕴肺，胆胃不和，咳而呕吐痰液，烦躁不安，大便干结，舌苔黄腻者，宜温胆汤加苏子、莱菔子等理气化痰，清胆和胃；若素体脾虚，痰湿困脾，纳谷不馨，痰浊未清，应培土生金，可以加六君子汤治疗之。

3. **缓解期治疗** 此期以脏腑功能失调为突出，表现为肺、脾、肾三脏不足为主，培补三脏的功能是此期治疗的重点，治疗以补肾为主，药物多选用菟丝子、补骨脂、淫羊藿、巴戟天等，临床上多将药物配对使用，如菟丝子配伍补骨脂、淫羊藿配伍巴戟天。其中淫羊藿配伍巴戟天又制成喘可治肌内注射液，有温阳补肾、平喘止咳、温肺化气、纳气归元的作用。临床使用于肾阳虚哮喘儿童，对于易患感冒、平时面色苍白、四肢欠温、食欲减退、体重较正常同年龄儿童为轻等症状均有改善。但缓解期的治疗又不拘泥于补肾，临床上，观察到哮喘患儿多有肺气虚的本质，在婴幼儿时期多有湿疹、喉中痰声辘辘、肌肉松弛等脾气虚证，所以脾肺气虚也为哮喘发病的重要内因，因此临床治疗以补益脾肺药物改善小儿哮喘体质。常选用的方为玉屏风散，由黄芪、防风、白术组成，可益气、固表、止汗，适用于小儿脾肺气虚患者。常选用的单味健脾药物，包括白术、茯苓、山药、薏苡仁等，以健脾胃，运化水谷精微以培本，利水湿以化痰饮。时毓民教授在治疗时重视黄芪的应用，黄芪一味应用在缓解期治疗始终，剂量用法为 1 岁以内 5 g，1～5 岁 10 g，5 岁以上 12 g，最大剂量可用至 15 g。常用黄芪补肾合剂为主随症加减治疗，主方由黄芪、白术、山药、太子参、茯苓、巴戟天等组成。肾气亏虚者加淫羊藿、菟丝子，肾阴不足者加山茱萸、枸杞子；鼻塞喷嚏多者加辛夷、苍耳子，多汗者加麻黄根、浮小麦；大便干结者加莱菔子、连翘等。诸药合用，补益脾肺肾之气，扶正固表善哮喘之本，以御邪于体外，防止哮喘引邪复发。

(二) 贯穿活血化瘀

我国古代医书曾有对山根的记载，《幼科切要》指出："山根青黑，每多灾异"，《古今医鉴》指出："青在山根惊四足，山根青色，是肺受惊也"。总之山根青筋与脾肺的关系密切。为此，我们分析了 87 例哮喘患儿(其中包括青筋组 61 例。无青筋组 26 例)及正常对照组儿童，对照比较各组的临床症状、营养状况、青筋形态，以及 T 细胞亚群、血小板聚集、超氧化物歧化酶(SOD)等的变化。结果显示：免疫学检测哮喘患儿均有一定程度 T 细胞免疫低下；血小板聚集率检测结果青筋组与正常对照组比较差异有统计学意义($P<0.01$)，青筋组与无青筋组比较差异有统计学意义($P<0.01$)；红细胞 SOD 测定，青筋组与正常对照组比较差异有统计学意义($P<0.05$)，青筋组与无青筋组比较差异无统计学意义。从我们对哮喘患儿的观察中也发现，脾肺虚证型占大多数，其中肺虚占首位，脾虚次之，此系因脾肺相关，脾肺不足，卫外不固，外邪乘虚而入，以致肺失宣降，引起哮喘及过敏性鼻炎等过敏性疾病。临床检查也发现，哮喘儿甲皱微循环多有异常，存在着血瘀的特点。望诊时，多可见到哮喘患儿在鼻梁山根处有青筋的特点。除此之外，过敏性鼻炎的患儿，在眼部周围亦会出现黑眼圈等局部循环不

佳的状况，这些表现中医可辨证为血瘀。我们临床实验研究结果也发现，哮喘患儿山根青筋组与无青筋组相比，青筋组血小板聚集率明显升高，提示青筋组患儿存在瘀证的可能性。因此，时毓民教授把研究结果广泛应用于临床，对于此类患者多以丹参、当归、赤芍等药物活血化瘀，通经活络，改善患儿久病血瘀的体质。其中，多重用丹参(15～30 g)，并选用一味活血药物相配使用，如赤芍、当归、桃仁等，有时加用黄芪，达到益气活血之效。所以，对于有山根青筋的哮喘患儿，活血化瘀要贯穿始终。

(三) 治肺要治鼻

鼻炎是小儿最常见的慢性、反复过敏性或感染性呼吸道疾病之一，而小儿哮喘绝大部分伴发鼻炎。流行病学研究证实了鼻部疾病和哮喘的这种关系，93%的青少年哮喘有不同程度的鼻炎，明显高于正常人群，提示鼻炎是哮喘的常见症状；而58%～85%的哮喘患者先有鼻炎，后有哮喘，或两者同时发病，说明鼻炎患者是哮喘的风险因素。越来越多的证据表明鼻炎与哮喘常相伴发，上呼吸道感染，特别是鼻旁窦感染与哮喘病发病的关系日渐引起人们的重视，并称此为“窦-肺综合征”。中医认为鼻为肺之窍，肺开窍于鼻。《黄帝内经·灵枢·脉度》说：“肺气通于鼻，肺和则鼻能知香臭矣。”也就是说只有肺的宣发肃降功能正常，呼吸通利，鼻的嗅觉功能才能灵敏。《圣济总录·卷第一百一十六·鼻门》认为“鼻流清涕”是“以肺脏感寒，寒气上达，故其液不能收制如此”并列细辛丸主之。《冯氏锦囊·儿科·鼻病》在阐述肺的功能失常，呼吸不利对鼻部疾病产生的影响时说得更清楚明了：“肺家有病，则鼻不利，如伤热之不散，或伤寒之久郁成热，皆能使塞而不利。”小儿哮喘反复发作可以诱发鼻炎，鉴于以上的论述，时毓民教授认为“肺鼻合治”的治疗思路很重要，在治疗哮喘的同时应针对鼻部的炎症联合治疗，常常在宣肺的基础上加用辛夷、藿香、川芎等通鼻窍的药物，以增加疗效。

(四) 中西医结合治疗

时毓民教授认为中西医对哮喘的认识由于各自产生的年代不同、基础不同,其表述各有特色。但进入21世纪后中西医在以下几方面取得了以下共识:①本有内因的基础,加之外因(多种因素)的诱导,内外因素联合作用而致病;②以呼吸道(气道)的不通畅为临床特征,症状描述基本一致;③承认其危害性、反复性、难治性;④强调从人的整体角度认识。

中医学和西医学在治疗哮喘时也有共同点,他们的共同结合点表现在:①中医的祛风宣肺与抗过敏、降低气道高反应性;②清热化痰治法与消除气道慢性炎症;③活血化瘀与减轻气道重塑;④补脾肾虚与调节免疫平衡。所以中西医结合治疗可以取长补短,增效减毒,曾有研究表明激素联合纳气平喘中药治疗儿童哮喘可降低诱发气道高敏反应的ET-1和NO炎症介质,从而达到改善肺通气功能,降低急性发作的效果。时毓民教授在小儿哮喘的急性发作期、中重度哮喘以雾化吸入为首选,同时配合清肺化痰,宣肺平喘中药;待喘息平,进入慢性持续期和缓解期时,则以中药益气补肾、活血化瘀长期治疗消除气道慢性炎症,减轻气道重塑,防止复发,以期痊愈。

二、验案举例

(一) 病案1

患儿饭岛某某,男,8岁,2010年11月5日初诊。

主诉:咳喘发作2周。

现病史:患儿经常反复呼吸道感染,有哮喘发作过8次。近来外感咳喘反复,胸闷,痰多,晨起伴有鼻痒打喷嚏,五心烦热,面色潮红,动辄汗出,大便调。

既往史:身材矮小,有哮喘史3年。

体格检查:一般可,咽喉无明显红肿,两肺呼吸音粗,闻及少量哮鸣音，心脏听诊(－)。舌红苔薄白，脉弱无力。

辅助检查：肺功能提示小气道病变。

西医学诊断：哮喘急性发作期。

中医学诊断：咳喘(热喘)。

辨证分析：素体肾气不足，外感热邪引发肺气上逆，发为咳喘。

治则：宣肺平喘、补肾纳气。射干麻黄汤加减。

方药：炙麻黄 9 g　杏仁 9 g　蝉衣 5 g　辛夷 5 g
僵蚕 9 g　黄芩 9 g　射干 5 g　鱼腥草 12 g
蔊菜 12 g　南沙参 9 g　前胡 9 g　太子参 12 g
炙地龙 9 g　补骨脂 9 g　款冬 9 g　炙甘草 5 g
×14 剂，水煎服，每日 1 剂，分早晚 2 次口服

二诊：患儿服药一周后，咳喘平，上症减轻。患儿身材矮小，经常反复呼吸道感染，五心烦热，盗汗多，舌红苔薄白，脉弱无力，辨证患儿本有肾气不足，予益气补肾，温阳滋阴。

方药：炙黄芪 9 g　白术 9 g　防风 9 g　生山楂 9 g
淫羊藿 9 g　巴戟天 9 g　北沙参 9 g　麦冬 9 g
山药 12 g　茯苓 15 g　陈皮 5 g　炙甘草 5 g
×28 剂，水煎服，每日 1 剂，分早晚 2 次口服

三诊：1 个月后无咳喘发作，面色转红，食欲好转。以上述调理方加减，服药 6 个月，复查肺功能正常。

3 年后随访，一般情况良好，身高增长超过同年龄小儿，2 年未发作哮喘。

按语：该患儿素有脾肾不足，身材矮小，反复呼吸道感染，有痰饮内伏。哮喘急性发作期以射干麻黄汤加减，咳喘缓解后即以益气补肾为治，玉屏风散为主益气固表，加用淫羊藿、巴戟天补肾培补先天之本，北沙参、麦冬养阴润肺，山药、茯苓健脾

利湿，治痰之本，诸药合用调治脾肺肾功能，使哮喘基本缓解，肺功能恢复正常。

(二) 病案 2

患儿袁某，男，6 岁 11 个月，2015 年 10 月 5 日初诊。

主诉：哮喘反复发作 3 年。

现病史：患儿有哮喘史 3 年，每年发作 3～4 次，近日外感后咳嗽反复，打喷嚏，食欲减退，大便偏干。

体格检查：一般可，山根青筋显露，有明显的黑眼圈，心肺听诊正常，舌淡红，苔薄腻，脉细。

辅助检查：肺功能检查提示有小气道阻塞。

辨证分析：痰瘀阻肺，气道不宣。

治则：宣肺化痰，祛风止咳，兼活血化瘀。

方药：麻黄 9 g　杏仁 9 g　丹参 12 g　竹茹 9 g
半夏 9 g　辛夷 9 g　藿香 9 g　前胡 9 g
桃仁 9 g　黄芩 9 g　射干 9 g　南沙参 12 g
蝉衣 6 g　僵蚕 9 g　甘草 5 g　红枣 5 g
×7 剂，水煎服，每日 1 剂，分早晚 2 次口服

二诊：治疗后咳嗽平，胃口差，大便稀，舌淡红，苔薄腻，脉细，属于脾虚失运，气虚血瘀，拟益气、健脾、活血治疗。

方药：黄芪 15 g　党参 12 g　山药 15 g　白术 12 g
丹参 12 g　辛夷 9 g　藿香 9 g　川芎 9 g
补骨脂 9 g　石斛 6 g　甘草 5 g　红枣 5 g
×14 剂，水煎服，每日 1 剂，分早晚 2 次口服

三诊：无咳嗽，打喷嚏明显少，胃口转好，前方加减巩固治疗。

方药：黄芪 15 g　太子参 12 g　炒白术 9 g　菟丝子 9 g
熟地 9 g　枸杞子 15 g　丹参 9 g　川芎 9 g
麦冬 9 g　补骨脂 9 g　石斛 9 g　甘草 5 g

红枣 5 g

×21 剂，水煎服，每日 1 剂，分早晚 2 次口服

以上方加减服用 1 个月，复查肺功能正常，黑眼圈减轻，自今未发哮喘。

按语：本例小儿面部山根青筋显露，有明显的黑眼圈，有哮喘史 3 年，久病成瘀，根据临床经验提示有明显的血瘀表现，故除了健脾补肾外，应用活血化瘀法贯穿治疗的始终。

三、诊治体会

时毓民教授在治疗哮喘时有自己的中西医结合的治疗经验和方法。在哮喘发作期，西医学治疗常用激素为一线治疗药物，并提倡联合用药，即吸入激素和长效 β_2 受体激动剂，或联合白三烯受体拮抗剂，规范地吸入激素及按需使用支气管扩张剂，配合中药辨证论治，宣肺平喘，可以提高治疗效果，改善肺功能，减少西药不良反应；慢性持续期治疗，若小儿肺功能异常，可以用吸入激素加中药治疗，2 个月后复查肺功能 1 次，若肺功能正常即减少激素的吸入次数，3 次正常则停用激素，继续用中药间断治疗，3 年不发作停药；在哮喘缓解期，若小儿肺功能正常，可单用补肾健脾活血中药调理，治疗 3 个月停 3 个月，持续 3 年不发作停治疗药物；对于小年龄的哮喘，4 岁以下的哮喘小儿，可用孟鲁司特钠（顺尔宁）加中药治疗，顺尔宁用 3 个月减量或停药，继续用中医治疗，肺功能正常改中药间断服用，3 年不发作可以停药。

时毓民教授结合自己多年的临证体会，对中医学、西医学治疗哮喘有较客观的评价。认为目前单用西医学治疗哮喘有不足之处，有的哮喘患儿吸入激素不能完全控制症状，加大剂量没有量-效关系，不良反应加大，停药后易复发。β_2 受体激动剂过度或长期

应用增加病死率。茶碱类药量效关系不易掌握。哮喘的重要发病是免疫功能异常,西医学提高免疫功能的药物效果并不理想。中医学治疗哮喘有一定优势,如强调整体,对症治疗,不良反应小,提高哮喘免疫功能有确切效果。强调个体差异,根据个体特点,制订不同辨证方法,针对性强,效果明显方法较多,如中成药、针灸、敷贴、推拿、穴位激光、中药超声雾化等,这些综合治疗方案能标本兼治,远期疗效较好。但是中医治疗哮喘也有不足之处,如对小儿支气管哮喘病因、病机的认识尚未完全统一,辨证类型多,给科研、诊断和治疗带来一定难度;中医药对小儿支气管哮喘的研究多局限于临床疗效的报道,缺乏严格的科研设计及实验研究的客观依据,许多临床报道缺乏对照或对照不合理,特别是一些关于经验方的报道,缺少可比性的数据和对照,没有统一严密的疗效观察指标,难以准确评价其疗效,从而降低了可信度;针对小儿的服药特点,中药汤剂存在口感不好、需煎熬服用、烦琐不便等不足之处,现免煎颗粒的上市给患儿带来服用中药的便利。

(汪永红　张亦群)

第八节　反复呼吸道感染

反复呼吸道感染(recurrent respiratory tract infections, RRTI)是指在单位时间内上、下呼吸道感染反复发作的一种临床综合征,是儿童时期的常见病、多发病,年龄多为6个月～6岁的小儿,1～3岁的幼儿最为常见,具有反复发作、每次发病症状较重、病程较长、缠绵难愈等特点。儿科呼吸道感染占门诊患儿的80%,30%为反复呼吸道感染,呼吸道易感儿每年呼吸道感染发病次数平均为健康儿的4.5倍。现代医学研究表明,反复呼吸道感染的发生除了与病原微生物感染有关外,还与很多其他原因有关,是多因素综合作用的结果。国内外研究表明，儿童反复呼吸道感染的发病与细胞免疫及体液免疫异常有很大关系，体内代谢酶活性降低，其他如维生素、微量元素的含量不足，基因突变等均会导致本病的发生。

古代医籍对反复呼吸道感染并未有专门论述，根据其症候表现，多将其归属于“体虚感冒”“虚人感冒”“虚证”“汗证”等范畴。

时毓民教授擅长于小儿呼吸病的诊治，根据自己的临床经验形成了治疗小儿反复呼吸道感染的思路，时毓民教授观察到反复呼吸道感染易感者除较健康小儿罹患呼吸道疾病的概率多几倍外，多有食欲不振、盗汗、体重不增、面色萎黄等表现。时毓民教授认为脾主运化水谷精微，为后天之本，四季脾旺不受邪，一旦脾虚则健运失司，脾气失旺，水谷运化吸收受阻，外邪易乘，体质虚羸，各种病证就会出现。后天之本受损，久病可以累及肾，出现发育落后，甚至影响智力发育；脾与肺为母子关系，母病及子，脾气虚弱水谷精微之气不能上注于肺，导致肺气不足，肺气虚弱外邪最易乘虚而入，使肺失清肃，产生咽痛、咳嗽、流涕、喘息等症状。

一、辨治思路

1. **气虚血瘀，互为因果**　从气血辨证入手，根据“肺朝百脉”“气血相关”“久病必瘀”理论，时毓民教授认为反复感染肺气必虚，不能辅心行血，心脉失畅成瘀，又影响肺气之宣降，使肺气更虚，屏障不固，机体抗病力下降；气虚血瘀两者互为因果，气虚不止，瘀血不去，则复感在所难免。临床观察反复呼吸道感染小儿不仅存在咽红、扁桃体肥大、指纹色淡紫滞、甲皱微循环障碍等气虚血瘀之证，肺阻抗血流图的各项指标均与正常儿童不同，从而证实气虚血瘀而致肺微循环障碍与反复呼吸道感染密切相关。

2. **肝木亢害，侮金乘土**　根据“气血冲和，百病无生，一有拂郁，诸病生焉”，结合众多独生子女娇恣任性的性格，易于紧张发怒的表现。时毓民教授认为反复呼吸道感染的发病主要由肝木亢害、侮金乘土、土不生金、肺卫不固所致，而肝胆在其中起枢纽作用。治疗上既重视肝的主导地位，又注意调理肺脾气机，使之达到新的调和，疗效满意。进一步证实肺脾肝三脏总司全身之气机，任何一脏腑功能失调，特别是肝失疏泄，都会造成气机不调而致复感。

3. **卫气营血虚弱**　时毓民教授认为小儿复感病机主要在于营虚卫弱，卫气虚则卫外不固，营气虚则津失内守，汗从理出，邪从腠进，产生对呼吸道病毒的“易感性”。

4. **郁火内伏，外蒸肌肤**　从实证立论出发，时毓民教授认为平素养育过温，饮食炙厚腻，或滥用补品导致热蕴脾胃，外蒸体表，则表里失和，容易外邪犯表。

5. **枢机失利，兼及太阳**　从六经辨证入手，反复呼吸道感染多见反复感冒、咳嗽、痰喘、哮鸣，病情时缓时著，似有往来不已之势，表邪未尽而正气已虚，枢机失利，乃太少两感之病，病在少阳，兼及太阳。

二、验案举例

(一) 病案1

患儿闻某某，男，3岁，1997年8月13日初诊。

主诉：平时易感冒，反复流涕咳嗽近3月。

现病史：患儿经常反复呼吸道感染，入幼儿园后，反复流涕咳嗽更多，盗汗多，便干，两日一行，胃纳不佳，夜寐不宁。

既往史：无特殊。

体格检查：一般可，咽喉无明显红肿，两肺呼吸音清，心脏听诊(－)。舌淡白苔薄，脉细数。

辅助检查：无。

西医学诊断：反复呼吸道感染。

中医学诊断：反复呼吸道感染。

辨证分析：素体脾肺两虚，复又外感风热。

治则：疏风解表，健脾润肺。银翘散加减。

方药：银花 9 g　连翘 9 g　蝉衣 5 g　牛蒡子 9 g
炒白术 9 g　防风 9 g　山药 15 g　六曲 9 g
甘草 4.5 g　前胡 9 g

×14 剂，水煎服，每日 1 剂，分早晚 2 次口服

二诊：服药 1 周后涕止、咳减，2 周后复诊，患儿平素小溲短数，多汗，舌红苔白，脉细数，宜健脾益气，润肺益肾。

方药：黄芪 12 g　太子参 12 g　麻黄根 3 g　桑叶 9 g
煅龙骨 30 g　煅牡蛎 30 g　五味子 4.5 g　北沙参 9 g
麦冬 6 g　前胡 9 g　百合 10 g　桑螵蛸 3 g
生甘草 4.5 g

×14 剂，水煎服，每日 1 剂，分早晚 2 次口服

三诊：2 周后无咳，盗汗减，拟健脾益肾。以上述调理方加金樱子 10 g、菟丝子 6 g，予 28 贴，随访 3 个月，小儿无外感发作基本情况良好。

按语：该患儿素有肺脾两虚，易发生反复呼吸道感染，在上呼吸道感染期，以银翘散加减治疗主症，呼吸道症状缓解后即以健脾益气为治，黄芪、太子参、北沙参、麦冬为主益气养阴，加用煅龙骨、煅牡蛎、五味子等敛汗固表，桑螵蛸、金樱子、菟丝子等药培补肾气。诸药合用调治脾肺肾功能，使气旺不受邪，减少外感次数。

(二) 病案 2

患儿沈某，男，12 岁，2017 年 2 月 12 初诊。

主诉：反复感冒 3 年。

现病史：反复感冒，每年6次以上，多汗，夜尿多，手足冷。

体格检查：一般可，面色㿠白，心肺(－)，舌淡，苔薄白，脉沉细。

西医学诊断：反复呼吸道感染。

中医学诊断：感冒(虚人)。

辨证分析：证属脾肾阳虚，营卫失调。

治则：健脾温肾，调和营卫。

方药：黄芪9g　补骨脂9g　菟丝子9g　白术12g
六神曲9g　桂枝5g　白芍9g　甘草6g
红枣12g

×14剂，水煎服，每日1剂，分早晚2次口服

二诊：诉近来咽喉痛，舌淡，苔薄白，脉沉细。予益气健脾利咽。

方药：黄芪9g　太子参9g　麦冬9g　石斛9g
山药15g　芦根12g　桔梗6g　甘草6g
红枣12g

×7剂，水煎服，每日1剂，分早晚2次口服

三诊：食欲好，咽不痛，手足不冷，时有乏力，再以上方加减。

方药：黄芪9g　太子参12g　党参9g　沙苑子9g
山药12g　陈皮9g　补骨脂9g　甘草6g
红枣12g

×14剂，水煎服，每日1剂，分早晚2次口服

四诊：一般好，食欲一般，近期无感冒，予健脾补肾、消食和胃。

方药：黄芪9g　太子参12g　山药12g　鸡内金9g
石斛9g　枳壳9g　补骨脂9g　六神曲12g
陈皮9g　甘草6g　红枣12g

×14剂，水煎服，每日1剂，分早晚2次口服

五诊：患儿病情平稳，未出现感冒，上方再予 1 个月，随访 3 个月未感冒。

按语：患儿反复外感，又兼有遗尿、汗多、怕冷等症状，证属脾肾阳虚，兼有营卫不调，当以健脾温肾，调和营卫之法，以黄芪、白术健脾补气，补骨脂既可温肾又可温脾，菟丝子除有补益肝肾作用外，还可缩尿，再以桂枝汤之意，取桂枝、白芍、甘草来调和营卫。诸药合用温补脾肾，营卫调和，使汗减表固，卫外增强，从而减少外感次数。

三、诊治体会

时毓民教授认为反复呼吸道感染的病因有内外因之说，内因为小儿脏腑娇嫩，肺、脾、肾三脏不足，因其禀赋不足，导致体质柔弱；外因或因喂养不当，调护失宜，或少见风日，不耐风寒，感受外邪。但反复呼吸道感染的病机关键不在邪盛而在正虚，着眼点应放在对内因的调整。

1. **调燮机体失衡——燮理阴阳，补气养血，调和营卫** 时毓民教授认为小儿为稚阴稚阳之体，气血未充，脏腑娇嫩，如《小儿药证直诀》谓小儿“五脏六腑，成而未全，全而未壮”，因此极易受到外界影响，导致阴阳失调，气血不充，营卫失和。营主内守而属阴，卫主固外而为阳，营卫调和，气血充盛，阴平阳秘，腠理致密，开阖有节，则抗病力强；反之，阴阳失衡，气血乏源，营虚卫弱，卫外不固，则抵御力差。笔者曾用软件分析统计时毓民教授的用药规律，使用频次在 20 位以上的共有 27 味药物，其中补益类药物有 16 种，占 59.2%。这些药物中包括补气、补血、补阴、补阳药物，体现了时毓民教授在治疗上注重阴阳双补，气血同治，营卫共调的思想。

2. **调运相关脏腑——培土生金，金水相生** 明代儿科名医万全提出小儿“肝常有于余，脾常不足，心常有余，肺常不足，肾常虚”的观点，即所谓小儿五脏“三不足两有余”的理论，时毓民教授据此认为反复呼吸道感染的内因主要与肺、脾、肾三脏有密切关系。肺为娇脏，难调而易伤，肺为华盖，主一身之表，六淫外邪入侵，不管从口鼻而入还是皮毛而入，均先犯于肺，小儿肺常不足，生理功能活动尚未健全，加之小儿寒暖不知自调，家长护养常有失宜，故易形成肺系疾患；小儿的脾胃为“后天之本”“气血生化之源”，但脾胃之体成而未全，脾胃之用全而未壮，因此容易导致脾胃受损，化源不足。《婴童类萃·五疳论》载：“因脾脏虚损，津液消亡，病久相传，至五脏皆损也。”肾为先天之本，元阴元阳之腑，小儿脏腑虚弱，气血未充，肾中精气尚未旺盛，骨气未成，因此小儿有肾常虚的特点。分析时毓民教授用药，从药物的频次和组合关联模式可以看出，在治疗上运用培土生金，滋肾壮水法，达到健脾补肾来理肺的作用。如时毓民教授在用药组方上多以异功散为基加减，异功散出自《小儿药证直诀》，原方主要功效为益气补中，理气健脾，在此基础上，再加入黄芪、大枣、山药等药物，使健脾益气之力量更强，脾旺则生化有源；另外加入补骨脂、生地、熟地、肉苁蓉等补肾药物，使肾气充足，金水相生；后天气血生化渐充，肺、脾、肾三脏之气得以滋养，从而有效减少呼吸道感染的发作次数和程度。

3. **调消病理产物——活血化瘀，顺气化痰，固表止汗** 从数据的核心药物组合及新方抽取中发现，时毓民教授在对机体进行“补虚”的同时，非常注重内生病理产物的疏泻。如对“痰”的证治，痰性黏腻，病情缠绵难愈，患儿每多因伏痰而再次易感，因此时毓民教授在临床上，善用党参、黄芪、茯苓、山药、薏苡仁、白术等健脾之药，同时辅以陈皮、枳实、枳壳等理气运脾之品，以达到“治痰必先理气，气顺则痰消”之意；再者反复呼吸道感染多为久病。清代名医叶天士在《临证指南医案》中，多次提及“初病在经，久病入络，以经主气，络主血”。时毓民教授在治疗中巧用丹参、川芎等活血类药物，疏其血气，令其条达；时毓民教授另外一个重要的学术思想体现在对“汗”的治疗上。《黄帝内经·素问·阴阳别论》说：“阳加于阴谓之汗。”“汗”虽一物，却系阴阳两面，正常汗出除具有调节阴阳，使之恢复平衡的重要作用，另外还有宣通肺气，驱除邪气的功效。而汗出过多，往往提示患儿或中气不足，气虚不能固涩，以致汗液外泄；或阳气亏虚，不能固护肌表，玄府不密，津液外泄。因此，在临床治疗上多采用糯稻根须、瘪桃干、麻黄根、防风、煅牡蛎等药物来收涩固表止汗，以增强机体的防护功能。

（和婧伟）

第九节 厌 食 症

小儿厌食症是儿科常见病之一，城市儿童发病率较高，其中以1～6岁儿童最为多见。主要表现为患儿长期对食物兴趣减低，食欲不振，甚至厌恶、拒绝进食等症状。其一般预后较好，若病情迁延，则可影响体格生长与智力发育，并易发生反复呼吸道感染及睡眠障碍等疾病。随着城市化进程加快、生活方式多元化、饮食结构改变等原因，其发病率表现出逐年增高的趋势，引起了社会以及医学界广泛关注。

中医学对小儿厌食症的认识较早，古代医籍中虽无明确的“厌食”病名，但有与小儿厌食症极为相似的临床表现与特点的记载，如“恶食”“不食”“不嗜食”“不欲饮食”“不思乳食”等。《黄帝内经·灵枢·脉度》云：“脾气通于口，脾和则口能知五谷矣。”指出脾胃不和，受纳运化失职，则产生厌食。《医宗金鉴·幼科心法要诀·食滞》云：“小儿恣意肥甘生冷，不能运化，则肠胃积滞矣。”《赤水玄珠全集·卷十三·伤饮伤食门》曰：“不能食，由脾胃虚弱或病后而脾胃之气未复……以故不思食。”现代“小儿厌食症”病名首次出现在《幼科条辨》中，王伯岳先生与江育仁先生主编的《中医儿科学》(1984 版)则正式将“小儿厌食症”作为独立病名章节加以论述。

时毓民教授擅长于小儿厌食症的诊治，对厌食症的认识有独到的见解，在治疗上创新思维，独树一帜，临床疗效显著。

一、辨治思路

(一) 病位辨识

脾胃为厌食之根本。厌食症为儿童常见的一种脾胃病，历代医家对厌食症多有论述，如《黄帝内经・灵枢・脉度》说：“脾气通于口，脾和则口能知五谷矣。”说明脾气调和，是知饥纳谷、食而知味的必要条件，时毓民教授认为脾胃疾病是根本，脾胃伤，则易变生其他疾病。如明代李中梓在《医宗必读》中阐述了“脾为后天之本”的著名论点，他说：“脾何以为后天之本？盖婴儿既生，一日再不食则饥，七日不食则胃肠涸绝而死。万全强调脾胃与五脏的关系，提出“五脏以胃气为本，赖其滋养……如五脏有病，或补或泄，慎勿犯胃气”运用了“安五脏调脾胃”和“调脾胃安五脏”的治疗原则，抓住脾胃与其他脏腑的关系，着眼于脾胃，扶助脾胃，促进疾病痊愈，以利于机体恢复。时毓民教授认为脾胃互为表里，同为后天之本，胃司受纳，脾主运化，脾胃调和，则知饥欲食，食而能化，化而能藏。小儿生机蓬勃，发育迅速，但脏腑娇嫩，脾常不足，多种原因如喂养失当、他病伤脾、先天不足等均可影响脾胃的正常纳化功能，从而导致脾胃失和，纳化失职，而成厌食，临床可分为脾失健运证、脾胃气虚证及脾胃阴虚证。

(二) 病因新论

1. **肾虚厌食论**　时毓民教授认为脾、肾为后天与先天的关系，两者生理上相互依存、相互为用，在病理上也互相影响。“脾阳根于肾阳”，先天之精有赖后天水谷精气不断培补，才能充分发挥其生理效应，而后天之精亦赖先天之精的活力资助，才能不断摄入和生化。小儿有“脾常不足”“肾常虚”的生理特点，肾虚导致火不生土，使受纳运化功能低下，也可导致厌食。

2. **血瘀亦厌食** 时毓民教授在临床上认识到随着生活水平提高，小儿多食肥甘厚味，高热量、高蛋白、高营养食物超越患儿的运化吸收能力，易使饮食壅滞，气机逆乱，血行不畅，而导致气滞血瘀；独生子女较多，小儿受父母重视程度日益增高，儿童风木亢盛，娇惯宠溺易使儿童性情急躁易怒，或稍有委屈即闷闷不乐，致肝气郁结，气滞血凝而成瘀；另外素体虚弱、久病多病患儿伤及阴血，血行郁滞，也可干扰脾气气机，使脾胃失运而饮食停积不化，碍胃伤脾，导致食欲渐消。因此时毓民教授观察到病程较长者对一般治疗无效，迁延难愈者兼有脐周疼痛、形体消瘦、面色晦暗或舌黯的患儿，应适当加入活血化瘀药物进行治疗。

3. **情志致厌食** 喜、怒、忧、思、悲、恐、惊为 7 种情志活动，在正常情况下，是人体精神活动的外在表现，若情志过度兴奋或抑制，可导致人体阴阳失调，气血不和，经脉阻塞，脏腑功能紊乱而发病，正如《黄帝内经・灵枢・寿夭刚柔》篇所说“忧恐忿怒伤气，气伤脏，乃脏病”。既往有观点认为儿童不受七情所干扰，思想单纯，疾病亦单纯。但时毓民教授认为儿童现今智商、情商发育迅速，即使襁褓中儿童亦有喜、怒、悲等情绪之分，像《景岳全书・小儿则》中所言：“小儿血气尤非大人之比，若受大惊，则神气失散，溃乱不堪……”小儿神气怯弱，易受惊恐，且难以自身进行调节，若卒受惊吓或被责骂；或学业压力较重，家长期望值过高，超越其承受能力；或所欲不遂，不能从心所欲等均可导致情志抑郁、肝失调达、气机不畅，乘脾犯胃，久之形成厌食。这类患儿临床上多表现为郁郁寡欢、易啼易怒、易于激惹、夜寐不安、夜啼惊哭等症状，时毓民教授在治疗上多在健脾和胃基础上配合疏肝理气，使肝气条达，则脾气能升、胃气能降而运纳正常。

二、验案举例

(一) 病案1

患儿张某,女,8岁,2018年5月25日初诊。

主诉:纳食差2年余。

现病史:患儿平素胃纳欠佳,身高、体重不增,易感冒,体弱,易反复呼吸道感染,大便偏干。

既往史:过敏性鼻炎。对尘螨、牛奶过敏。

体格检查:消瘦,心肺查体无殊,舌淡偏胖,苔花剥,脉细偏软,鼻梁有青筋。

西医学诊断:食欲缺乏。

中医学诊断:厌食症。

辨证分析:脾胃气虚,脾失健运。

治则:益气健脾,健胃消食。

方药:炙黄芪9g　白茯苓12g　炒白术9g　炒薏苡仁12g
补骨脂9g　北沙参9g　生山楂9g　炒稻芽9g
六神曲9g　炙甘草5g　红枣12g　山药12g
菟丝子9g　川芎5g

×14剂,水煎服,每日1剂,分早晚2次口服

二诊:患儿纳食好转,大便时干时稀。舌淡偏胖,苔花剥,脉细偏软。

方药:炙黄芪9g　白茯苓12g　炒白术9g　炒薏苡仁12g
补骨脂9g　北沙参9g　生山楂9g　炒稻芽9g
炒麦芽9g　六神曲9g　炙甘草5g　红枣12g
枳壳5g　广木香5g　川芎5g

×14剂,水煎服,每日1剂,分早晚2次口服

三诊:患儿纳食佳,大便正常,调理善后。

1个月以后门诊随访,患儿体健食欲佳,体重增长1kg。

按语：该患儿病程较长，平素易感冒、体弱多病，舌淡偏胖，鼻梁有青筋，为先天脾胃气虚的表现，同时兼有肺气虚。小儿厌食乃因脾胃不和，纳化失职。时毓民教授临证常注重小儿"脾常不足"，治疗以益气健脾为本，酌情加用消食开胃、化湿醒脾之品。故而，方中选用藿香、佩兰、白豆蔻、炒白扁豆等化湿，使湿邪从上焦而走，炒苍术、炒白术等燥湿，使湿邪从中焦而走，生薏苡仁等渗湿，使湿邪从下焦而走；鸡内金、六神曲、炒麦芽、炒稻芽、生山楂、莱菔子等消积食；白扁豆、苍术、白术、山药、薏苡仁等均兼有健脾的作用；炙黄芪加强益气健脾之功。患儿久病及肾，肾为先天之本，故而加用菟丝子、补骨脂、黄精等填补肾精，以先天培补后天；临床上厌食患儿常兼有便秘、腹泻等胃肠道问题，腑气不通，更有碍脾的健运。

(二) 病案 2

患儿王某，女，3 岁，2008 年 3 月 21 日初诊。

主诉：食欲差加重 1 年。

现病史：自幼胃纳不佳，近 1 年来食欲更差，食后易呕吐，大便干结，口臭，盗汗淋多，时有咳嗽、流涕。

体格检查：咽不充血，二肺(－)，腹膨大，无压痛。舌红，苔厚腻，脉细。

西医学诊断：厌食症。

中医学诊断：厌食症。

辨证分析：脾胃湿热蕴结，运化失司。

治则：清热化湿消积，健脾助运化。保和丸出入。

方药：藿香 9 g　白术 9 g　川厚朴 5 g　茯苓 9 g
青皮 3 g　陈皮 3 g　莱菔子 6 g　连翘 6 g
半夏 9 g　生山楂 9 g　鸡内金 6 g　炒谷芽 9 g
六神曲 9 g　川芎 5 g

×7剂，水煎服，每日1剂，分早晚2次口服

二诊：药后舌苔转薄，纳食依旧，大便转软，盗汗时作，舌淡，苔薄腻，脉细，腹软，无压痛，湿热未清，再拟健脾化湿，行气开胃。

方药：藿香9g　炒白术9g　茯苓9g　炙甘草3g
炒白术9g　白芍9g　鸡内金6g　陈皮5g
淮山药15g　白扁豆9g　炒谷芽15g　六神曲9g
莱菔子9g　川芎5g

×7剂，水煎服，每日1剂，分早晚2次口服

三诊：胃纳渐开，知饥索食，两便自调，舌淡，苔薄腻，脉细，湿热已清，脾虚运化失司，拟健脾和胃。

方药：生黄芪9g　白术9g　茯苓9g　炙甘草3g
淮山药15g　扁豆9g　鸡内金6g　陈皮5g
炒谷芽12g　六神曲9g　红枣8枚

×14剂，水煎服，每日1剂，分早晚2次口服

四诊：患儿面色转红润，胃纳尚可，两便自调，盗汗时作。舌淡，苔薄，脉细。脾虚运化失司，拟健脾和胃，和营调虚。

方药：生黄芪12g　白术9g　茯苓9g　炙甘草3g
淮山药15g　扁豆9g　鸡内金6g　陈皮5g
太子参15g　麻黄根9g　炒谷芽15g　六神曲9g
红枣6枚　煅龙骨30g　煅牡蛎30g　桂枝3g

×14贴，水煎服，每日1剂，分早晚2次口服

随访3个月，纳食馨香，体重、身高较前增长明显。

按语：该患儿厌食病程较长，并伴有食积的表现，故一诊选用保和丸加减治疗，山楂、神曲、莱菔子消食导滞，茯苓，半夏，陈皮为二陈汤去甘草，具有和胃化痰之功，食积久郁而化热，故用连翘清热。另外时毓民教授在妙用川芎，可活血化瘀，行气开郁，为血中之气药，往往有事半功倍的效果。二诊时患

儿热象消失，故去连翘，更加入山药、扁豆、鸡内金增加其健脾和胃之功。三诊后积食减消，加用黄芪、太子参益气健脾养阴，因患儿盗汗时作，加入麻黄根、煅牡蛎、煅龙骨等药收敛止汗。

三、诊治体会

因厌食症患儿一般症状表现不多，因此时毓民教授在临床诊断厌食症时重视问诊，如注意询问初生时情况，是否为胎怯、胎弱；询问在添加辅食过程中，有无添加时间及品种的不合理；了解在喂养过程中是否有喂养不当，饥饱失常，饮食偏嗜，过食肥甘；还要深入了解既往罹患过哪些疾病等，通过详询病史，可明确病因，有的放矢的针对治疗。另外时毓民教授在临床上经常要纠正家长对厌食症的认识，儿科本属哑科，很多儿童尤其是6岁以下儿童很难准确表达自己身体的不适，再加上中国传统文化中，以“肥儿”为美的传统观念仍旧在许多家长心目中根深蒂固，因此有些家长对儿童的食欲和食量期望值过高，或者有些儿童的胃纳不佳仅属生理性的偶发而非病态，时毓民教授均会对这些错误的观念一一进行勘误，宣讲正确的科学观念。

在治疗上，其一，时毓民教授注重“以和为贵，以运为健”、运脾开胃的基本法则。脾失健运者，治以运脾和胃；脾胃气虚者，治以健脾益气；脾胃阴虚者，治以养胃育阴。同时酌情配以理气、消食、化湿之品，使脾胃复健，纳运复常，食欲自增。时毓民教授在临床上常用四君子汤、香砂六君子汤、异功散、保和丸等经典方剂化裁进行治疗。其二，时毓民教授在治疗厌食症时，注重“脾健不在补贵在运”的原则，善用健运脾胃的药物如苍术、陈皮、鸡内金等进行治疗。张隐庵《本草崇原・苍术》言“凡欲补脾，则用白术；凡欲运脾，则用苍术”，时毓民教授认为脾性喜燥而恶湿、喜运而恶滞，而苍术辛苦微温，气味芳香，其性走而不守，可达醒脾助运之功，可开脾气之壅塞、温脾经之寒凉、燥脾运之湿阻，使运化恢复而脾气健旺。现代药理研究也显示，苍术、白术提取物能增加机体内锌含量，提高食欲，改善肠道吸收功能，促进营养物质吸收。其三，时毓民教授妙用补肾药物治疗厌食症，如活用二神丸，用补肾药物补骨脂配伍肉豆蔻，补骨脂入肾、脾经，补肾助阳、温脾止泻，以温补肾阳为主；肉豆蔻温中行气、涩肠止泻，以温理脾胃为主。两药合用，脾肾双补，有温肾助阳、健脾止泻之功效，用于治疗脾肾阳虚之厌食症，疗效甚佳。时毓民教授还常加用肉苁蓉来治疗具有便干兼证的厌食症患儿，《神农本草经》指出主劳伤补中者，是火衰不能生土，非中气之本虚也，用肉苁蓉滋肾肝精血，润肠胃结燥，从而达到调理肠胃功能，使脾胃功能健旺，食欲渐增。其四，时毓民教授善用理气活血药配伍治疗厌食症，认为小儿厌食对常规治疗无效而病程较长又迁延不愈者，临证可用活血化瘀药物来兼以祛瘀，多选用川芎等血中之气药之品，加强行气活血之功，对肝气郁结、脾胃气滞血瘀食积者，共凑理气化瘀消食之功。

（和婧伟　胡　红）

第十节　慢性胃炎

慢性胃炎是指各种有害因子作用于人体，致使胃黏膜慢性炎症性病变，病理变化基本局限于黏膜层。随着消化内镜在儿科的应用普及，对胃炎的认识有了显著的提高。慢性胃炎病因尚未明确，但一般认为是由多种因素作用造成，其中幽门螺杆菌感染是儿童慢性胃炎最主要的原因，其他原因包括其他细菌及病毒感染、胆汁反流、物理及化学因素刺激，以及持续精神紧张、压力过大、多种慢性病、遗传、免疫等。我国儿童慢性胃炎的发病率尚无确切数据，多数报道认为，胃炎是儿童消化系统的常见病，是儿童腹痛尤其是反复上腹部疼痛最常见的原因。慢性胃炎临床可无症状或表现为腹痛、上腹部不适、餐后饱胀感、反酸、嗳气、食欲减退、呕恶，偶可引起上消化道出血，属于中医学“胃脘痛”“吐酸”“嘈杂”等范畴。

“胃脘痛”的概念最早见于《黄帝内经·灵枢·邪气脏腑病形》论中，“胃病，腹䐜胀，胃脘当心而痛”；对其病因病机，《诸病源候论》认为小儿胃脘痛的病机是肠胃本有宿食，又为寒气所伤，“小儿心腹痛，肠胃宿食挟冷，又暴为寒气所加，前后冷气重沓动，与脏气相博，随气上下，冲击心腹之间，故令心腹痛也”；另外《症因论治·呕吐论》认为脾胃虚弱是胃炎的病理基础，“脾气不足，不能运化水谷，停痰流饮，积于中脘，得热则上炎而呕吐，遇寒则凝塞而呕吐矣”。在治疗方法上，历代医家也提出了自己的观点，如《保婴撮要》言：“小儿腹痛，口中气冷，不思饮食，脾土虚寒也，用调中丸主之。”《小儿药证真诀》云：“面白色弱，腹痛不思饮食。当补脾，益黄散主之。”胃脘痛的概念，古籍文献虽多有论述，但因小儿胃脘痛不如成人多见，直到宋以后始有小儿胃脘痛专论，且其证治多与成人基本相同。但近年来随着城市化的提升，膳食结构的变化、生活起居的不同，疾病谱发生了变化，儿童胃脘痛逐年增多，呈上升趋势，古籍中对小儿胃脘痛的认识已不能满足现时之需。时毓民教授从医近60年，在小儿慢性胃炎的认识上有独到的见解，在诊治手段上别具一格，效如桴鼓。

一、辨治思路

(一) 病因病机新探求

1. **寒邪伤胃**　城市化生活中，出入室内均有风扇、空调，夏季衣着单薄，寒邪易侵；在饮食结构上，无论冬夏，生冷易得，有患儿贪食多食，寒邪内聚；另有患儿素体阳气虚弱，脾胃虚寒，阴寒内生。《诸病源候论·小儿杂病诸侯·心腹痛候》云：“小儿心腹痛者，肠胃宿食挟冷，又暴为寒气所加，前后冷气重沓，与脏气相搏，随气上下，冲击心腹之间，故令心腹痛也。”可见诸寒犯胃，积于中脘，阳气被阻，气机不利，故发为胃痛，根据临床辨证可分为寒凝胃痛证及脾胃虚寒证。

2. **肝气犯胃** 《黄帝内经·素问·六元正纪大论》有云：“木有变，民病胃脘当心而痛。”首次提出胃脘痛的发生与肝有关。现在儿童多为独生子女，宠爱娇惯，每有拂逆及不顺，则易暴怒急躁；且竞争激烈，压力陡增，学业沉重，导致患儿多思多虑，情怀不舒，忧虑抑郁。脾气郁结，胃气不得宣通；肝气郁结，木失条达，肝气犯胃，肝脾不和，脾胃升降失常，诱发胃脘疼痛，辨为肝气犯胃证。

3. **饮食失调** 小儿不知饥饱，饮食不节，暴饮暴食，胃纳过盛，积滞胃脘，腐化无能；喂养不当，过投肥甘厚腻，壅积于胃，阻滞气机，导致湿聚而生痰化热；嗜食辛辣烧烤或浓油赤酱，直接刺激胃腑，耗伤阴液。以上诸种，均可造成胃腑气机郁滞，血行不畅，气失和降而胃脘疼痛，临床可分为饮食伤胃证、湿热蕴胃证及胃阴亏虚证。

4. **邪毒内伤** 在外就餐机会频增，家人感染未分食，卫生环境较差，均是导致邪毒感染的原因。近年来，有研究表明由幽门螺杆菌感染引起的胃炎在儿童中的发病率不断增加，且以每年0.5%～1%的速度递增。毒随邪来，热由毒生，易迁延不愈，耗伤气血，而变为虚实夹杂证。

5. **脾胃虚弱** 小儿本就脾常不足，易脾胃运化迟滞，再加上若素体脾胃不健，或久病累及脾胃，或误治滥用药物，损伤脾胃，致脾胃更为虚弱，脾气不足则运化无力，湿浊内生，阻遏气机，胃阴不足则濡养失职，不荣胃络，可辨为阴虚胃热证及阴虚血瘀证。

(二) 理法方药新思辨

1. **病虽相同，分而论治** 时毓民教授注重疾病分期治疗，小儿胃脘痛多由素体脾胃虚弱，再加饮食不节，胃失和降引起，故在病早期患儿腹痛明显时，应以理气止痛为主，重在治标，后期腹痛减轻，当以健脾和胃为主，重在治本；注重疾病分证治之，如对于肝气犯胃证，以舒肝和胃，理气止痛为主，若反复不愈，郁而化热，证型则可转化为虚实夹杂证，此时考虑用辛开苦降的黄连泻心汤（半夏、黄芩、干姜、党参、黄连、甘草、红枣），以泻心除痞，从而达到和胃止痛的目的；时毓民教授在临床观察中发现，胃幽门螺杆菌阳性的患儿，多属于湿热蕴胃兼有脾气虚证，故多加以清热药如黄芩、蒲公英、黄柏、夏枯草等，时教授还认为西药抗菌药多属苦寒之品，有清热之功，因此临床上对于顽固难治的疾病，可取健脾加清热之意，以中药四君子汤等健脾方起底，同时加用清热的抗菌药，做到中西医并治之功。

2. **健脾助运，固护脾气**　“脾常不足”首见于万全的《育婴家秘》，意指小儿脾胃在形态与功能上均有欠缺，其腐熟运化水谷精微的能力薄弱，易引起脾胃运化失常，而脾为中土，以生万物，脾胃运化的失常，又易导致百病蜂生，变生他病，因此在疾病的治疗中，时刻注意固护脾气的养护，是时毓民教授的经验之一。临床上时毓民教授常用的健脾药物包括白术、茯苓、山药、陈皮、薏苡仁等，以健脾胃之气。

3. **理气活血，随证加减**　小儿各种类型的胃脘痛多与气滞有关，适当加用行气理气导滞的药以止痛和胃，如木香、香附、青皮、陈皮、延胡索、佛手、枳壳；小儿胃脘痛反复不愈，有可能“久病入络”“日久生瘀”，不论原有证型是何证，均在疾病后期伴有血瘀，此时，可适量加用少许活血化瘀药，如赤芍、丹参、丹皮、当归、蒲黄等，以去滞生新，荡涤瘀阻，调经顺脉，有时可以起到事半功倍的效果。

4. **用药清灵，甚少攻伐**　医之伐病，药不贵繁，但宜精湛，方简力专，克敌制胜。时毓民教授认为儿童与成人不同，由于脏腑娇嫩，不宜攻伐，药味不在多而在精，药量不在大而在中病，不用过于大热、大辛、苦寒、滋腻的中药。

二、验案举例

(一) 病案 1

患儿薛某，女，8 岁，2016 年 11 月 5 日初诊。

主诉：上腹痛 3 年。

现病史：胃痛时作，呕恶，厌食，形体消瘦，大便干结，3 日一行，盗汗，口干唇朱。

体格检查：一般可，上腹部轻压痛，舌淡，苔薄腻，脉细。

辅助检查：胃镜显示胃窦炎，幽门螺杆菌阴性。

西医学诊断：慢性胃窦炎。

中医学诊断：胃脘痛。

辨证分析：肝胃不和，肝气犯胃。

治则：疏肝理气，健脾和胃。保和丸加味。

方药：藿香 9 g　佩兰 9 g　连翘 9 g　制香附 9 g
淮山药 15 g　炙延胡索 9 g　乌药 9 g　淡黄芩 9 g
北沙参 9 g　蒲公英 15 g　鸡内金 6 g　陈皮 5 g
瓜蒌仁 9 g　枳实 9 g　炙甘草 3 g

×14 剂，水煎服，每日 1 剂，分早晚 2 次口服

二诊：患儿服药 2 周后，胃痛减，口气仍有臭秽，两便自调，胃纳不佳，舌淡，苔薄，脉细。脾胃不和，再拟健脾助运化。

方药：藿香 7 g　连翘 9 g　苍术 9 g　白术 9 g
红枣 9 g　淮山药 9 g　炙鸡内金 9 g　延胡 6 g
香附 9 g　台乌药 9 g　蒲公英 15 g　太子参 9 g
陈皮 5 g　炒谷芽 15 g　瓜蒌仁 10 g　炙甘草 3 g

×14 剂，水煎服，每日 1 剂，分早晚 2 次口服

三诊：胃痛仅发作 2 次，胃纳有增，舌台薄减，脉细。再拟前法。上方加木香 6 g，再予 14 剂。

四诊：胃痛未发作，胃纳馨香，胃区无压痛，两便自调，舌淡，苔薄，脉细。拟健脾和胃。

方药：生地 15 g　苍术 9 g　白术 9 g　丹参 9 g
甘草 3 g　香附 9 g　延胡索 3 g　台乌药 9 g
陈皮 5 g　淮山药 9 g　扁豆 10 g　藿香 9 g
瓜蒌仁 10 g　鸡内金 6 g　炒麦芽 15 g

×28 剂，水煎服，每日 1 剂，分早晚 2 次口服

1 年后随访，一般情况良好，胃痛无反复发作，胃镜复查结果正常。

按语：患儿本属肝气犯胃，胃失和降而痛，故初诊用香附、延胡索、乌药来疏肝解郁，理气止痛，既往文献研究认为此类药物有解除平滑肌痉挛，调整胃肠消化功能，促进胃液分泌的作用；患儿胃痛日久，湿热之气郁结于脾胃，脾胃虚弱，故以藿香、佩兰芳香避秽，去除中焦，振奋脾胃，并加以连翘、黄芩、蒲公英以清热利湿，并佐以白术、淮山药、北沙参健脾益气，陈皮、枳实、鸡内金理气健脾，消积除痞。二诊、三诊时，患儿胃痛减轻，加用太子参补益脾胃，益气生津；谷芽健脾开胃，和中消食；再以木香加强疏肝理气，行气止痛之功。四诊时，患儿已基本无胃脘痛症状，以健脾和胃燥湿为主，并取“久病必瘀”之意，加以丹参活血化瘀，通络止痛。综观上方，治胃脘痛以健脾疏肝、清热利湿为主，兼以行气消导、化瘀通络，以使肝气得以疏泄，脾胃得以调和。

(二) 病案 2

患儿王某，女，12 岁，2008 年 10 月 7 日初诊。

主诉：胃痛反复 3 年。

现病史：胃痛反复 3 年，既往有幽门螺杆菌感染病史，胃镜显

示胃窦炎，曾给予三联用药后复查幽门螺杆菌阴性，但仍有反复胃痛，疼痛部位相对固定。患儿既往学习压力较大，情绪较紧张。刻下形体消瘦，肢冷畏寒，胃纳不佳，便自调，口气臭秽。

体格检查：一般可，面色萎黄，上腹部压痛（+），舌淡，苔薄腻，脉细。

西医学诊断：胃窦炎。

中医学诊断：胃脘痛。

辨证分析：脾胃不和，热瘀壅阻。

治则：健脾理气，活血清热。

方药：藿香 9 g　白术 9 g　茯苓 9 g　甘草 3 g
黄芩 6 g　青皮 3 g　陈皮 3 g　枳壳 6 g
佛手 6 g　八月札 9 g　鸡内金 6 g　广木香 4.5 g
炒谷芽 15 g　佛手 6 g　红枣 6 枚

×14 剂，水煎服，每日 1 剂，分早晚 2 次口服

医嘱：忌生冷、油炸之品。

二诊：胃痛转和，两便自调，胃纳少，舌淡，苔薄腻，脉细数。脾气虚，肝胃不和，拟益气补脾，疏肝理气。

方药：生黄芪 15 g　白术 9 g　茯苓 9 g　淮山药 15 g
扁豆 9 g　鸡内金 6 g　佛手 6 g　蒲公英 15 g
太子参 9 g　青皮 3 g　陈皮 3 g　枳壳 6 g
炒白术 9 g　香附 6 g　甘草 3 g

×14 剂，水煎服，每日 1 剂，分早晚 2 次口服

三诊：胃痛基本已愈，大便调，胃纳尚可，面色转润，舌淡，苔薄，脉细。再拟益气健脾调理以致巩固。

方药：生黄芪 15 g　白术 9 g　茯苓 9 g　淮山药 30 g
扁豆 9 g　蒲公英 15 g　青皮 3 g　陈皮 3 g
枳壳 6 g　香附 6 g　延胡索 6 g　佛手 6 g
炒谷芽 15 g　太子参 15 g　红枣 6 枚　甘草 9 g

×14 剂，水煎服，每日 1 剂，分早晚 2 次口服

随访 3 个月，病情稳定，未发胃痛。

按语：该患儿本有脾虚，加之平素精神紧张，所欲不遂，以致气郁伤肝，肝气郁结，肝木乘脾，横逆犯胃，胃失和降，郁而化热；另气机阻滞，血行不畅，日久成瘀，瘀血内结，不通则痛。叶天士《临证指南医案》言“胃痛久而屡发，必有凝痰聚瘀”，因此患儿表现为疼痛固定不移，且病程缠绵。故以健脾理气，活血清热之法。清·唐宗海在《血证论》提到“食气入胃，全赖肝木之气以疏泄之……”指出了肝气对消化功能的有重要的影响。肝阳虚，寒气内生，阻碍气机运行，故出现胃脘疼痛。患儿学习紧张，引起肝郁气滞。加入佛手、香附、八月札、枳壳，疏肝理气，暖胃止痛。《滇南本草》云：“佛手，味甘、微辛，性温。入肝、胃二经，补肝暖胃，止呕吐，消胃家寒痰，治胃气疼，止面寒疼、和中、行气”。此患儿后期有气虚表现，再加入补气中药，如黄芪、太子参药物。

三、诊治体会

时毓民教授认为小儿慢性胃炎多由饮食不节，脾胃虚弱，胃失和降，郁而化热引起。病位在胃，与肝脾关系密切，初起多为实证，久病以虚证为主，或虚实夹杂，伴有血瘀。在治疗上，时毓民教授偏重健脾清热化湿，分期治疗。病早期患儿腹痛明显，应理气止痛，清热化湿为主，重在治标；后期腹痛减轻，以健脾和胃为主，重在治本。同时，时毓民教授注重中西医结合治疗胃炎，对部分胃幽门螺杆菌阳性患儿，在中药的应用上应加重清热药如黄芩、蒲公英、黄柏、夏枯草等，顽固的可以加用西药抗菌。

在用药上，时毓民教授认为小儿胃炎与成人不同，脏腑娇嫩，

不宜攻伐，故药味不宜过多，药量不宜过重，大热、大辛、苦寒、滋腻的中药不用，较少用黄连、生姜等大寒、大热类药物。时毓民教授认为小儿胃炎各种类型的胃痛与气滞有关，胃腑以通为用，以降为顺，治疗胃腑疾病，应适当加用行气理气导滞的药，如木香、香附、青皮、陈皮、延胡索、佛手、枳壳，但胃为阳脏，喜润恶燥，理气药多辛香走窜，耗散气血，因此理气类药物也不宜大量使用，谨防伤阴。

小儿胃炎如反复不愈，有可能"日久生瘀"，伴有血瘀，此时，可加活血化瘀药，如赤芍、丹参、丹皮、当归、蒲黄等，有时可以起到事半功倍的效果。清代唐宗海在《血证论》提到："食气入胃，全赖肝木之气以疏泄之……"指出了肝气对消化功能有重要影响。肝阳虚，寒气内生，阻碍气机运行，故出现胃脘疼痛，对肝郁气滞引起胃痛者，可以加入佛手、香附、八月札、枳壳，疏肝理气，暖胃止痛。《滇南本草》云："佛手，味甘、微辛，性温。入肝、胃二经，补肝暖胃，止呕吐，消胃家寒痰，治胃气疼，止面寒疼、和中、行气。"用佛手治疗胃胀痛，每每取得较好疗效。另外对有气虚的小儿后期可加用益气健脾中药，如加用党参、黄芪、茯苓、太子参等。

（和婧伟）

第十一节 多汗症

多汗症是指儿童在正常环境中与安静状态下以全身或局部出汗过多为主的一种病证。根据患儿是否有原发疾病可分为原发性多汗症和继发性多汗症。原发性多汗症的发病机制尚未明确，有研究推测儿童发病可能与中枢神经系统发育不完善，对正常情绪的异常或过度反应有关。继发性多汗症的多汗症状多与疾病本身或应用某些特异性药物相关，如甲状腺功能亢进症、结核、手足口病及应用抗呕吐、抗癫痫药物等。现代医学对于多汗症多数不做特殊处理，对重症多从自主神经功能和抑制汗腺分泌等方面治疗小儿多汗，效果甚微。

古代医籍对汗症记载良多，早在《黄帝内经・素问・评热病论篇》中就阐述了汗的生成及病因病机，“人所以汗出，皆生于谷，谷生于精。今邪气交争于骨肉而得汗者，是邪却而精胜也。精胜，则当能食而不复热，复热者邪气也。汗者精气也”。《黄帝内经・素问・阴阳别论》云：“阳加于阴谓之汗。”宋代陈无择在《三因极一病证方论・自汗证治》中对自汗、盗汗作了鉴别，明代张景岳在《景岳全书・汗证》言：“自汗盗汗亦各有阴阳之证，不得谓自汗必属阳虚，盗汗必属阴虚。”明代《医学入门》提出汗证的病因病机为湿热，清代王清任补充血瘀亦令人自汗、盗汗。及至儿科，儿科专著中论及小儿汗证首见于北宋钱乙的《小儿药证直诀》，后代在此基础上多有发挥，《幼幼集成・诸汗证治》还增加了食积可导致盗汗的认识：“睡中遍身有汗，觉来久不干，此食积盗汗，脾冷所致……”

时毓民教授临床上治疗多汗症，以中医辨证为基础，认为多汗症总体可分为虚实 2 种，所谓虚者补之，实则泻之，虚实 2 种多汗症治法是完全不同的，临床上绝不能见汗便虚，见汗则补，一味以补药来治之，而应辨证论治，分而治之。

一、辨治思路

（一）首辨多汗是否正常

时毓民教授发现临床上以“出汗过多”为主诉来就诊的家长有增多的趋势，但其中很大一部分的多汗，是生理性的，是正常的，完全不需要治疗。因此，对于小儿多汗证，时毓民教授指出首先要辨别是正常，还是异常，是生理性还是病理性，是仅需要生活起居、饮食指导还是需要药物治疗。出汗是小儿身体调节体温、体液代谢的重要方式，受环境温度、精神、神经、内分泌、疾病等因素调节，如环境温度过高、穿衣盖被过多、快速吃进热食、剧烈运动后、哭吵、紧张等情况下出汗其实是机体调节体温的一种方式，是正常现象。并且儿童脏器发育不全，自主神经自我调解功能不完善，且代谢旺盛，平时较成人易汗出，因此儿童入睡或活动时仅头部、背部微微汗出，无其他不适，实属自主神经调节功能不完善的一种生理表现。明代万全《幼科发挥・诸汗》认为："汗者，心之液也，唯头汗不必治。小儿纯阳之体，头者，诸阳之会，心属火，头汗，炎上之象也，故头汗乃清阳发越之象，不必治也。"这部分儿童，时毓民教授认为不需要特别治疗，根据环境变化，适当增减衣物即可。而有一部分儿童安静状态下，尽管处于正常环境中，仍全身或局部出汗过多甚则大汗淋漓，尤其是与同龄且处于同一环境下的儿童相比，汗出明显过多，则属于病理性汗出。此时首先要进行相关检查，排除一些原发疾病，如佝偻病、甲状腺功能亢进症、急慢性感染性疾病、糖尿病、结核等，然后根据情况再进行中医辨证治疗。

（二）次辨汗证病因病机

中医学认为，汗为人体五液之一，为心所主，由阳气蒸化津液，发泄于皮肤表面而来的；汗为心之液，而心又主血，因此有汗血同源的说法。出汗过多，气随汗出易成伤津耗气，甚至有损于心血。小儿多汗症分为盗汗和自汗，盗汗。《黄帝内经》曰"寝汗"，是睡时汗出，醒时汗止的情况。《明医指掌・自汗盗汗心汗证》云："盗汗者，睡而出，觉而收，如寇盗然，故以名之。"而自汗是指不分寤寐，无故汗出。但临床上小儿汗证与成人有所不同，盖因其元气未充，肌肤腠理不密，往往会出现自汗盗汗并见。王大伦在《婴童类萃・盗汗自汗论》中云："皆因气血内虚，腠理不密，所谓阴虚阳必凑，阳虚阴必乘。"时毓民教授认为小儿汗证为阴阳失调，气血违和所致，以虚证为多，但亦有部分儿童为实证，分述如下。

1. **虚证**　虚汗的病因、病机包括气虚、阴虚、气阴两虚、气血脏腑亏虚、营卫不和及肌腠不密。气虚是指阳气偏虚，腠理不固，阴液失于顾护而漏泄。《诸病源候论·虚劳病诸侯》云:“诸阳主表,在于肤腠之间,若阳气偏虚,则津液发泄,故为汗。”明张景岳有“汗之太多者,终属气分之虚”之论,提倡补气为主治疗方法。考之临床,汗出之时腠理大开,若不及时擦干或更感触六淫之邪气,极易变生他证,使患儿罹患感冒、肺炎喘嗽等疾病,且症情往往反复发作,甚可见一病未愈,他病又起,严重危害患儿健康。阴虚则虚火内生,热迫津液外泄,历代很多文献都将盗汗责之于阴虚;气阴两虚是时毓民教授认为在临床上最多见的证型,这类患儿多系反复呼吸道感染后气阴两伤,或素体气阴亏虚,气虚不能敛阴,营阴难以自守,心液失藏而汗出,证候特点上多表现为自汗和盗汗并见的现象;汗证还与气血亏虚、五脏功能失调相关,气虚不能敛阴,血虚心失所养,汗自外泄。《幼幼集成·诸汗证治》云:“大病后气血两虚,津液自汗。”心、肾虚同样会导致自汗,清代林佩琴在《类证治裁·汗症论治》中就认为“汗为心液,肾主五液,故汗出皆由心肾虚所致”;营卫不和是时毓民教授认为另一个重要的汗证病因,卫气不能外固,营阴不能内守,或卫强而营弱,卫强迫津外泄,营弱则阴不内守,均会导致汗证;还有部分患儿是因为先天禀赋不足,或后天调养失当,导致腠理不固,肌肉疏松,不能致密于表,故津液外泄而汗出。

2. **实证** 实汗的病因、病机包括食积郁而化热、里热炽盛以及瘀血阻滞。小儿脾胃虚弱,饮食不知自节,若恣食肥甘厚味,积滞不化,郁而化热,积热迫津外泄,发为汗症;里热炽盛,气血大热,积热蒸腾,汗液漏泄;时毓民教授认为小儿汗症有部分原因在于血瘀,患儿久病,久病入络,血瘀脉络,影响气血运行和津液输布,亦可引起汗出异常。清代王清任《医林改错》云:“竟有用补气固表、滋阴降火,服之下效,而反加重者,不知血瘀亦令人自汗、盗汗。用血府逐瘀汤,一、两付而汗止。”

(三)辨小儿汗症的特殊性

时毓民教授认为小儿多汗存在其体质的特殊性:第一,小儿脏腑娇嫩，元气未充，精气未盛，腠理疏松，加之纯阳体质，且生机蓬勃，容易清阳发越，在日常生活中较成年人易汗出。第二，小儿肺脏娇嫩，卫外功能不固，脾胃之体成而未全，脾胃之气全而未壮，脾虚而“土不生金”。加之小儿饮食不能自节，寒温不能自调，容易罹患外感，而外感又容易加重汗出，两者互为因果，形成恶性循环。第三，小儿久病或大病之后，耗伤气阴，气虚不固，营阴不敛，发为汗证；过用发散药物而伤及卫阳，营卫失和，卫外不固，营阴外泄致使汗出过多；小儿脾常不足，若平素喜食肥甘厚腻，可致积滞内生，郁而生热，湿热郁阻，外泄肌表而致汗出。此外，小儿痰热蕴肺，肝经湿热等原因也可以导致小儿多汗。

(四) 注重汗证的调护

中医学历来重视患者的出汗情况，明代喻嘉言将问汗列为“十问”之次；程钟龄将汗法列为八法之首。时毓民教授在临床上也对小儿汗证非常重视，认为小儿科本为“哑科”，诊疗中收集病史相对于成人难，小儿多汗的时间、部位等特点作为常见的症候之一，在小儿疾病辨虚实、辨病位等辨证中起着重要的作用，并且小儿五脏六腑均属于“脏腑娇嫩、形气未充”的状态，汗出之时腠理大开。小儿自身防护能力弱，若不及时擦干等照护不周，更易感触六淫之邪气，极易变生它证，严重危害患儿健康。因此，后天调护尤为重要，在多汗的防治中，药物治疗与平素防护并重，如避免坐卧当风、饮食有节搭配合理、注意病后及时调理、清洁纱布或干毛巾垫于背部，鼓励患儿运动适度，增强体质，并宜循循善诱，防止精神紧张造成汗出。

二、验案举例

(一) 病案 1

患儿刘某某，女，2 岁半。2015 年 12 月 5 日初诊。

主诉：多汗，消瘦半年余。

现病史：患儿半年来日夜多汗，全身均有汗出，出汗时衣被及头发均湿透。夜寐不安,食欲减退,口渴多饮,经常容易感冒。

既往史:反复呼吸道感染病史。

体格检查:一般可,神清,形体消瘦,心肺(-),舌红体瘦苔薄腻,脉濡。

西医学诊断:多汗症。

中医学诊断:小儿多汗症。

辨证分析:久病气血亏伤,气阴两虚,气虚不能敛阴,阴不能自守。

治则:益气养阴,敛阴止汗。

方药:玉屏风散加减

生黄芪 15 g　白术 9 g　糯稻根 9 g　党参 12 g
防风 3 g　煅龙骨 30 g　煅牡蛎 30 g　五味子 4.5 g
×14 剂,水煎服,每日 1 剂,分早晚 2 次口服

二诊:患儿服药 2 周后,汗出减少,胃纳略改善,上方加入健脾和胃药物,加入焦山楂 9 g、六神曲 9 g、谷芽 9 g、白茯苓 9 g,继续服用 2 周。

三诊:诉患儿汗止,胃纳佳,面色好转,体重略有增加,守上方继续用药 1 个月。

半年后随访,体健汗少,感冒次数减少,体检被评为卢湾区健优美幼儿。

按语:该患儿反复外感,疾病耗伤营阴,导致气阴两虚,气虚不能敛阴,阴不能自守,心液失常而汗出。因此治疗以益气敛阴止汗为主,初诊以玉屏风加五味子、黄芪为补气要药,白术补气健脾,两者合用常用于气虚导致的多汗症,防风固表,再加入党参益气、五味子敛阴,佐以煅龙骨、煅牡蛎、糯稻根收敛止汗。二诊后,汗出好转,脾运不健,加入健脾和胃药物,改善脾运胃纳,壮其中气;诸药合用,补气养阴,使汗出恢复正常。

(二) 病案 2

患儿陈某,男,9 岁,2016 年 5 月 9 日初诊。

主诉:多汗 2 个月。

现病史:小儿日夜均有多汗,夜间汗多湿衣,怕冷,易四肢冷。

既往史:反复呼吸道感染。

体格检查:一般可,心肺(-),舌淡,苔薄白,脉软。

西医学诊断:自主神经功能紊乱。

中医学诊断:小儿多汗症。

辨证分析:气虚兼营卫不和。

治则:补气固表、调和营卫,桂枝汤加减。

方药:桂枝 9 g　白芍 9 g　黄芪 9 g　太子参 12 g
麻黄根 9 g　瘪桃干 9 g　浮小麦 15 g　煅牡蛎 30 g
甘草 6 g　红枣 12 g

×14 剂,水煎服,每日 1 剂,分早晚 2 次口服

二诊:患儿服药 2 周后,出汗明显减少,四肢渐温,予前方桂枝减半,加煅龙骨 30 g,防风 9 g,白术 9 g,再予 14 剂。

三诊:夜间出汗止,守前方巩固。

半年后随访,患儿感冒次数减少,汗出正常。

按语:该患儿辨证素体本虚,以气虚为主,易反复外感,导致营卫失和,卫气不能外固,营阴不能内守,导致营阴外泄而多汗,因此治疗以补气固表、调和营卫为原则,以桂枝汤为主方调和营卫,桂、芍相合,一治卫强,一治营弱,合则调和营卫,是相须为用。大枣甘平,既能益气补中,又能滋脾生津。同时加用太子参、黄芪补气固本、麻黄根、瘪桃干、浮小麦、煅牡蛎敛阴止汗。诸药合用,起到调和营卫,敛阴止汗之功。

三、诊治体会

时毓民教授治疗小儿多汗证上深有见地，认为小儿多汗症要根据病情表现，结合脏腑、阴阳、虚实等进行辨证，切不可单纯补气或单纯收敛，治疗上以调和营卫、补虚固本为主，同时兼顾如食积、湿热、肝郁、血瘀等证候，紧守病机，扶正祛邪，使"正气存内，邪不可干"。对于自汗，以头、颈、胸背汗出为主，活动后明显，平时体弱多病者属于气虚，以补气为主，以玉屏风散主方加减，药用黄芪、大枣、煅龙骨、煅牡蛎、白术、糯稻根、防风等；气阴两虚者，可在玉屏风散加五味子基础上加减；汗出全身伴手脚冰凉、怕风寒的自汗属于营卫不和，当以补气兼调和营卫为主，桂枝汤为主方进行加减；盗汗伴消瘦、低热、口干、手足心热等虚热表现者为气阴不足证，治疗当以益气养阴，以当归六黄汤为主方，药用黄芪、大枣、煅龙骨、煅牡蛎、生地、全当归、黄芩、糯稻根等；若汗出肤热，汗渍色黄，伴口臭、便秘、小便黄、大便黏等，则属湿热迫症汗出所致，此时不宜补，当先清化湿热，以三仁汤为主方加减治疗，药用苡仁、白蔻仁、光杏仁、桑叶、黄芩、滑石、通草、浮小麦等。此外，久病或大病之后多汗常规疗法欠佳者，可能考虑存在血瘀证候，在上述治疗方法的基础上，可适当加用活血化瘀药物，如川芎、赤芍、丹参、丹皮等。

时毓民教授研究得出有部分多汗证的儿童甲皱微循环存在障碍，这部分患儿在传统辨证气虚或阴虚的用药基础上，加入当归、丹参等养血活血药物，止汗效果更佳，且甲皱微循环障碍也同时得到改善，提示部分多汗证患儿存在血瘀的情况。现代医学认为多汗症与自主神经调节功能紊乱有关，时毓民教授发现乙酰胆碱酯酶可以作为治疗多汗症效果的客观评价指标。采用传统医学与现代医学相结合的方法，使多汗证的诊治评价客观化、科学化。

（孙艳艳）

第十二节 腹 泻

在发展中国家，腹泻是仅次于急性上呼吸道感染的儿科最常见的疾病之一。该疾病是由多种病原、多种因素引起的以大便次数增多和大便性状改变为特点的一组疾病。急性腹泻可导致脱水，而持续性腹泻可引起营养不良，所以腹泻是5岁以下儿童生长发育障碍、营养不良和死亡的主要原因。对于感染性腹泻，其常见病原有病毒、细菌、真菌、原虫等，大多由病毒感染引起，如轮状病毒（即俗称的秋季腹泻）、腺病毒等。细菌感染次之，如大肠埃希菌、沙门菌、空肠弯曲菌、小肠耶尔森菌等。而对于非感染性腹泻，则多与饮食、气候、免疫以及抗生素等因素有关。目前治疗主要为纠正脱水、针对病因处理、保护肠黏膜等。

小儿腹泻又称为“泄泻”，首载于《黄帝内经》。古代医籍对其病因、病机及诊治均有较多记载。《黄帝内经·素问·阴阳应像大论》曰：“湿盛则濡泄……春伤于风，夏生飧泄。”《医宗金鉴·卷五·积滞门·积滞总括》曰：“小儿养生食与乳，樽节失宜食积成，停乳伤食宜分析，因证调治保安宁。”《医宗金鉴·幼科心法要诀》认为小儿腹泻应分为伤乳食泻、中寒泻、火泻、惊泻、脐寒泻、脾虚泻、飧泄和水泻之分。《小儿卫生总微论方·吐泻论》曰：“小儿吐泻者，或由脾胃虚弱，或由乳食不调，或由风寒暑湿，皆因邪干于正所致也。”其实，历代医家在治疗小儿腹泻时多遵循“三因制宜”的原则进行施治，根据地域、气候、不同儿童体质的特点而进行遣方用药。

时毓民教授授业于名师，秉承古学，中西贯通，崇尚脾胃论，创立新学说，提出了“治病重在健脾”的学术思想。时毓民教授在儿童脾胃系疾病方面造诣颇深，尤其是对小儿腹泻的治疗，临床疗效显著。

一、辨治思路

（一）从因而治

1. **内伤饮食** 《医宗金鉴·卷五·积滞门·积滞总括》谓："小儿养生食与乳，樽节失宜食积成，停乳伤食宜分析，因证调治保安宁。"时毓民教授认为，小儿脾胃功能虚弱，神经系统对胃肠道的调节也较差。如饮食不加节制，肆食生冷、油腻饮食，给胃肠道造成很大的负担。这样损伤了脾胃，正如《素问·痹论》中所说："饮食自倍，脾胃乃伤。"脾伤则不能运化，胃伤则不能消磨水谷，从而混杂而下，并走大肠而发生泄泻。时毓民教授在治疗该类腹泻是，多采用消导之品，以助脾胃消化，同时应节制乳食，常用保和丸加减处方。如腹痛较剧及气胀者，加木香、厚朴以理气消胀；呕吐较甚者，加藿香、生姜以辛香止吐。

2. **感受外邪** 《黄帝内经·素问·举痛论》曰："寒气客于小肠，小肠不得成聚，故后泄腹痛矣。"《黄帝内经·素问·至真要大论》曰："暴注下迫，皆属于热。"《黄帝内经·素问·阴阳应像大论》曰："湿盛则濡泄……春伤于风，夏生飧泄。"其实，引起腹泻的外邪不止寒、热、湿；风、暑、燥、火等外邪亦可引起脾胃功能紊乱形成的泄泻。时毓民教授认为，气候与泄泻有着密切关系。例如常见的风寒泻，时毓民教授常选用藿香正气散加减。若腹痛较甚者，加木香、砂仁以理气止痛；兼有食滞者，加山楂以消食导滞。

3. **脾胃虚弱** 小儿脾胃虚弱，或先天禀赋不足，或后天失养导致。时毓民教授认为"治病重在健脾"，小儿暴饮暴食、生冷无度，损伤了脾胃，脾胃功能失调，则喝进的水停留于脾胃而成了湿邪，吃进的食物积于脾胃而成了积滞，并走于大肠而致泄泻。久泻可以加重脾胃虚弱，不能将营养物质运送到全身，会导致其他疾病的发生。时毓民教授常用加味参苓白术散进行加减。若见腹痛，可加木香以理气止痛；若久泻不止，而无夹杂积滞者，加煨诃子肉、赤石脂以固肠止泻；若大便稀或水谷不化者，加干姜以温中散寒。

4. **脾肾阳虚** 此证比脾胃虚弱病情更重。一般多因小儿先天不足，或治疗疾病时过服苦寒攻伐之药，或大病之后调养不当，或久泻不止，损伤了脾肾之阳而形成。如临床上"脐血干细胞移植术后移植物抗宿主反应"中常见的腹泻，就属于此类。但是，时毓民教授认为，儿童本身处在生长发育过程中，所谓的脾肾不足只是相对而言，补益只需稍加助力即可。对于移植后患儿，补益不宜太过滋腻，鹿茸、龟板、阿胶等不可选，可选平补之品，如菟丝子、黄芪、党参、沙苑子等。

(二) 中西医联合

腹泻是儿童的常见消化道疾病之一，急性期腹泻引起的脱水可导致电解质紊乱、酸碱失衡，甚至可引起昏迷；慢性迁延性腹泻，可引起营养不良。急性期需予以补液、纠正电解质紊乱等，而慢性迁延性腹泻则使用西药效果不佳。故而，时毓民教授认为，对于小儿腹泻，中西医可联合治疗，取得良好疗效。尤其是随着现在儿童疾病谱的扩大，腹泻已经不再是单纯一种疾病，而是多种疾病的一种合并症状；中医的辨证论治可以辅助治疗多种情况下引起的腹泻，疗效显著。

二、验案举例

(一) 病案 1

患儿胡某，男，11 岁，2016 年 10 月 12 日初诊。

主诉：反复大便次数增多 1 个月。

现病史：患儿 1 个月前开始每日大便 7～8 次，稀水样，伴有腹痛，有时呕吐，食欲差。

体格检查：一般情况可，皮肤弹性可，腹软，无压痛，无反跳痛，包块未及，末梢暖，舌淡红，苔薄白腻，脉细。

辅助检查：大便常规未见明显异常。

西医学诊断：腹泻。

中医学诊断：泄泻。

辨证分析：脾虚湿困。

治则：健脾化湿理气。

方药：白术 9 g　茯苓 9 g　山药 12 g　陈皮 6 g
藿香 6 g　香附 6 g　扁豆 6 g　薏苡仁 12 g
葛根 6 g　木香 6 g　甘草 4.5 g

×7 剂，水煎服，每日 1 剂，分早晚 2 次口服

二诊：患儿大便次数明显减少，每日 2～3 次，稀糊状，食欲好转，稍有盗汗，舌淡红，苔薄白，脉细。继续益气健脾化湿治疗，原方加减。

方药：白术 9 g　茯苓 9 g　山药 12 g　陈皮 6 g
藿香 6 g　香附 6 g　扁豆 6 g　薏苡仁 12 g
山楂 6 g　木香 6 g　甘草 4.5 g　太子参 12 g
黄芪 9 g

×14 剂，水煎服，每日 1 剂，分早晚 2 次口服

三诊：患儿大便次数正常，每日 1～2 次，性状正常，盗汗好转，舌淡红，苔薄白，脉细。

方药：白术 9 g　茯苓 9 g　山药 12 g　陈皮 6 g
扁豆 6 g　党参 9 g　神曲 9 g　薏苡仁 12 g
木香 6 g　黄芪 9 g　甘草 4.5 g

×7 剂，水煎服，每日 1 剂，分早晚 2 次口服

1 个月后随访，患儿服药后，大便正常，胃纳佳。

按语："健脾燥湿"是治疗小儿腹泻一个非常重要的法则。小儿腹泻稍久，无不出现脾虚之象。若湿邪蕴于胃，则可引起腹鸣、便稀、泻泄无度，此时投健脾燥湿之剂，可使脾运转健，气机通，湿浊得化，粪便可渐渐由稀转稠而成形。

(二) 病案 2

患儿周某某,男,10 岁。2016 年 4 月 27 日初诊。

主诉:确诊 X-连锁淋巴细胞增殖异常综合征 8 个月余,反复大便次数多。

现病史:患儿因“X-连锁淋巴细胞增殖异常综合征”于 2015 年 12 月 19 日行脐血干细胞移植,因移植物抗宿主反应严重,主要表现为咳嗽气急,大便次数多,就诊中医科。

既往史:X-连锁淋巴细胞增殖异常综合征。

体格检查:面色萎黄、全身肤色黧黑、躯干、四肢可见散在陈旧性暗红色皮疹,乏力懒言,动辄气促,胃纳欠佳,大便溏稀,每日 10 余次,舌质淤黯,脉细涩略数。

辅助检查:大便常规未见明显异常。

西医学诊断:①骨髓移植状态(脐血干细胞移植术后);②移植物抗宿主反应(皮肤、肠道);③免疫缺陷病(X-连锁淋巴细胞增殖异常综合征)。

中医学诊断:①虚劳;②泄泻。

治则:补益脾肾,收敛止泻。

方药:白人参 6 g　炙黄芪 9 g　炒山药 30 g　芡实 15 g
炒白术 9 g　云茯苓 9 g　炒谷麦芽各 9 g　车前子 9 g包煎
红枣 9 g　炙甘草 5 g

×7 剂,水煎服,每日 1 剂,分早晚 2 次口服

二诊:刻下患儿简易层流中,腹泻明显好转,大便成形,胃纳佳,面色灰暗,然动则气喘,腰酸,乏力,舌质淡暗,边有瘀斑,舌体胖,脉沉弦。辨证:脾肾阳虚,气滞血瘀。治则:补益气血,健脾温肾。

方药:党参 9 g　炙黄芪 15 g　炒白术 9 g　云茯苓 9 g
丹参 12 g　生熟地各 9 g　佛手 9 g　炒山药 15 g
炙苏子 5 g　白人参 6 g　北沙参 9 g　菟丝子 9 g

沙苑子 9 g　　桃仁 9 g　　红枣 9 g

×12 剂，水煎服，每日 1 剂，分早晚 2 次口服

2016 年 5 月 18 日三诊。患儿面色好转，气促好转，胃纳可，大便正常。后继以补益阴阳，活血养血之法调理身体 1 个月。

按语：患儿久病重病，且移植前需用化疗药物把患儿免疫功能诱导抑制至极低，以防止患儿的排异反应，此过程严重损伤患儿正气；接种脐血干细胞后，患儿产生严重排异，双重打击，对于患儿机体正气戕伤极大，气血阴阳受损，肺脾肾亏虚，气虚固摄无力则泄泻；病情旷久，累及脾肾之阳，则面色萎黄、胃纳欠佳，泄泻持久不愈。故而，治疗当以温补脾气脾阳为主。

三、诊治体会

小儿热泻或因夏秋间暑湿化热，其症发热甚至壮热，泻下如注，次数频多，小便黄赤，口渴欲饮，舌红苔黄，脉数，治拟清热止泻。对于慢性腹泻，《景岳全书》中说："泄泻之本，无不由于脾胃。"古有"无湿不成泻"之说，时毓民教授认为"健脾燥湿"是治疗小儿腹泻一个非常重要的法则。小儿腹泻稍久，无不出现脾虚之象。如面黄、腹胀、消瘦、胃纳呆滞、呕吐、乏力、舌淡苔白、脉濡无力症状常可见到。若湿邪蕴于胃，则可引起腹鸣、便稀、泻泄无度，此时投健脾燥湿之剂，可使脾运转健，气机通，湿浊得化，粪便可渐渐由稀转稠而成形。对于脾虚腹泻清热药需慎用，以免伤及脾胃，即时有热象，可用半量清热药。对于久泻、脾虚泻，时毓民教授常加罂粟壳，可以取得较好的效果，短期应用不良反应少，仅有少数小儿表现嗜睡。然而罂粟壳是禁用药物，近年已不能应用，可选用诃子、肉果等，也可取得较好疗效。对于受风寒引起的寒泻，表现大

便水样，无明显臭味，伴有不消化食物，舌淡。时毓民教授常用藿香正气散加减，大便次数较多加肉果、石榴皮或诃子。

（孙 雯）

第十三节 小儿功能性便秘

便秘是指大便秘结不通，排便间隔时间延长的一种病证。其中非器质性因素所致者称为功能性便秘（functional constipation，FC），目前已成为影响儿童生理及心理健康的常见问题，不容忽视。

西医学研究表明，小儿的消化系统发育尚未健全，易于出现大便燥结。因小儿肠道相对较长，肠壁薄而黏膜细嫩，血管丰富，虽通透性好，但屏障功能较弱，加之肠壁弹力纤维和肌层发育不全，肠蠕动力较小，肠肌张力降低等原因易造成食物残糜在肠道停留时间过长，水分被吸收，粪便变得较硬而难以排出。

中医学认为，小儿先天禀赋不足，多气血阴精亏少。如《黄帝内经·灵枢》所云“婴儿者，其肉脆，其血少，气弱”，《温病条辨·解儿难》载“……小儿稚阳未充，稚阴未长也。”其中“阴”是指体内的精、血、津液及脏腑、筋骨、脑髓、血脉、肌肤等有形之质；“阳”是指脏腑的各种生理功能。再者，小儿肺脏娇嫩、脾常不足、肾常亏虚。《素问·六节藏象论》谓“肺者，气之本”，肺与大肠相表里，肺脏娇嫩则气虚大肠传送无力；脾主运化，脾常不足则运化无力，清气不升，浊气不降，便秘乃生；肾主五液且开窍于二阴，肾常虚则肾精不充，津液亏少而大便结燥。

时毓民教授论治小儿功能性便秘，灵活运用中医理论而不拘泥于古法，并注意兼收西医学之长处，根据自己的临证经验形成了治疗小儿功能性便秘的系列方案和验方，并一直沿用至今。

一、辨治思路

（一）病机辨识

《实用中医儿科学》将小儿便秘病因分为乳食积滞、燥热内结、气机郁滞及气血两虚。时毓民教授经过长期观察与实践，认为小儿以便秘为主症者临床多见阴亏燥结，兼以气虚、气滞。而乳食积滞所致便秘者往往以厌食为主症，时毓民教授归之于厌食证中，治疗以消食理气、化湿健脾为法，辅以火麻仁等润肠通便。热病兼便秘者多以发热为主症，归于温热病中。

（二）仿增液汤之意临证加减

《温病条辨・卷二・中焦篇》指出："阳明温病，无上焦证，数日不大便，当下之，若其人阴素虚，不可行承气者，增液汤主之。"增液汤方由玄参、生地黄、麦冬三药组成，妙在寓泻于补，以补药之体作泻药之用，既可攻实，又可防虚。药理实验研究表明，增液汤可缩短正常小鼠和便秘小鼠排便时间，增加排便粒数，并可明显增加肠道内水分含量。时毓民教授喜用"增水行舟"之法，临证加味以助其力。常用药物包括生地黄、玄参、麦冬、火麻仁、制首乌、肉苁蓉等，滋阴益精、润燥通便。上述药用量多为 9 g，不如增液汤原方用量大，一是小儿体重较轻，剂量较成人宜小，且小儿脾胃尚弱，过于滋腻有碍消化；二是时毓民教授在增液汤三药基础上加用滋阴益精药，诸药合用，则各药用量适减。时毓民教授亦遵循"阳中求阴"之法，有时加用小量温药，如白豆蔻，以助滋阴之力，且可行气化湿，但不可过用，以免温燥伤阴。

（三）兼以补气行气助运脾胃

《小儿药证直诀・变蒸》说："小儿五脏六腑成而未全……全而未壮。"小儿脾常不足，故小儿常脾胃虚弱且推动无力，易于便秘而兼见腹胀、腹痛等症。是故时毓民教授临证处方，常兼用党参、炙黄芪、太子参等，补肺脾之气，以期推动有力。处方时仍以滋阴为主，不可过用补气药，选取一两味即可。同时佐以枳实、陈皮、莱菔子等，以行肺脾胃大肠之气，助推动之力，使气机调畅，便秘得下，且可佐制滋阴药滋腻之性，使其滋而不腻，利于小儿消化吸收。陈皮用量宜小，4.5～5 g，恐燥甚伤阴。若见腹痛明显，乃因小儿肝强脾弱，肝气乘脾，可加用延胡索理气止痛、炒白芍药柔肝缓急。

(四) 芦根一味清肺胃之热

《宣明方论·卷十四·小儿门》认为："大概小儿病者，纯阳多热，冷少。"《幼科要略·总论》说："襁褓小儿，体属纯阳，所患热病最多。"小儿病理上易感外邪，各种外邪均易从火化。火邪又易伤津耗气，更加重了气阴不足而致便秘。故于方中加用一味芦根清泻肺胃之热，清其大肠燥热，防止火邪更伤津液。《医学衷中参西录》评价芦根"性凉能清肺热，中空能理肺气，而又味甘多液，更善滋养肺阴"，可见芦根还可滋阴生津，正合阴亏燥结病机。《本草经疏》指出："芦根味甘寒而无毒。甘能益胃和中，寒能除热降火，热解胃和，则津液疏通而渴止矣。"且清热药多味苦，为小儿所不喜；芦根味甘，易被小儿接受。可见时毓民教授选用芦根，考虑周全。清热单用芦根，则其量宜大，一般 15 g，重者可达 30 g。

二、验案举例

患儿江某，男，7 岁。2009 年 11 月 5 日初诊。

主诉：排便困难 6 年余。

现病史：患儿排便困难，大便 2～3 日一行，质硬，呈粒状，排便无规律，时需借助开塞露通便；未诉腹痛，纳可，平素白天及夜间多汗，喜食肉类，不喜食蔬菜、水果。西医小儿外科已排除直肠肛门器质性病变。

体格检查：一般可，咽喉无红肿，双侧扁桃体不大，两肺呼吸音粗，未闻及啰音，心脏听诊(－)。腹软，肝脾未触及，无压痛、反跳痛。舌淡红，苔薄白，脉细。

西医学诊断：小儿功能性便秘。

中医学诊断：便秘(气血两虚)。

辨证分析：小儿先天禀赋不足，多气血阴精亏少，气虚大肠传送无力，津血亏少而大便结燥。

治则：滋阴润肠、行气通便、益气敛汗。增液汤加减。

方药：生地黄 9 g　玄参 9 g　麦冬 9 g　火麻仁 9 g
制首乌 9 g　肉苁蓉 9 g　党参 9 g　枳实 9 g
陈皮 4.5 g　芦根 30 g　煅牡蛎 30 g　煅龙骨 30 g
麻黄根 9 g　浮小麦 30 g

×28 剂，水煎服，每日 1 剂，分早晚 2 次口服

嘱其注意饮食调理，多食蔬菜、水果等高纤维食品，养成每日定时排便的习惯。

二诊：患儿服药 2 周后便秘较前好转，每 2 日一行，有时粒状，出汗明显好转。舌淡红，苔薄白，脉细。

方药：生地黄 12 g　玄参 9 g　麦冬 9 g　火麻仁 12 g
制首乌 9 g　肉苁蓉 12 g　党参 9 g　枳实 9 g
陈皮 4.5 g　芦根 30 g　莱菔子 9 g

×42 剂，水煎服，每日 1 剂，分早晚 2 次口服

三诊：守法服用 6 周后，患儿排便困难明显好转，大便每 1～2 日一行，质软成形。嘱其坚持饮食调理、排便习惯训练。

门诊停药继续随访 1 个月，排便规律，大便质软，排出无困难。

按语：该患儿西医小儿外科已排除直肠肛门器质性病变，故为功能性便秘。首诊时患儿大便质硬粒状，平素白天及夜间多汗，脉细，均为气阴两虚之象，以阴虚为主；故方中选用生地黄、玄参、麦冬、火麻仁、制首乌、肉苁蓉滋阴益精、润肠通便，党参补肺脾之气，枳实、陈皮行气消滞，芦根清肺胃之火，煅牡蛎、煅龙骨、麻黄根、浮小麦敛汗。复诊时患儿便秘较前有所好转，

但大便有时呈粒状，故方中生地黄、火麻仁、肉苁蓉加量，并加用莱菔子以助行气导滞之力。药后出汗明显好转，故去敛汗药。综观上方，治便秘以滋阴益精、润肠通便为主，兼以补气、行气消滞、清肺胃火，以达到增水行舟之目的。

三、诊治体会

时毓民教授在治疗小儿功能性便秘时形成了有自己特色的治疗经验和方法，处方遣药灵活变通，临证得心应手。若上法疗效不佳，应对之策有二：一则加大药物剂量，例如火麻仁、肉苁蓉、枳实等可增至 12 g，以加大润肠行气通便之力；二则加用其他药物，如当归补血润燥滑肠，北沙参增强滋阴之功。时毓民教授亦喜加用生白术，用至 30 g。另外，时毓民教授常嘱咐家属于煎好的汤药中加入少许蜂蜜，既可润燥滑肠、补中缓急，又可调节药味，提高患儿服药的依从性。若疗效不明显，按《温病条辨》所说乃是“燥结太甚，宜予增液承气汤缓缓服之”。但小儿脏腑娇嫩、形气未充，峻下之药当慎用。《本草正义》云：“大黄，欲速者生用，泡汤便吞；欲缓者熟用，和药煎服。”故时毓民教授临证选用制大黄，与诸药同时煎煮，而非生大黄后下，唯恐更伤正气与阴液，反致燥结更甚。制大黄一般用量为 9 g，得效后减量再服。或选用小量番泻叶，初始用 1.5 g 后下或入汤剂冲服，无效则渐加量，最大量可用至 3 g，得效后渐减量直至停用。大黄与番泻叶长期久用可产生剂量依赖，需不断加量才能起效，且大黄长期服用可引起继发性便秘，并致大肠黑变病，是故时毓民教授临证一般少用，仅个别便秘顽固者短期使用。

时毓民教授认为多数患儿便秘与不良生活习惯有关，故在论治便秘时非常重视饮食疗法与习惯疗法，临诊时每嘱咐家属注意患儿平时生活起居的调整配合，以辅助药物治疗，持之以恒更可有利于停药后减少复发。饮食治疗包括乳儿可加用8%糖牛奶、加糖的果汁或菜汤等；4个月以上的小儿可添加蔬菜泥或水果泥；7～9个月以上小儿宜酌情添加粗纤维食品，如玉米粥、小米粥、山芋等。年长儿应纠正偏食习惯，减少肉类的摄入，多食豆类和五谷杂粮。习惯疗法即养成患儿定时排便的习惯。一般18个月龄以上的小儿便可开始训练定时排便。

（黄　蓉）

第五章

医论医话

第一节 中医“阴阳平衡”观点的浅识及在儿科临床中的应用

阴阳学说自古以来就是中国古典哲学的核心理论体系，也是中医学基础理论中最重要的组成部分之一，深入认识阴阳学说，一定离不开天文地理，离不开历法计时，离不开自然四时，离不开生灵万物。《管子·四时》强调：“阴阳者，天地之大理也；四时者，阴阳之大经也。”中医学中的阴阳理论据此衍生发展，了解了阴阳学说的精髓，对认识人体的生理、病理、病机、治法、方药以及养生等，就有了基本的权衡之道。

一、阴阳平衡是生命存在的基本条件

中医治疗及养生学从阴阳对立统一、相互依存的观点出发，认为脏腑、经络、气血津液等，必须保持相对稳定和协调，才能维持“阴平阳秘”的正常生理状态，从而保证机体的生存。为了求得这种“暂时平衡状态”的“生命的根本条件”，保持人体阴阳协调平衡就成为一条重要的治疗疾病及保健法则。无论精神、饮食、起居的调摄，还是疾病药物的使用，都离不开阴阳协调平衡，以平为期的宗旨。

人体生命活动的阴平阳秘状态，既离不开机体内部阴阳之气的交流调节，也离不开人体与外环境之间阴阳之气的交流调节，人体的阴阳平衡并非固态的，而是一直在运动中保持平衡的状态。

人体生命运动的过程也就是新陈代谢的过程。在这个过程中，人体内多种多样的新陈代谢，都是通过阴阳协调完成的。体内各种事物的对立，诸如吸收与排泄、同化与异化、酶的生成与灭活、酸碱的产生和排泄等，都在对立统一的运动中保持相对协调平衡，而且贯穿生命运动过程的始终，从而使体温、血糖、血脂、血中 pH 值等内环境因素都相对稳定在一定的生理范围内，保持人体本身阴阳动态平衡。与此同时，人体通过阴阳消长运动和自然界进行物质交换，摄取周围环境的物质，水、空气、食物等供应机体需要；又把机体所产生的废物排出体外，维持人与自然界的协调平衡，这就是生命存在的基本条件。

二、现代研究证实阴阳平衡的部分机制

20 世纪 80 年代著名的中西医结合创始人之一邝安堃教授用激素做成动物阳虚模型，用甲状腺素做成阴虚模型。利用以上模型分别给予助阳中药治疗阳虚动物，滋阴中药治疗阴虚动物，症状得到明显改善，血浆环磷酸腺苷（cAMP）和环磷酸鸟苷（cGMP）恢复正常平衡。证明中药可以治疗阴虚及阳虚，使其达到阴阳平衡。邝教授同时又研究了阴阳学说在临床上的应用，甲状腺功能亢进症（甲亢）和减退症（甲减）是一对个性矛盾；按中医辨证甲亢属阴虚，甲减属阳虚，是一对共性矛盾。临床中他们在测定血浆 cAMP/cGMP 的过程中发现 cAMP/cGMP 比值上升（甲亢、阴虚）和 cAMP/cGMP 比值下降（甲减、阳虚）为另一对共性矛盾。cAMP/cGMP 比值可以反映阴虚和阳虚的平衡状况，可以作为观察疗效的实验室指标。

另一个动物试验表明阴阳调和的正常小鼠 Th1/Th2 细胞两类细胞因子也处于相对平衡状态；而阴阳失调模型小鼠 Th1/Th2 细胞两类细胞因子的表达发生漂移，阴虚模型 Th1/Th2 细胞的相对比值明显高于阳虚模型；左、右归丸可通过不同的作用机制调整

Th1/Th2 细胞两类细胞因子表达的相对比例，逆转 Th1/Th2 细胞的漂移现象。体外研究证实：右归丸及其含药血清可显著增强 Th1 细胞类细胞因子的转录，左归丸及其含药血清可提高白细胞介素-10(IL-10)的转录，而且中药成分与含药血清的作用相同。临床研究结果显示：肾阴阳失调患者，Th1 细胞类因子表达明显降低，Th2 细胞类因子则明显升高，中药补阳剂可显著逆转 Th2 细胞优势。以上证明中医阴阳平衡理论中包含了 Th1/Th2 细胞漂移学说的内涵，中药阴阳调节剂可通过调整 Th1/Th2 细胞类细胞因子的相对比例重建 Th1/Th2 细胞平衡。

三、从阴阳平衡观点防治小儿疾病

中医学"治未病"的根本原则在于平衡阴阳，通过预先采取措施，防止疾病的发生与发展，包括未病先防、既病防变、病后防复等多个层次，将预防思想贯穿于疾病的前、中、后 3 个阶段。《黄帝内经·素问·四气调神大论》说："圣人不治已病治未病，不治已乱治未乱，此之谓也。夫病已成而后药之，乱已成而后治之，譬犹渴而穿井，斗而铸锥，不亦晚乎"，这强调了治未病的重要性。在治疗小儿疾病时，重视"治未病"思想，注重发挥推拿、捏脊中医调养等疗法在此方面的优势，可以取得较好的预防疗效。

对于儿童来说，由于脏腑功能娇嫩，阴阳转化、节律变动剧烈，稍不注意即可因不能同步适应而生病变，使阴阳失去平衡，故冬春之交的儿童患者较多，是感冒、支气管哮喘、支气管炎、过敏性鼻炎等儿童上呼吸道疾病的好发季节。此时，要着重调理阴阳失衡。

例如对于小儿哮喘也一定要辨证用中药调理人体内环境，达到阴阳平衡，从而提高自身的免疫力，增强抵抗力，才可以彻底达到治疗的效果。小儿一旦哮喘停止，当从内因进行治疗。如果是肺气虚明显，患儿常表现疲乏无力、出汗多、易反复感冒，应以补肺固表为治疗原则；如果是脾气虚，患儿常表现倦怠乏力、便溏或大便量多，应以健脾补气为治疗原则；如果是肾虚表现乏力，怕冷，生长发育落后引起，应以调理脾肾功能为治疗原则以达到阴阳平衡。

小儿厌食症是儿科的常见病，本病属于中医学“恶食”“伤食”“食积”“积滞”等范畴。其临床表现为小儿长期见食不贪、食欲不振甚至拒食的慢性食欲障碍性疾病。中医学认为多与乳食不节、痰湿内生、禀赋不足、脾胃虚弱、情志不舒等因素有关，其病位在脾胃。中医药治疗本病具有一定优势，临床疗效好。中医学治疗本病的方法、手段众多，如药疗、食疗、推拿、敷贴、针刺四缝等，总的来说是注重从整体出发，调理各脏腑的功能，达到阴平阳秘、阴阳平衡。

又如冬病夏治理论早可追溯到《黄帝内经》。其中“春夏养阳，秋冬养阴”所阐述的就是春夏为阳气生发、万物复苏的时节，这时阳在外、阴在内要顺应自然，有意识的集聚阳气，使体内阴阳平衡。秋冬时万物凋敝阳气收敛阴有所不足，就要养阴才能达到阴阳平衡，防患于未然。冬病夏治其实就是利用夏季气温高、机体阳气充沛的有利时机，调整人体阴阳平衡，使一些宿疾得以治疗。“冬病”是指某些好发于冬季，或在冬季加重的病变，如小儿反复呼吸道感染、支气管炎、支气管哮喘以及属于中医脾胃虚寒类疾病。“夏治”是指在夏季最炎热的时期择时治疗，这时人体阳气在一年中最旺盛，治疗往往会收到事半功倍之效果。

性早熟是因患儿年幼，属稚阴稚阳，遇诱因易致阴阳失调，肾阴不足，阴虚阳盛，相火妄动，致性征提前出现。上海市名中医顾文华教授提出滋阴泻火的治疗方法，以滋肾阴泻肝肝火，达到阴阳平衡而使性征消退。

四、阴中求阳，阳中求阴在临床上的应用

“阴中求阳，阳中求阴”这句话，是张景岳先生在“新方八阵”的“补阵”中提出的。原话为：“善补阳者，必于阴中求阳，则阳得阴助而生化无穷；善补阴者，必于阳中求阴，则阴得阳升而泉源不竭。”

这是阴阳学说指导临床治疗的良好例子。这是《黄帝内经》“用阳和阴,用阴和阳”“阳病治阴,阴病治阳”“因其衰而彰之”“形不足者,温之以气,精不足者,补之以味”等治则的变化运用和进一步发挥。阴中求阳法如肾气丸这方子就是个很好的例子。原方是从六味地黄丸补阴药的基础上加肉桂、附子两大热之药而成。目的是以微微之火燎原。方中并没有太多补阳药。是阴中求阳的代表方子。时毓民教授体会当给患儿补阴时,不能纯粹地堆砌一大堆补阴的药,也要同时考虑小儿的阳的方面,很可能是患儿阳的方面也有一些问题,只是处于次要矛盾。只有小儿阳的方面也很充足健康的时候,才能更好地消化和吸收补阴的药物。此外,阴虚则阳亢,阳虚则阴盛,治疗虚阳亢盛以滋阴为先,治疗阴寒内盛则以温阳为法,然而,补阴时如果全部用滋阴补虚药会产生滞腻之弊,古人在大剂补阴药中应该适量加入补阳之品。一方面可以防止过于滞腻,另一方面可使阴得阳助而阴更易生,正所谓“阳中求阴”之意。

在治疗小儿肾病时,时毓民教授指出要遵循“善补阳者,必于阴中求阳,阳得阴助而生化无穷”的原则。所谓阴中求阳,就是指肾阳虚者,在温补肾阳的同时,一定要注意养阴,即将补阳寓于滋阴之中。因为肾为水火之脏,内藏肾阴和肾阳,两者相互依存,相互制约。肾病久病不愈往往阴虚及阳。因此在治疗上必须采用温柔养阳之法。若单用温补肾阳之剂,必致耗伤肾阴,出现阴伤而阳炽的结局。时毓民教授在治疗肾病早期大剂量用激素时用滋阴泻火法,但是同时加一味补骨脂;在肾病后期激素减半后,用温补肾阳法,同时加一味熟地,以求得阴阳平衡。

五、中药双向调节在阴阳平衡中的作用

中药的双向调节作用是指某一中药既可使机体从亢进状态向正常转化,也可使机体从功能低下状态向正常状态转化。也就是让其趋于正常,最终使机体达到平衡状态。有不少的中药具有奇

特的双向调节作用，譬如大黄可泻下通便，而小剂量则可致便秘；田七有活血化瘀之功，却又能止血；人参可使高血糖者的血糖降低，亦可使低血糖者的血糖升高；黄芪对血压具有双相调节的作用，即在于黄芪的补气功能；人参对血糖的调节作用还表现为既使高血糖症的血糖降低，又使胰岛素引起的低血糖症的血糖升高；三七、黄芪对血糖也有双相调节作用等。此为通过药物调节机体在病理过程中的亢进或减退状态，使机体达到阴阳平衡状态。近年研究证明，芍药对肠管具有双相调节作用，既可使松弛的肠管重新紧张起来恢复正常蠕动，又可使过度收缩痉挛的肠管趋向松弛，例如将芍药甘草组合成方——芍药甘草汤，则有解痉、镇痛和抗炎性反应的作用，对功能紊乱的肠道具有显著调节。桂枝汤可以通过体温中枢促进或抑制发热介质前列腺素 E_2 的代谢参与体温双向调节。五苓散对痰饮水湿内停所引起的便秘与腹泻，能起到通行、止泻的双向调节作用。此外，五苓散对血压、大便也有双相调节作用。以上种种表明中药奇特的双相调节对机体维持阴阳平衡起到至关重要的作用。

（韩兴绘）

第二节　小儿“稚阴稚阳”理论的内涵及应用

一、稚阴稚阳理论的源流

“纯阳之体”和稚阴稚阳之体是祖国医学认识小儿体质的两大学说，历代医家都有不同的论述。纯阳之说，起源于我国的道家，为道家的修炼术语。“纯阳之体”一词最早见于《颅囟经》“孩子三岁以下，呼为纯阳，元气未散”。正如《景岳全书》引道家曰：“分阴未尽则不仙，分阳未尽则不死”“阳为使之本，阴为使之基”。这就记载了“阳”是生机的根本。“纯阳之体”是对小儿生长发育生理特点的描述，是指小儿在生长过程中，表现为生机旺盛，代谢迅速，犹如旭日初升，草木之始萌，蒸蒸日上，欣欣向荣，是对小儿生机旺盛，发育迅速这一生理特点的高度概括，并不是指盛阳或有阳无阴，中医对小儿生理特点的这些认识，对小儿保育和诊疗工作具有重要的意义。吴鞠通说：“古称小儿纯阳、此丹灶家之言，谓其未曾破身耳，非盛阳之谓。”由此可知“纯阳”的源意。稚阴稚阳学说是清代医家吴鞠通经过长期临床观察，从阴阳学说出发，对小儿时期机体特点的归纳。阴，指体内精、血、津液，以及脏腑、筋骨、脑髓、血脉、肌肤等有形之质；阳，指体内脏腑的各种生理功能活动。小儿时期，无论在物质基础还是生理功能方面，都是幼稚娇嫩和未曾完善的，必须随着年龄的逐步增长，才能不断地趋向于健全和成熟。《温病条辨·解儿难》总结为：“小儿稚阳未充，稚阴未长。”认为幼儿赖阳以生，依阴而长，然而阴既未足，阳气未盛，故治疗当以维护阴气为要，但还要善于护阳。以上是对小儿脏腑娇嫩、形气未充这一生理特点的高度概括。

二、“稚阴稚阳”的内涵及意义

“稚阴”“稚阳”表明小儿时期体内无论是在属阴的形、质方面，还是在属阳的各种生理活动方面，都是不成熟、不完善的，其生理含义为脏腑娇嫩，形气未充。小儿初生之时，五脏六腑，成而未全，全而未壮，需赖先天元阴元阳之气生发、后天水谷精微之气充养，才能逐步生长发育，直至女子二七十四岁，男子二八十六岁左右，方能基本发育成熟。因此，时毓民教授认为，在整个小儿时期，都是处于脏腑娇嫩，形气未充状态，而且脏腑娇嫩，形气未充的生理特点在年龄越是幼小的儿童，表现越是突出。

“稚阴稚阳”的病理意义为：小儿抵御病邪侵袭的能力较成人差而容易生病，患病后病情的变化很快、很大，往往可形成一种寒热虚实错综复杂的病况，即“易寒易热，易虚易实”。幼儿稚嫩、清新、可爱、生意盎然，但也是脆弱的，所以幼儿病情突然多变、来势汹汹，这正是稚阴稚阳的另一表现。正因为幼稚，阴阳平衡才容易被打乱。

时毓民教授认为人体是阴阳平衡的个体，小儿也不例外，因为孩子的生发、活泼之性，而把小儿说成纯阳之体不符合自然规律。因为“阴中有阳，阳中有阴”“独阴不生，孤阳不长”“阴得阳才能生化无穷、阳得阴才能源泉不绝”。《颅囟经·脉法》中指出纯阳并非指盛阳及有阳无阴，乃指在未散之元气的推动下，小儿出生后不断生长发育的状态，意寓其生机的旺盛之象。万密斋在《育婴家秘》中说：“小儿纯阳之气，嫌于无阴。”而在《片玉新书》中又说：“小儿纯阳之体，阴阳不可偏伤。”说明古代医家也认为小儿纯阳之体学说不全面。相对“纯阳之体”学说，“稚阴稚阳”理论更能说明小儿的生理病理情况。

“稚阴稚阳”之体主要表现小儿肾气未充，筋骨未坚，脾胃薄弱，气血未足，肌肤柔嫩，腠理疏松，神气怯弱，精神未全几个方面。从脏腑娇嫩的具体内容看，小儿五脏六腑的形和气皆属不足，但其中又以肺、脾、肾三脏不足表现尤为突出。肺主一身之气，小儿肺脏未充，主气功能未健全，而小儿生长发育对肺气需求较成人更为迫切，因而称肺脏娇嫩。小儿初生，脾禀未充，胃气未动，运化力弱，而小儿除了正常生理活动之外，还要不断生长发育，因而对脾胃运化输布水谷精微之气的要求则更为迫切，故显示脾常不足。肾为先天之本，主藏精，小儿肾气未充，需依赖后天脾胃不断充养才能逐渐充盛，这又与儿童时期迅速长养的需求常显得不敷所求，故称肾常虚。儿童的脏腑娇嫩，形气未充，在整个生长发育过程中，从体格、智力至脏腑功能都是幼稚和不完善的，无论在形体、生理和病理等方面都与成人不同，这一观点对临床具有重要的指导意义。生理上脏腑娇嫩，形气未充，病理上发病容易，传变迅速，因此在辨证论治、小儿用药上要及时、正确、谨慎，在小儿养护上要细心、周到、方法得当。

三、“稚阴稚阳”理论在儿科疾病中的应用

稚阴稚阳理论高度概括了小儿生理及病理的特点，如气血未盛，脾胃虚弱，肾气未充，筋骨未坚，神气怯弱等，对小儿治疗及护理有积极的指导作用。小儿起病急，来势凶险，变化多端，但是只要及时诊治，用药准确，剂量适当，则疾病康复快，后遗症少。

小儿为稚阴稚阳之体，病情容易转变。小儿风寒外束的寒实证易转化为外寒里热，甚至邪热入里的实热证，失治或误治易转化为阳气虚衰的虚寒证或阴伤内热的虚热证。又如小儿风寒感冒用辛温解表法，1～2 天后会很快转变为风热感冒，此时方剂需立即调整为辛凉解表。腹泻是小儿最常见的疾病，四季皆有，夏秋尤多。而小儿泄泻的病因、病机因其自身稚阴稚阳的生理特点而较成人多发，泄泻久甚，易耗伤气液，甚至出现伤阴伤阳的重证、变证，故要重视及时培补阴阳，以防产生危险。小儿疳积阴阳气血俱损，虚象明显，此时要顾及小儿稚阴稚阳体质，不能用大补的药味。如用药温补则劫伤阴血，用药滋腻，必然更阻碍脾胃，致脾胃不能运化，虚不受补，盲目进补必导致病情加重。治疗当务之急为健脾助运，培植胃气，待胃气恢复，再进滋补之品，可以取得事半功倍的效果。捏脊能促进人体阴阳平衡，时毓民教授认为对小儿稚阴稚阳的体质是一种很好的治疗及保健方法。当小儿出现病态，或者发育不正常，都可以捏脊强壮脏腑气血，调理脾胃运化，使小儿达到健康状态。

由于稚阴稚阳之体，小儿对药物较成人敏感，容易产生不良反应，所以要中病即止，剂量不可太重，否则易损伤稚阴稚阳之体。小儿不用或少用大苦大寒的中药如龙胆草、黄连，因为容易伤阴伤阳，时毓民教授以前曾用于性早熟治疗，目前很少用，黄连可用黄芩代替，即使应用也中病即止。另外，大辛大热的中药如附子、干

姜，容易伤阴，使虚火上炎，应准确辨证、适当应用。20世纪60年代时毓民教授在跟随名老中医顾文华教授学习时，常用附子治疗小儿哮喘。当时小儿营养状况较差，阳虚体质多，用附子治疗急性期及恢复期哮喘都有效，不良反应少。但是顾老认为小儿系稚阴稚阳之体，在方剂中常加入麦冬、天冬、珍珠母以制约附子温热伤阴的不良反应。20世纪90年代后，小儿营养状况明显改善，阳虚体质已很少，哮喘发作以热症多见，现在基本已不用附子。小儿不宜用姜，也是因为姜性属燥热，恐其耗损肺阴。治病讲究辨证，什么都不是绝对的，一旦小儿夏日呕吐腹泻高热，外热内寒，中阳不振，或者夏季伤热风喷嚏连连，清鼻涕不止，发烧咳嗽，眼睛含泪，怕冷等，也应该用生姜来温散。红参及野山参过于温补，对小儿稚阴稚阳之体过于温热，除抢救重症病儿外，时毓民教授也很少应用。在治疗儿童急性热病时，虑其稚阴易被热邪所伤，此时需注意顾护阴液，时毓民教授常配以芦根、沙参、石斛、麦冬等养阴中药。治疗小儿肺炎时经常用麻杏石甘汤，辛凉之生石膏重用有较好退热效果，然而时毓民教授认为要重视保护稚阳，又要勿伤稚阴。石膏寒凉之性较重过用极易伤脾胃，表现为食欲下降，大便稀溏。他较少使用，如果应用则待热平即停用或减量。所以时毓民教授在儿科疾病的诊断、辨识、用药等方面都非常顾及小儿的稚阴稚阳之体。

（汪永红）

第三节　脾胃学说在儿科临床的应用

一、脾胃学说的源流

小儿脾常不足，源于元代朱丹溪的“肝常有余，脾常不足”。“脾主困”是宋代名医钱乙提出来的，是对小儿脾胃病理特征的高度概括，但由于论之过简，加之词义笼统，未引起后世医家的足够重视，自张洁古易为“脾主湿”后，则被取而代之。《景岳全书·论脾胃》谓之：“凡胃气之关于人者无所不至，即脏腑、声色、脉侯形体，无不皆有胃气，胃气若失，便是凶侯。”明代李中梓在《医宗必读》中阐述了“脾为后天之本”的著名论点，他说：“脾何以为后天之本？盖婴儿既生，一日不食则饥，七日不食则胃肠涸绝而死。”清代医家叶天士精于儿科，对脾胃有独到见解，强调脾升胃降、运化有常的重要性，如“脾宜升运，胃宜通降”“脾宜升则健，胃宜降则和”。以上为脾胃学说奠定了理论基础。

二、脾胃学说的内涵及意义

小儿脏腑娇嫩，易受外邪侵袭，六淫之邪，每多犯肺，使肺失治节，而抵御外邪的卫气生成有赖于脾的运化。小儿肺脾不足，若喂养不当，或他病牵连、损伤脾胃、饮食停滞，可致脾失健运、土不生金；脾为肺之母，土不生金，可致肺金虚损，卫外功能下降，而招致六淫之邪侵袭。可见儿科呼吸道疾病的病位在肺，但与脾胃有着密切的关系。肺脾失调易引发小儿感冒、咳嗽、肺炎喘嗽以及反复呼吸道感染等多种肺系疾病。这也正是脾胃为“后天之本”的道理。

金元四大家之一李东垣在《脾胃论》中指出“百病皆由脾胃衰而生”。脾胃学说的生理意义在于脾胃为后天之本，而小儿时期有“脾常不足”的生理特点，故强调要注重固护小儿的脾胃，疾病治疗可以从调理脾胃着手。正如明代万全强调脾胃与五脏的关系，提出“五脏以胃气为本，赖其滋养……如五脏有病，或补或泄，慎勿犯胃气”，临证常用“安五脏调脾胃”和“调脾胃安五脏”的治疗原则。时毓民教授认为，不管是治疗消化系统疾病还是其他系统疾病，无论在疾病急性期还是慢性期，都需注意脾胃的调理。时毓民教授在防治儿科疾病的过程中广泛应用脾胃学说，擅于抓住脾胃与其他脏腑的关系，着眼于脾胃，注重扶助脾胃，促进疾病痊愈，以利于机体康复。

脾胃学说的病理意义在于“脾主湿”，小儿脾常不足，容易为湿邪所困，导致脾失健运，亦容易因饮食不节而损伤脾胃，胃失和降而导致乳食积滞。清代儿科医家陈复正在调治脾胃方面，一方面，主张节乳食，适寒温；另一方面，不重消磨而以扶补为本，认为“小儿伤食皆由胃气怯弱所致”“大凡小儿元气完固，脾胃素强者，多食不伤”，总结为脾强者不伤，反对动辄消磨，慎用苦寒攻伐。是故，时毓民教授临证常用祛湿健脾、消积健脾之法，同时注重补益脾胃之气，以求脾能升清，胃能降浊，运化有常。

三、脾胃学说在儿科疾病中的应用

对小儿腹泻的治疗，中医学非常重视脾胃的调理，《景岳全书·泄泻论证》说“夫泄泻之本，无不由于脾胃”，胃主受纳，脾主运化，脾胃健旺，则消化吸收功能正常。小儿脾常不足，加之生后失于调摄，无论外感或内伤均易使脾胃损伤，健运失司而致泄泻。时毓民教授通过临床观察发现，小儿泄泻虽变化多端，总不离乎脾伤积湿，这与现代医学认为的肠道运动功能障碍，使水分停留在肠腔内而发生腹泻的观点是一致的，故在腹泻的治疗上时毓民教授着重健脾利湿。如治疗小儿脾虚泄泻，多采用参苓白术散加减。中医学认为该方甘温健脾不热不燥，滋胃阴而不助湿，润肺而不犯寒凉，益血而不偏滋腻，能调理脾胃气机，鼓舞清阳，振奋中气，而无刚燥之弊，寒热虚实皆可应用，故又治脾虚食积腹泻等多种腹泻。

对疳症的诊治，中医以健脾胃为主。《小儿药证直诀》说“诸疳皆脾胃病”。《小儿卫生总微论方》曰“小儿疳者，因脾脏虚损，津液消亡”。说明疳积与脾虚的关系甚为密切。疳证颇似现代医学的营养不良，多因小儿脾胃虚损，运化失宜，水谷精微长期吸收障碍所致。疳证初起，以积滞伤脾为主，需消食健脾。1987 年，时毓民教授报道用益气健脾化湿为主的中药治疗小儿疳证 52 例，以探讨益气健脾化湿法治疗疳证的效果及中药对微量元素的影响。脾虚型用中药健脾合剂:党参 12 g,炙黄芪、生薏苡仁、茯苓、生谷芽、生麦芽、生山楂各 9 g,大枣 15 g,陈皮 4.5 g。脾虚兼有湿热型者先用清热利湿合剂:生薏苡仁、藿香各 9 g,茯苓 12 g,栀子、陈皮各 4.5 g,黄连 1.5 g。以上合剂每剂 20 ml,每日服 1 剂,分 2～3 次服用。时毓民教授常用加减:面色萎黄有贫血者加当归 9～12 g,首乌 9 g 或女贞子 12 g;便秘者加枳实 6～9 g 或当归 12 g;泄泻者加山药 12 g,扁豆 9 g;夜寐不安者加五味子 4.5 g。结果:显效 33 例,好转 18 例,无效 1 例,显效率为 63.5%,总有效率达 98%。现代血清锌、铜、锰的检测结果也表明疳证存在一定程度的缺锌状态。时毓民教授认为小儿疳证多由于喂养不当及各种疾病引起脾胃受损,气液耗伤,脾失健运所致。治疗疳证时应注意有无湿热征象,对兼有湿热者用健脾益气方剂往往无效,需先用清热化湿中药,待湿热清除后再改用健脾益气药可收到较好的效果。

对肺系疾病的治疗,中医注重"培土生金"。其理论来源于中国古代五行学说,经后世医家不断继承及发展,将其逐渐应用至临床。《黄帝内经·素问·经脉别论》曰:"饮入于胃,游溢精气,上输于脾,脾气散精,上归于肺,通调水道,下输水道。水精四布,五经并行。"说明肺脾两经相通的关系。哮喘是小儿呼吸系统常见疾病,常反复发作,证情顽固。其发病多因内伏痰饮,外感时邪,痰涎上泛,阻滞气道所致。时毓民教授临床观察哮喘患儿常有脾胃功能失调,婴幼儿患者多有肌肉松弛、湿疹、喉中漉漉有痰等脾气虚的征象,说明小儿哮喘与脾的关系密切。时毓民教授认为有脾虚证的哮喘患儿消化功能减退,吸收不好,抵抗力差,不耐风寒,容易复发,若哮喘经常发作,又会使消化、吸收功能减弱以致形成恶性循环,正如"哮气之证,多因脾肺气虚,腠理不密,外邪所乘,真气虚而邪气实者多"。所以时毓民教授治疗小儿哮喘时特别注意调理脾胃,常合用参苓白术散以提高疗效。另外,时毓民教授临床常用培土生金法治疗小儿肺炎，应用健脾方剂，促进肺炎的吸收。

我国民间有一说法，认为小儿生后面部青筋显露者，体质虚弱，易患各种疾病。古代医者也有山根青筋与疾病关系的论述，如《幼幼集成·卷一·面部形色赋》提出："大凡小儿脾胃无伤，则山根之脉不现；倘乳食过度，胃气抑郁，则青黑之纹，横截于山根之位。"现代文献中也提到了小儿面部脉纹形色的临床意义，认为山根青筋者以肺脾疾病多见。时毓民教授十分注重面部青筋望诊，曾对86例有面部青筋小儿进行调查，测定44例面部青筋小儿血清T细胞，发现青筋组小儿各组T细胞均明显低于正常小儿，94.2%面部青筋的小儿体质较差，临床辨证为肺脾虚者占97.1%。同时，在以后的研究中，时毓民教授发现面部青筋暴露的小儿多罹患反复上呼吸道感染和感染诱发的反复哮喘发作，也进一步印证了之前的调查结果。通过大量的临床病例观察，时毓民教授还发现面部青筋横形多见于脾胃病，直形多属肺经病。山根青筋显露往往不是单独出现，常与面部其他青筋并见：鼻根部青筋多有肺脾气虚，鼻根部联合双颞部青筋多有肺气虚，而鼻根部或颞部青筋多有脾气虚。通过望诊青筋的变化，对治疗脾肺虚证有一定的帮助。

所以无论在儿科疾病的诊断、辨识、用药等方面，时毓民教授都非常重视调理脾胃。

（黄　蓉）

第四节　从异病同治理论谈中医"肾"与儿科疾病

一、中医学的"肾"与异病同治的理论源流

中医对"肾"的认识在经典古籍中有诸多记载，如《黄帝内经·

素问·金匮真言论》曰“藏精于肾”;《黄帝内经·素问·上古天真论》“肾者,主水,受五脏六腑之精而藏之”;《黄帝内经·素问·宣明五气论》“肾主骨”;《黄帝内经·素问·阴阳应象大论》“肾生骨髓”;《黄帝内经·素问·逆调论》“肾者水藏,主津液,主卧与喘也”。

中医学的肾不同于西医的“肾脏”。西医学的“肾脏”是特指某个器官,即我们俗称的那个肾脏。而中医学的肾不单单是一个脏器,而是具有某些特定功能的系统的统称,其中包括泌尿-肾脏系统、下丘脑-垂体-性腺轴、下丘脑-垂体-肾上腺轴、下丘脑-垂体-甲状腺轴等。可见,中医学的肾具有一系列神经内分泌网络系统的功能。

病治异同是中医学辨证论治的特点之一,包括“同病异治”和“异病同治”两个方面。

“同病异治”一词首见于《黄帝内经》。《素问·五常政大论》“岐伯曰:西北之气散而寒之,东南之气收而温之,所谓同病异治也”。同样一种疾病,由于地理环境对人体的影响不同,治疗也就不一样,这就是所谓“同病异治”的道理。《素问·病能论篇》又指出“有病颈痈者,或石治之,或针治之,而皆已,其真安在?岐伯曰:此同病异等者也。夫痈气之息者,宜以针开除之。夫气盛血聚者,宜石而泻之。此所谓同病异治也”。“同病异治”在《黄帝内经》中含义有两点:一是指同一种疾病采用不同的治疗工具;二是指同一种疾病运用不同治疗法则。后人所言之同病异治多指第二种含义,诸医家在临床上多有发挥。

“异病同治”是后人根据“同病异治”的精神和临床治病的实际情况提出的相对语句。异病同治法则在古代临床运用颇多,如张仲景《伤寒论》的以方类证,就是异病同治的典范。清代陈士铎的《石室秘录》有相关论述:“同治者,同是一方,而同治数病也。……异治者,一病而异治也。”从此,同病异治和异病同治便常为医者所引用，并成为中医治疗学的一大特色。

二、补肾异病同治法的内涵及意义

近半个世纪以来，复旦大学附属华山医院中西医结合研究所从肾阳虚证的研究、肾虚与衰老、肾藏精与干细胞三个方面对“肾本质”进行了比较系统的研究与深入探索，证明无论有无肾虚的哮喘患者用补肾疗法预防季节性发作有效率为 90.8%。经补肾治疗，轻症哮喘发作次数明显减少，重症哮喘发作程度明显减轻，同时体力增强，食欲改善，感冒减少，精神及面色好转。无论肾阴虚还是肾阳虚哮喘，经补肾治疗 1～2 个月后肾虚程度有好转，3 年后许多患者肾虚症状消失。经补肾治疗哮喘后，低下的 T 细胞免疫恢复正常，IgG 提高，IgM、IgE 有所降低，β 受体功能改善，以上是通过垂体-肾上腺皮质系统维持相对稳定，从而调节非特异性免疫功能。

异病同治的内涵在于不同疾病在不同阶段的发展过程中，出现了相似的病理变化，就会出现相似的证候，即可采用同一种治疗原则和治法，用类似方剂来进行治疗。异病同治可以延伸为不同疾病，同一脉象，治法相同；不同疾病，同一病因，治法相同；不同疾病，同一病机，治法相同；不同疾病，同一病位，治法相同。这里的“治法相同”有 2 层含义：一是方剂相同；二是方剂相类。复旦大学的中西医结合“肾本质”研究逐步应用于儿科，时毓民教授继承顾文华教授的经验，采用补肾异病同治法治疗儿童肾病、哮喘、遗尿等疾病取得卓越疗效。同时还开创了从“肾”治疗儿童性早熟的先河，经过近 40 年的临床实践，已经形成了完善的理论体系和诊疗常规，从而与时俱进地使补肾异病同治古法得以顺应疾病谱的变化，在现代儿科疾病的治疗中焕发新的生机。这正是体现了中医辨证论治的精髓之一——异病同治，正所谓“证同治亦同，证异治亦异”。

三、补肾异病同治法的在儿科疾病中的应用

（一）中医“肾”与儿童性早熟

复旦大学附属儿科医院中医科团队最早发现性早熟儿童第二性征过早出现，夜寐不安，易怒，脉弦或滑，舌质多红。由时毓民教授首次总结提出性早熟的发病机制在于“肝肾阴虚，相火偏旺”，治疗原则在于“滋肾阴，泻相火”，予知柏地黄汤合大补阴丸加减。又因乳房及外阴部与足厥阴肝经有关，加夏枯草清泄肝火；易怒及乳房触痛加逍遥丸疏肝解郁；白带多加龙胆草清热除湿；临床取得良好疗效。最早的相关报告是时毓民教授于1981年发表的“滋阴泻火法治疗女童性早熟症”论文，刊登于《辽宁中医杂志》。复旦大学附属儿科医院中医科团队于2009—2011年完成上海市科委课题曾专门调查200余例性早熟患儿，结果表现为阴虚火旺证候或兼见阴虚火旺证候约占87%，说明阴虚火旺证为性早熟临床最常见证型。2009年及2010年中医科牵头完成国家中医药管理局/中华中医药学会儿科分会《中医儿科常见病诊疗指南》中“性早熟”章节的编写，采用德尔菲问卷调查全国56个相关领域专家三轮共识，调查结果提示，阴虚火旺证为性早熟的主要证型。

（二）中医学的“肾”与小儿哮喘

小儿脾肾常不足，时毓民教授在哮喘发作期不忘健脾肾，缓解期健脾肾益气并用，健脾常用山药、薏苡仁、白术、茯苓；益气药常用黄芪、太子参、党参；补肾用补骨脂、菟丝子。

哮喘日久，病久及肾影响生长发育，该类患儿多存在生长发育落后、面色偏白、少动疲乏、动后汗出明显、纳差、手足冷、脉细软等肾阳不足的表现，需注重补益肾阳，时毓民教授常用淫羊藿、补骨脂、菟丝子、巴戟天、桑寄生等；部分有肾阴虚表现，时毓民教授加用熟地黄、麦冬、沙参、石斛等。以上补肾药，时毓民教授至少选用2种以上同时使用，以求巩固疗效。

最后，注意久病入络为血瘀，活血药贯穿始终。哮喘患儿往往有微循环障碍，表现为舌下络脉曲张，甲襞微循环多有异常等。时毓民教授常应用活血药，如桃仁、丹参、川芎、赤芍等，可松弛支气管平滑肌，抑制病菌，增强免疫功能。

（三）中医学的“肾”与小儿紫癜肾炎

时毓民教授认为小儿紫癜肾炎乃因热邪入血，瘀血内阻，侵及肾脏，脾不统血，血流于脉外所致，以脾肾虚为本，湿热瘀为标。治则为健脾补肾，清热活血。时毓民教授常用黄芪、白术、补骨脂、菟丝子健脾补肾益气，减少尿蛋白；益母草、丹参、川芎活血化瘀，改善肾循环；生地榆、藕节、茅根、琥珀、三七凉血止血；血尿明显者，阴虚用琥珀粉，阳虚用三七粉。健脾补肾尚可以提高小儿机体的免疫功能，预防呼吸道感染，减少肾炎复发。复旦大学附属儿科医院曾以该法临床治疗小儿紫癜肾 114 例，肾炎型 90 例，肾病型 24 例，疗程 3～20 个月。结果：痊愈 82 例，好转 30 例，无效 2 例，总有效率 97%。无效 2 例均为肾病型。

（四）中医学的“肾”与血小板减少性紫癜

时毓民教授认为血小板减少性紫癜乃因气不摄血，脾不统血所致，病久伤及肾阴。治则早期“凉血止血”、后期“祛瘀生血”。血小板减少性紫癜病早期多为血热实证，时毓民教授予以凉血止血，常用水牛角、生地黄、玄参、茅根、地榆等。《血证论》曰“凡治血者，必先以祛瘀为要”，病后期时毓民教授减少止血药的使用，加用活血化瘀药，比如赤芍、丹参、鸡血藤、当归等，以求祛瘀生血。《婴童类萃》曰“小儿失血，脾肾受伤者多”，缓解期时毓民教授常用健脾、益气、养阴、补肾法：用山药、白术、扁豆、木香、香附、陈皮等健脾理气，以达到气引血行；病久伤气阴，易紫癜复发，用黄芪、党参、太子参、生地、石斛益气养阴；肾主骨，生血，常用枸杞子、熟地黄、补骨脂、菟丝子、女贞子等补肾。

(五) 中医学的“肾”与小儿遗尿症

《幼幼集成》曰“此皆肾与膀胱虚寒也”。时毓民教授认为小儿遗尿症的主要病机为肾气不足,下元不固,治宜益气补肾固涩。时毓民教授认为补肾为首要,补肾可制水,所以临证除用黄芪、党参益气固摄外,还常用菟丝子、补骨脂、覆盆子、金樱子、芡实、五味子补肾固涩,并仿缩泉丸之意加用益智仁、乌药、山药补肾缩尿,阳虚者加肉桂温阳补火助阳、引火归元,睡眠深者加麻黄、石菖蒲、远志、藁本醒神化浊。麻黄可减轻入睡过深,但不宜久用,之后改为石菖蒲、藁本取得较好疗效。藁本可宣肺,又可散膀胱寒湿。

时毓民教授曾调查 104 例小儿遗尿,发现 33.3%有阳性家族史,74 例睡眠过深,67 例有脊柱裂。先予中药治疗,3 个月为 1 个疗程。结果:痊愈 24 例,好转 10 例,无效 4 例。痊愈的 24 例中,停药 6 个月后 23 例未复发。

(六) 中医学的“肾”与肾病综合征

激素是治疗肾病的重要方法,但长期应用有很多不良反应,大剂量激素使患儿免疫功能下降,容易感染,精神异常兴奋,出现库欣综合征等肾阴虚表现;激素撤减时又出现精神萎靡、怕冷、食欲减退等肾阳虚表现。动物试验证明滋阴泻火及温补肾阳中药具有保护动物肾上腺免受外源性激素抑制而致萎缩的作用。

时毓民教授认为小儿肾病的辨证首先要区别本证与标证。本证以正虚为主,有肺脾气虚、脾肾阳虚、肝肾阴虚及气阴两虚。初期、水肿期及恢复期多以阳虚、气虚为主;难治病例,病久不愈或反复发作或长期用激素,可由阳虚转化为阴虚或气阴两虚。本虚,乃病理演变之本始。标证以邪实为患,有外感、湿热、瘀血、水湿及湿浊。临床以外感、湿热、瘀血多见,而水湿主要见于水肿期,湿浊则多见于病情较重或病程晚期。在肾病综合征不同阶段,标本虚实主次不一,或重在正虚,或重在标实,或虚实并重。一般来讲,在水肿期，多本虚标实；在水肿消退后，则以本虚为主。时毓民教授认为中西医结合诊治小儿肾病具体可分为3个阶段，临床多根据激素应用的不同阶段进行论治：①激素应用初期，水肿明显，多表现为脾肾阳虚，治宜温阳利水；②大剂量激素较长疗程服用时，多出现阴虚火旺症状，则采用滋阴降火之法；③激素减至维持量时，表现为脾肾阳气不足，治宜温肾健脾。时毓民教授曾治疗单纯性肾病，在长期用大剂量激素情况下，用滋阴泻火中药对血浆皮质醇分泌水平无影响，还发现用温补肾阳中药可以明显拮抗外源性激素对下丘脑-垂体-肾上腺皮质轴的反馈抑制作用，在一定程度上能够减少肾病综合征的复发。

（黄　蓉）

第五节　六味地黄丸在儿科的应用浅识

一、六味地黄丸的源流

六味地黄丸最早源自“医圣”张仲景的《伤寒杂病论》的“金匮肾气丸”。至北宋，太医丞钱乙认为肾决定着人的生长发育，强调补泻要同时进行，小儿为纯阳之体，不宜用附、桂，遂从“金匮肾气丸”入手，去桂、附之温燥，易干地黄为熟地黄，从而化裁为“地黄丸”，由熟地黄、山茱萸、山药、泽泻、丹皮、茯苓组成，记载于宋代钱乙《小儿药证直诀·卷下诸方》中。

《小儿药证直诀》是我国现存最早的一部儿科专著，其中钱乙阐发了“肾主虚，无实也”的观点，其本意是肾脏病证和其他四脏一样有虚、实之分，肾脏病证以虚证多见，但也有肾实证，只是比较少见而已。“地黄丸”正是针对小儿肾虚而设，主要治疗小儿囟门不合以及立迟、行迟、发迟、齿迟、语迟所谓的“五迟证”。中医学认为小儿之所以出现这些证候，主要是因为肾阴不足发育迟缓所致，肾主一身之阴液，补肾阴以补五脏之阴。

“地黄丸”得到后世的广泛认可与应用，方名、使用范围都有发展，明代薛己《正体类要》将其正式更名为“六味地黄丸”，世人遂以此为滋阴补肾之祖方，应用范围扩展到肾阴不足导致的各种病证，包括肾精不足、虚火炎上、脸生雀斑、头目眩晕、酸痛、小便淋沥或不禁、遗精梦泄、水泛为痰、自汗盗汗、亡血消渴、尺脉虚大、妇人经事不调、小儿虚损、肾疳脑热疮毒等证。

二、六味地黄丸的内涵及加减应用

六味地黄丸中用熟地黄补肾、山茱萸补肝、山药补脾，同时用泽泻泻肾浊、丹皮清肝火、茯苓渗脾湿，三补三泻，补而不滞，寓泻于补，有开有合，药性平和，是平补肾肝脾的良药。时毓民教授认为，六味地黄丸主要适合肾阴虚或肝肾阴虚（肝阴虚与肾阴虚并存）症状比较明显的患者，临床症状多表现为潮热、盗汗、手脚热、神疲乏力、头晕、耳鸣、腰膝酸软、舌质红、经常口干舌燥等。

六味地黄丸最初是治疗小儿五迟五软以及肾精不足，时毓民教授治疗矮小症引用其治疗小儿发育迟缓及肾精不足的道理，以六味地黄丸为基本方，若阴虚明显加麦冬、石斛，易熟地黄为生地黄加强滋阴；若阳虚明显加淫羊藿、巴戟天或补骨脂、菟丝子温阳补肾；若气虚明显加黄芪、党参或太子参补中益气；若脾虚胃纳呆滞明显加山药、白术、薏苡仁、山楂、鸡内金消积健脾；若气滞明显，则加佛手、青皮、陈皮、木香行气积滞。

时毓民教授认为慢性咽炎、复发性口腔炎乃因肾阴虚，生内热，虚火上炎，口舌生疮所致，治疗时在六味地黄丸的基础上，将熟地黄易为生地黄，加黄柏、知母、玄参清肾火，芦根清胃火，黄芩泻肝火。同时考虑复发性口腔炎多合并免疫功能低下，因此加黄芪、党参以提高免疫功能；慢性咽炎如果出现咽部暗红，有颗粒状增生，系瘀血所致，则加丹参、赤芍或川芎活血化瘀。

小儿睡眠异常，包括睡而多动、惊哭、频繁翻身、满床乱滚、半夜经常突然坐起等。从现代医学的角度，该病症与小儿神经系统发育不全相关，从中医的角度，与小儿肾常虚有关。时毓民教授从《小儿药证直诀》原文用“地黄丸”治疗“身反折强直、手足动摇、心神惊悸”得到启示，以六味地黄丸为主辨证用药治疗小儿睡眠异常，大多数家长反映小儿睡眠质量明显改善。

肾病应用大剂量激素时，时毓民教授配合应用六味地黄丸可减少激素不良反应，减少因长期应用超生理剂量的激素导致患儿血清生长激素、胰岛素样生长因子－1及胰岛素样生长因子结合蛋白－3水平降低，此外尚可抑制骨细胞活性、增殖与分化，使成熟的、具有功能的成骨细胞数目减少，新骨形成减少，从而改善泼尼松对原发性肾病综合征患者骨代谢的影响。因此，在用激素的基础上，以六味地黄丸为主方随症加减治疗肾病综合征，可以提高有效率。

知柏地黄丸是六味地黄丸的基础上加知母、黄柏而成。功效为滋阴降火，用于治疗儿童性早熟。中医学认为性早熟女童多有阴虚火旺的症状，按其出现比例，依次为急躁易怒、口渴、怕热、便秘、盗汗、面部升火、五心烦热、舌质红等。还可用于治疗情感交叉擦腿综合征：临床用西药治疗效果不甚理想，用中药知柏地黄丸治疗收到较满意效果。儿童单纯性肥胖症会表现出怕热、五心烦热、腰膝酸软、便秘等阴虚火旺的表现，宜用知柏地黄丸滋阴降火，抑制食欲。

三、六味地黄丸应用注意点

时毓民教授指出以下情况不宜用六味地黄丸：①小儿内生湿热，“湿则困脾”，在这种情况下，六味地黄丸不但不会起作用，还会因为不对证而起到不良反应。因为六味地黄丸是偏于补阴的药，配方中阴柔药多，湿邪积滞者服用后会妨碍消化功能；②肾阳虚的患儿会出现夜间小便增多，大便经常不成形，总感到怕冷、手脚冰凉、食欲不振等症状，此类患儿属于阳虚则阴盛，服用偏补阴的六味地黄丸不良反应大，所以肾阳虚患儿不能用六味地黄丸；③正常小儿若长期服用，很可能出现腹满、便溏、食欲不振等情况。六味地黄丸配方中偏阴柔的药多一些，服用后有时会妨碍消化功能，因此脾胃功能弱、消化不良小儿慎用。

（黄　蓉）

第六节　论肾病治疗中的“标本缓急”

小儿肾病综合征中医属于“水肿”范畴。无论水肿症状体征明显的“阳水”，还是外表体检无明显水肿，但是尿蛋白明显升高的“阴水”，均与各种病因导致的精微物质水液代谢失常相关。时毓民教授认为：原发性肾病综合征虽然病因不明，但病情演变有一定的规律，加之激素作为治疗肾病综合征的首选，广泛应用于临床，故中医辨证也要适应这一临床状况，循中西医结合思路，采取辨病与辨证相结合的方法，在疾病不同阶段，根据病证的“标本缓急”遣方给药，才能效应桴鼓。

一、肾病“标本”的概念

什么是儿童肾病发病过程中的“标本”？时毓民教授认为：肾病患儿患病之内因多为禀赋不足，或久病体虚，若加之各种外因外邪引动，导致肺、脾、肾三脏功能虚弱，气化、运化功能失常，封藏失职，水液输布紊乱，水湿停聚，精微外泄则是本病的主要发病机制。一般病初偏于邪盛，多与风、湿、热、毒、瘀有关；病至后期肺、脾、肾俱虚，精微外泄，肾络瘀阻，转以正虚为主，肾虚尤著。在整个病变过程中，以脾肾功能失调为中心，阴阳气血不足为病变之本，外邪、水湿、血瘀为病变之标。表现为正气虚弱为本，邪实蕴郁为标，属于本虚标实、虚实夹杂之病证。

二、“标证”的表现

标证常见于发病初期，但由于疾病演变及中西用药影响，整个病程中可以标本并见夹杂。其中风邪、水湿、瘀血、湿浊最常见。在疾病早期或水肿期，或未用激素或激素尚未起效时，患儿常表现为水湿内停之标证，证见全身广泛之水肿，肿甚者可见皮肤光亮，可伴见腹胀水鼓，水聚肠间，漉漉有声，或见胸闷气短，心下痞，甚有喘咳，小便短少，脉多沉弦或滑。部分患儿起病前或患病时可伴发热、恶风、头身疼痛，流涕咳嗽甚至咳喘气急、风邪犯肺等外感风邪之标证。病初与病程之中，部分患儿可有湿热内蕴表现，证见皮肤脓疱疮、疖肿、疮疡、丹毒等；或口苦口黏，口干不欲饮，脘闷纳差，或小便频数不爽量少、有灼热或刺痛感、色黄赤混浊，小腹坠胀不适，或有腰痛、口苦便秘；舌红苔黄腻，脉滑数。瘀血多见于疾病极期、中后期或者激素用药长程过程中。儿童肾病与成人不同，中老年人外表可见的一些瘀血征象如面色晦暗、紫黯，眼睑下发青，皮肤不泽、肌肤甲错及舌色瘀滞，脉象滞涩等瘀血阻滞标证，在小儿往往不明显，临床多可参考微观辨证，中西结合，如血液凝血指标6项，可以提供儿童肾病血瘀辨证的参考。至于湿浊停滞，则常见于部分病情急剧进展，或激素中药治疗无效患儿，多有胃纳呆滞、恶心或呕吐、身重困倦或精神萎靡、水肿加重、舌苔厚腻。临床可借助微观辨证的方法如血尿素氮、肌酐增高以助辨证。

三、“本证”的表现

本证表现为儿童脏腑功能虚弱，可由先天禀赋不足或后天疾病演进所致。临床常见肺脾气虚、脾虚湿困、脾肾阳虚、肝肾阴虚、气阴两虚等证候。肺脾气虚证多见于在疾病早期或激素维持治疗阶段。轻症水肿较轻，可有自汗、易感冒等特点，严重者可见全身水肿，小便减少、面色㿠白、气短乏力，或伴咳嗽喘息，舌淡胖，脉虚弱。脾虚湿困常见病程早期未治疗，也可见于病程较长、激素耐药患儿。轻症可仅有踝部水肿或水肿不明显，仅有尿常规明显蛋白尿。典型者全身水肿、肢体为著，伴面色萎黄、倦怠乏力、纳少便溏、小便减少，可兼腹胀、胸闷，舌淡胖，苔薄白，脉沉缓。脾肾阳虚证多见于大量蛋白尿持续不消，病情严重者。临床以高度水肿、面色无华、畏寒肢冷、小便短少为特点。舌质淡胖或有齿痕，苔白滑，脉多沉细无力。严重者全身明显水肿，按之深陷难起，腰腹下肢更甚，可伴胸腔积液、腹水。肝肾阴虚证则多见于素体阴虚，大剂量使用激素时间较长，或利尿过度者。临床典型者头痛头晕、心烦易怒、手足心热、口干咽燥、舌红少苔为特征，水肿可或重或轻，也有仅剩尿检异常者。气阴两虚证常见于病程迁延，或水肿病情反复，需要长期、反复使用激素及免疫抑制剂患儿。临床常见易汗出、反复感冒或罹患其他感染疾病、神疲乏力为特征。可伴咽干口燥、长期咽痛或咽部暗红、手足心热，舌质稍红，苔少，脉细弱。

时毓民教授认为，小儿肾病水肿治疗应秉承辨病结合辨证原则，临床紧扣“本虚标实”病机，以扶正培本、祛邪治标为原则。结合临床首选激素和(或)免疫抑制剂的实际情况，根据病程阶段，西药治疗疗程、用量与反应及患儿体质，注重调理肾的阴阳平衡，益气健脾补肾治本，同时辨证配合宣肺、利水、清热、化瘀、化湿、降浊等祛邪治标。

（俞　建）

第七节　滋阴泻火法治疗性早熟的学术渊源

一、历代文献有关生长发育的记载

性早熟的病名是近代西医学提出的，我国古代医籍无性早熟的相关病名。《中医外科学》借用了《疮疡经验全书・卷二》中"乳疬"的病名，指男女儿童或中老年男性在乳晕部出现疼痛性结块，又称"妳疬"。古籍中"乳癖""乳疾"多指现代女性乳腺小叶增生或乳腺肿瘤的表现，与青春期男女儿童乳房发育乳核暂时性硬结有所不同。国外遗传和内分泌学家 Wilkins 于 1965 年首先提出单纯乳房早发育（部分性性早熟，premature thelarche）的病名与临床表现。

中医学历代文献包括中医儿科古籍无性早熟的确切记载，仅散见相关论述。古人对于正常儿童生长发育以及青春期发育启动的一般规律有相当详尽的论述。如《黄帝内经・素问・上古天真论》曰"女子七岁，肾气盛，齿更，发长；二七，而天癸至，任脉通，太冲脉盛，月事以时下，故有子……丈夫八岁，肾气实，发长，齿更；二八，肾气盛，天癸至，精气溢泻，阴阳和，故能有子……"《黄帝内经・素问・金匮真言论》曰"藏精于肾"。"肾精"禀受于父母，乃先天之精，是脏腑发育的起源物质，出生后有赖于食物营养（后天之精）而不断滋生，逐渐充盛，正所谓肾受五脏六腑之精而藏之，藏盛乃能泻。

古人对于儿童体质不同而致月经来潮早晚的不同也有一定的认识。《沈氏女科辑要笺正・经水》云："二七经行，七七经止，言其常也，然禀赋不齐，行止皆无一定之候。"又如《冯氏锦囊秘录・女科精要》云："凡女人禀赋旺，则十三岁即行；禀赋怯，则逾二七。"由上述记载可知古人已经认识到禀赋旺即先天遗传体质壮实，营养良好的女孩则月经可适时而至，若禀赋怯即先天遗传体质较弱，营养较差的女孩则月经相对延后。

古代由于社会经济发展较落后，女孩的发育年龄较晚，十五六岁才开始发育。发育起始，乳房可以出现包块。现代中医学认为小儿天癸-冲任-胞宫发育不成熟，冲任不足，故在初潮伊始部分患儿可能出现月水先后不定期现象，这在古医籍中亦有记载。如《疮疡经验全书》云："奶疬是十五、六岁女子，经脉将行，或一月二次，或过月不行，多生寡薄，形体虚弱，乳上只有一按可治，若窜成二四个难治"。

古代医籍中也有散在的类似性成熟提前的记载，如《本草纲目·妇人月水》曰："女子二七天癸至，七七天癸绝，其常也。有女十二、十三而产子，如《褚记室》所载平江苏达卿女十二受孕者。"可见古人也认为当时十二三岁女孩受孕产子属于异常。清代程文囿《程杏轩医案·方氏女孩带下罕见之证》载一女童白带早现的医案，原文记载道："邻村方氏女，年才四岁，其母抱负来舍求治。予问何疾？曰：带下。问：疾何时起？曰：女夜遗溺，常以帛垫卧，旧春晨起晒帛，乍见白物，以为偶然，后频下不已，渐觉面黄肌瘦，饮食减少，今经一载，时发时止，附近求医，皆言未见之证。予曰：此先天禀弱，脾虚挟湿故也，但童禀未充，早泄诚非所宜，令夜服地黄丸，早服参苓白术散，匝月而效。半载后，疾复发，仍令守原方服愈，嗣后不闻消息。及阅《怡堂散记》，载一七岁女童患此证，虽已治愈，后出室怀孕，一产即脱，亦夭之由也。方氏女孩得无类此。"

二、病因、病机的由来

中医学认为，肾为先天之本，肾的精气盛衰，关系到生殖和生长发育的能力。肾的精气主要来源于父母的先天之精，得到脾胃运化水谷所产生的后天之精的不断补充。肾气充盈，儿童的生长发育健康正常。随着年龄的增长，肾气充盈至一定程度，开始性腺发育，出现第二性征。在机体正常状态下，“阴平阳秘”，肾阴阳平衡以维持体内环境的协调和稳定。

中医学认为“乳房属胃，乳络属肝”，在五脏六腑之气血津液的作用中，以肾的先天精气，脾胃的后天水谷之气，肝的藏血与疏调气机对乳房的生理病理影响最大。肾为一身阴之根本，肾阴虚常累及肝阴虚，正所谓“肝阴全赖肾水以滋养，故肾阴不足常为肝阴虚损之由”。若肝肾不足，失于濡养，气机郁滞，冲任失调，乳房经络疏利不畅，乳络瘀阻，则乳房硬结，不通则痛。小儿“肝常有余”，部分小儿禀赋父母阳盛体质，若疾病或精神因素导致肝失疏泄，肾虚肝亢，肝肾阴虚，水不涵木，肝郁化火，肝火上炎，湿热熏蒸于上，出现烦躁易怒，面部痤疮；湿热下注，则带下增多。

性早熟的主要病机，时毓民教授认为主要涉及肾、肝二脏，包括内因和外因两方面。性早熟的患儿可能存在禀赋差异，体质异常，如部分患儿素禀阴虚内热体质，存在对致性早熟相关病邪的易感性；加之长期营养过剩，过食膏粱厚味，后天培补太过，或长期接触环境类激素污染物等各种综合性致病因素的相互作用，进一步耗阴动火，导致阴阳失去相对平衡就会出现偏盛或偏衰，从而破坏正常的生理状态而发病。

综上，时毓民教授认为，儿童性早熟的病变主要责之肾、肝，主要病机为肾的阴阳不平衡，且多合并肝阴虚，导致相火妄动，发育提前。亦存在肝郁化火，或是湿热内蕴或脾虚痰湿所致。

三、治则治法的源流

中医学历代文献无性早熟的确切记载，故无对应的辨证论治方药。仅在清代程文囿《程杏轩医案》女童白带早现的医案中提及：“此先天禀弱，脾虚挟湿故也，但童真未充，早泄诚非所宜，令夜服地黄丸，早服参苓白术散，匝月而效。”

近代中医治疗性早熟的先河，始于上海市十大名医之一复旦大学附属儿科医院中医科顾文华教授，继而由时毓民教授继承并发扬光大，首次总结提出性早熟的发病机制在于“肝肾阴虚，相火偏旺”，治疗原则在于“滋肾阴，泻相火”。最早的相关报道是时毓民教授于 1981 年发表的“滋阴泻火法治疗女童性早熟症”论文，刊登于《辽宁中医杂志》。经过近 40 年的传承，目前已经形成临床成熟的诊疗常规，写入多版中医儿科学教材，并制定了国家中医药管理局《中医儿科常见病诊疗指南》中“性成熟”的中医诊疗指南。

性早熟的治疗讲求辨别虚实。虚者由于肾阴虚为本，累及肝阴虚，阴虚则相火偏旺，治以滋肝肾阴，清泻相火为主；实者肝郁化火，治以疏肝解郁，清肝泻火为主；尚有少部分实证乃为湿热内蕴，治以清热燥湿、化痰散结为主，少部分虚证为脾虚痰湿，治以健脾祛湿、化痰散结为主。总的来说，性早熟系因肾阴不足，累及肝阴；或因肝失疏泄，郁而化热；或因嗜食肥甘，湿热内蕴。导致肾的阴阳不平衡，相火偏旺，有时临床上各证兼见并存，故平衡“肾”之阴阳为治疗根本，在此基础上或滋阴，或泻火、或疏肝、或健脾，或祛湿、或散结，随症加减治疗。

时毓民教授根据多年中西医结合诊疗性早熟的临床经验认为，无论何种病因引起的性早熟，其病机总离不开肝肾阴虚，相火妄动。故临证遣方用药时，滋阴泻火组合占据主要的地位，如生地、知母、黄柏、玄参组合滋阴降火作用显著，临床应重点考虑。儿童稚阴稚阳，发育未充，但生机勃勃，容易受外界影响导致阴虚火旺证性早熟，知柏地黄丸和大补阴丸都是“滋阴降火”名方，但是其中熟地黄养血填精、过于滋腻，比较适用于成年人过劳或衰老引起的阴虚火旺证，而不适用于儿童性早熟，故改熟地黄为生地黄，这样更切合儿童性早熟阴阳失衡、相火妄动的病机。又因乳房及外阴部与足厥阴肝经有关，故加夏枯草清泄肝火；白带多加龙胆草清热除湿；易怒及乳房触痛加逍遥丸疏肝解郁，临床取得良好疗效。

（黄　蓉）

第八节　射干麻黄汤在儿科中的应用及启迪

一、射干麻黄汤的源流

射干麻黄汤是临床上最常用的中医方剂之一，始载于《金匮要略·肺痿肺痈咳嗽上气病第七》第10条："咳而上气，喉中水鸡声，射干麻黄汤主之"。原方：射干十三枚（一法三两），麻黄四两，生姜四两，细辛、紫菀、款冬花各三两，五味子半升，大枣七枚，半夏大者，洗，八枚，一法半升。方剂用法：上九味，以水一斗二升，先煮麻黄两沸，去上沫，内诸药煮取三升，分温三服。

二、射干麻黄汤的内涵及现代应用

射干麻黄汤实际上就是小青龙汤去桂枝、芍药、甘草、干姜，加射干、紫菀、款冬花、生姜、大枣而成。方中射干下气利咽降肺，麻黄开宣肺气，细辛通窍温肾、化饮驱寒，款冬花、紫菀下气散结、温肺止咳，生姜、半夏温散水气、降逆化饮，大枣补脾补血，五味子收敛肺气化饮，共奏温肺化饮、降逆平喘之功效。本方擅治以喉中痰鸣漉漉、哮鸣、喘鸣为特点的呼吸系统疾病（比如百日咳、支气管哮喘、急性上呼吸道感染、喘息性支气管炎、肺气肿、肺脓肿、腺病毒性肺炎、支气管肺炎、肺结核等），对于外寒较轻，内在痰饮较重，饮重于寒；或没有表证的咳嗽痰喘都可以应用。其他如白喉、扁桃体炎、滤泡性咽炎、口腔溃疡、慢性胃炎、胃溃疡、结核性胸膜炎等也可运用本方。全方收散有度、开合有致，达到逐邪不伤正气之目的。

在临床上该方多用于小儿气管炎、哮喘、毛细支气管炎等，动物试验研究表明，本方能对抗组胺、乙酰胆碱所致的气管平滑肌收缩作用；能显著减少氨水引起的小鼠咳嗽次数，增加酚红排出量，表现出明显的镇咳、祛痰、平喘、抗过敏等作用。临床发现射干麻黄汤灌肠辅助治疗哮喘急性发作期重度患儿疗效显著。

三、时毓民教授对于射干麻黄汤的现代应用及研究

咳嗽在小儿疾病中占首位，如何制订适合小儿咳嗽的中成药是亟待解决的问题。射干麻黄汤适用于外寒较轻，内在痰饮较重，饮重于寒，或没有表证的咳喘，用于成人老慢支，有很好的效果；时毓民教授将其借用于治疗小儿咳嗽，并且顺应时代的变化进行化裁。时毓民教授认为，当时小儿的体质不同于现在，既往感染风寒咳嗽较多见，用射干麻黄汤原方即可取得较好疗效，但是近年小儿感染性咳嗽增多，且阳虚体质少见，故痰热及风热咳嗽明显多于风寒咳嗽，尚需要制定适合于现代的止咳中成药。为此，时毓民教授在射干麻黄汤的基础上进行化裁，去除生姜、细辛温热之品，加入前胡、百部降气止咳化痰，杏仁镇咳润肺，黄芩清肺热，同时加入蔊菜，蔊菜有止咳化痰、平喘、清热解毒、散热消肿等疗效，组成射干合剂，用于治疗过敏性咳嗽。在 2002 年由复旦大学附属儿科医院牵头进行多中心临床验证，发现射干合剂对患儿喘程度的改善优于急支糖浆。近来新华医院中医科对 270 例小儿风热或痰热型咳嗽分 3 组治疗：A 组用射干合剂，B 组用宣肺止咳合剂，对照组用氨溴特罗口服液，每组 90 例，用药 7 天。结果：总有效率分别为 91.11%、80.00%、77.78%，射干合剂明显优于后 2 组；A 组中医症候积分减分差值显著大于 B 组及对照组，差异有统计学意义。结论：射干合剂对改善小儿咳嗽、咳痰及哮喘等症状有显著疗效，可显著缓解患儿的临床症状。

（黄　蓉）

第九节　活血化瘀法治疗小儿呼吸道疾病漫谈

小儿呼吸道疾病与血瘀有密切的关联，血瘀在呼吸病中的病因病机早在古医典里就有描述，如《血证论·瘀血》曰："瘀血乘肺，咳逆喘促，鼻起烟灰，口目黑色。用参苏饮，保肺去瘀。此皆危急之候。凡吐血实时毙命者。多是瘀血乘肺壅塞气道。"《血证论·阴阳水火气血论》说："运血者即是气。"说明气的充盛，气机调畅，气行则血行，血液的正常运行得以保证。反之，气的亏少则无力推动血行，气机郁滞不通则不能推动血行，都能够产生血瘀的病变；《素问·调经论》就有"血气不和，百病乃变化而生"之论述。所以，临床上许多呼吸道疾病在疾病演变过程中与血瘀有一定关系。

一、小儿肺炎

重症腺病毒肺炎在临床上有一系列血瘀表现，如皮肤花纹，心音低，舌暗红，口唇紫，毛细血管充盈时间延长，肝脾大，甲皱微循环检查发现毛细血管管襻变细，血流缓慢，凝血功能异常，如凝血酶原时间延长，血小板减少。根据辨证论治，时毓民教授认为腺病毒肺炎常常有以下分型：①气滞血瘀型：拟行气化瘀治疗，采用当归、川芎、赤芍、木香、益母草等；②气虚血瘀型：拟益气化瘀，人参、五味子、麦冬、桃仁、红花等；③毒热内盛型：采用清热化瘀法，应用当归、川芎、红花、鱼腥草、黄芩、败酱草等；④痰瘀互结型：祛痰活血，丹参、瓜蒌、红花、桃仁；⑤气血凝滞型：破血消瘀，当归、川芎、水蛭、鸡血藤、赤芍。临床上结合以上中药治疗可降低病死率。广东中医院曾用川芎嗪治疗经 10 天常规治疗湿啰音未消失的小儿肺炎 68 例，分 2 组，对照组 34 例用消炎药，治疗组加川芎嗪 1～3 mg/kg，疗程 3 天，结果总有效率治疗组 91%，对照组 32%，差异有统计学意义（$P<0.01$），川芎嗪可以减低肺毛细血管通透性，肺

动脉压力及肺血管阻力，改善肺微循环，减低 D-二聚体（高凝状态表现），促进肺组织修复，使啰音较快消失。

间质性肺炎归属中医“肺痹”“肺痿”范畴，中医辨证多属正虚邪实之证，主要病机为肺肾气阴亏虚、痰瘀内阻。所以时毓民教授常常在补益的基础之上，运用活血化瘀之品，邪去则正气自复。治疗间质性肺炎常用活血化瘀药物有丹参、川芎、当归、地龙、桂枝、莪术、僵蚕等，但在儿科少用蜈蚣、全蝎、僵蚕、土鳖虫、水蛭等虫类药物。

二、慢性扁桃体炎

慢性扁桃体炎往往反复发作，经久不愈，中医认为久病入络致气血不畅，气滞血瘀，咽喉失于气血荣养，故咽干涩不利、刺痛胀痛、喉关暗红；病程日久，余邪滞留成痰，与瘀血搏结于喉核则表现为痰粘难咯、喉核肥大质韧、表面凹凸不平；舌质暗有瘀点、苔白腻、脉细涩为痰瘀阻滞脉络之象。常用活血化瘀，祛痰利咽法。时毓民教授常用会厌逐瘀汤合二陈汤加减，药物组成：桃仁、红花、当归、赤芍、生地黄、桔梗、玄参、甘草、枳壳、柴胡、茯苓、陈皮、法半夏等。喉核暗红、质硬不消者，加昆布、莪术、丹参、生牡蛎以活血软坚散结；复感热邪、溢脓黄稠者，可加黄芩、蒲公英、车前子、皂角刺以清热化痰。该法治疗小儿慢性扁桃体炎有效果。

三、慢性咽炎

慢性咽炎在小儿中也很常见，主要症状是咽部干痒不适，有异物感和灼热感，严重者有疼痛、咽部充血，咽后壁淋巴滤泡增生呈紫黑色或瘀斑，舌质紫暗，脉弦涩，属慢性肥厚性咽炎者，采用活血化瘀法治疗，多获满意的疗效。时毓民教授对于久病有青筋患儿常常应用活血化瘀方药（丹参、红花、桃仁、白芍、银花、川芎、陈皮、败酱草）治疗小儿慢性咽炎，疗效较西药好。

四、反复呼吸道感染

由于小儿有“脾常不足”之特点，脾虚则运化失常，各脏腑及经络得不到精微物质滋养，抵御外邪的功能就会减低，从而导致外邪乘虚而入，易患呼吸道感染。《黄帝内经》云：“正气存内，邪不可干”“邪之所凑，其气必虚”李东垣明确指出：“百病皆由脾胃衰而生也。”时毓民教授在临证中观察分析了 145 例反复呼吸道感染患儿，根据临床辨证，发现肺脾两虚患儿有 114 例，占 76.5%，所以小儿反复呼吸道感染与肺、脾二脏关系密切。时毓民教授擅长用活血化瘀法治疗慢性疾患，认为反复呼吸道感染患儿正气虚，病程长，甲皱微循环检查多数有异常，存在血瘀之特点，故加用活血化瘀之丹参、当归。药物实验证明，丹参、当归等活血药能松弛支气管平滑肌、改善肺功能、抑制呼吸道病原菌、增强巨噬细胞吞噬功能，从而提高机体免疫力，减少发病次数。

五、支气管哮喘

中医学记载哮喘与血瘀有密切关系。唐容川《血证论・喘息》云：“内有瘀血，气道堵塞，不得升降而喘。”《严氏济生方》曰：“痰伏于内，阻滞气机，气滞血瘀。”现代认为哮喘气道炎性反应及缺氧引起微循环障碍，而微循环障碍又引起炎症加重。传统辨证治疗哮喘有时难以奏效，而加用活血化瘀法治疗，常可取得较好疗效。活血化瘀药可以减轻支气管平滑肌痉挛，减少炎性反应渗出，减少腺体分泌。

时毓民教授认为小儿哮喘形成血瘀证病因病机有以下几个方面：①气虚血瘀：小儿因有肺脾不足、肾常虚的生理特点，而哮喘的发生又以肺虚气不布津，脾虚水湿不化，肾虚水液失于蒸化，以致津液凝而成痰，伏藏于肺为其本；尤其在缓解期，以正虚为主要矛盾，且因反复发作，肺气耗损，治节无力，气不行血，导致血瘀，渐至瘀血内停；②痰结血瘀：宿痰作为夙根伏留于肺，其性黏滞，固着不去，肺络不通，影响肺气宣肃，不仅使津聚成痰，还影响血液运行，血行一旦由不畅发展到停滞，则出现瘀血；③气滞血瘀：此在发作期尤为突出，因痰气搏结于气道，肺气壅塞，气不行血；也可因肾不纳气，上盛下虚，血行障碍而出现血瘀。上海中医医院动物试验证明，痰瘀同病、痰瘀交阻是哮喘反复发作之主要病理基础。

中医学经典理论认为"久病入络为血瘀"，且《丹溪心法·咳嗽》亦曰："痰挟瘀血碍气而病"。多年来时毓民教授的体会是哮喘患儿平日多体弱，卫外不固，易染病邪，诱发哮喘，反复多次，病程长久；同时，临床检查发现该类儿童甲皱微循环多数有异常，很多患儿有黑眼圈，存在血瘀的特点；加之现代药理实验亦证明，许多活血药物均具有松弛支气管平滑肌，改善肺功能，增强巨噬细胞吞噬功能，抑制呼吸道病原菌等多种作用。药用丹参、当归、川芎、赤芍等，活血化瘀，通经活络，改善患儿久病血瘀的体质。《妇人明理论》记载："丹参一物，而有四物之功。"在应用活血药物时，时毓民教授大多重用丹参 15～30 g，还配伍另外一味活血药物，以求去滞生新，调经顺脉。

（汪永红）

第十节　中药药对临床应用心得

中药药对是用相互依赖、相互促进、相互制约以增强疗效的两味中药组方，是复方中药的核心，掌握药对的准确应用，在临床治病中可获得事倍功半的效果。以下列举时毓民教授常用的药对的临床应用经验。

1. **麻黄、地龙**　麻黄味性：辛、微苦，温。归肺、膀胱经。功效：发汗解表、宣肺平喘、利水消肿。地龙味性：咸，寒。归肝、脾、膀胱经。功效:清热息风、通络、平喘、利尿。麻黄、地龙均有平喘作用,麻黄主升,地龙主降,两药合用有升降既济、开合适度之妙,时毓民教授用于小儿痰浊阻塞气道之哮喘病。

2. **黄芩、半夏** 黄芩味性:苦,寒。归肺、胆、脾、胃、大肠、小肠经。功效:清热燥湿、泻火解毒。半夏味性:辛,温;有毒;归脾、胃、肺经。功效:燥湿化痰、降逆止呕、消痞散结。两药合用具有辛开苦降,清热降逆作用,时毓民教授多用于湿热所致的呕吐以及肺热咳嗽,咳时常伴有呕吐,热痰、寒痰均可应用。

3. **甘草、桔梗** 甘草味性:甘,平。归心、肺、脾、胃经。功效:补脾益气、祛痰止咳、清热解毒、调和诸药。桔梗味性:苦、辛,平。归肺经。功效:宣肺祛痰、利咽。两药均有利咽喉、排痰的作用,配伍起来有宣肺祛痰利咽的作用,相得益彰,时毓民教授常用于慢性咽炎引起的咳嗽。

4. **鱼腥草、野荞麦根** 鱼腥草味性:辛,微寒。归肺经。功效:清热解毒、消痈排脓。有清肺热、祛痰浊的作用。野荞麦根又名金荞麦,味性:酸、苦,寒。归肺、胃、肝经。功效:清热解毒、祛痰利咽、活血消痈。两者配伍常用于治疗热性疾病,时毓民教授常用于咽赤、咳嗽、痰黄小儿痰热咳嗽。

5. **藿香、佩兰** 藿香味性:辛,微温。归脾、胃、肺经。功效:化湿、止呕、解暑。佩兰味性:辛,平。归脾,胃,肺经。功效:化湿、解暑。两药均有芳香化湿,醒脾开胃,发表解暑的作用,合用可加强疗效。时毓民教授常用于小儿食欲不振,口臭、舌苔厚腻,属于湿困脾胃、暑湿中阻的小儿厌食。

6. **陈皮、青皮** 陈皮味性:辛、苦,温。归脾、肺经。功效:理气健脾、燥湿化痰。青皮味性:苦、辛,温。归肝、胆、胃经。功效:疏肝破气、消积化滞。陈皮健脾理气化湿,青皮疏肝破气消积。两者皆可理中焦之气而健胃,用于脾胃气滞之脘腹胀痛,食积不化。临床上,时毓民教授常用于小儿肝胃气郁之脘痞病证,如胃窦炎。

7. **党参、黄芪** 党参味性：甘，平。归脾、肺经。功效：补中益气、兼能养血，常用作人参的代用品，但其药力和缓。黄芪味性：甘，微温。归脾、肺经。功效：补气固表、利尿托毒、排脓、敛疮生肌。两药合用可加强益气、补脾肺作用，常用于小儿反复呼吸道感染及哮喘的缓解期。

8. **鸡内金、白术** 鸡内金味性：甘，平。归脾、胃、小肠、膀胱经。功效：消食健胃。白术味性：甘、苦，温。归脾、胃经。功效：健脾益气。两者合用适用于小儿脾胃虚弱，消化不良引起的厌食症。

9. **麦冬、天冬** 麦冬味性：甘、微苦，微寒。归胃、肺、心经。功效：养阴补肺。天冬味性：甘、苦，寒。归肺、肾、胃经。功效：滋阴补肾。两药合用可滋养肺肾之阴，时毓民教授常用于小儿阴虚久咳病。

10. **白术、枳实** 白术味性：甘、苦，温。归脾、胃经。功效：健脾益气。枳实味性：苦、辛、酸，温。归脾、胃、大肠经。功效：消积、化痰、除痞。白术以守为要，枳实以走为主，两药相配，一消一补，一走一守，一急一缓，相互制约，相互为用，可达补而不滞、健脾化积的功效，时毓民教授认为两药合用有祛邪不伤正，健脾不碍邪之优，多用于消化不良、大便干燥的小儿。

11. **杏仁、半夏** 杏仁味性：苦，微温；有小毒。归肺、大肠经。功效：润肺、止咳、平喘。半夏味性辛，温；有毒。归脾、胃、肺经。功效：燥湿、化痰、降逆。两药合用润燥相济，有润肺不恋湿，燥湿不伤阴之优，时毓民教授多用于肺燥脾湿的小儿咳嗽。

12. **山楂、六神曲** 山楂味性：酸、甘，微温。归脾、胃、肝经。功效：消食、化积、行气。神曲味性甘、辛，温。归脾、胃经。功效：消食和胃。可治小儿胃纳呆滞、饮食不振。山楂、六曲均入脾胃，神曲消食化滞力强，偏消谷食，化痰导滞，山楂活血消肉食，两药合用，可消多种原因引起的食积，调中散瘀，健脾和胃，有增加肠胃蠕动功能。时毓民教授多用于小儿食积。

13. **茯苓、六神曲** 茯苓味性:甘、淡,平。归心、脾、肾经。功效:健脾渗湿、和中化饮。神曲味性:甘、辛,温。归脾、胃经。功效:消食和胃。两药相配,化湿和中,既能祛湿,又可导滞,用于治疗小儿湿滞中焦、胃气不和、食少脘闷、便溏。

14. **苍术、六曲** 苍术味性:辛、苦,温。归脾、胃、肝经。功效:辛散苦燥、温运中焦,为健脾燥湿佳品。六曲味性:甘、辛,温。归脾、胃经。功效:消食和胃。两药相伍,消食健脾,时毓民教授用于治疗小儿湿阻脾胃、食积内停、胸脘满闷、呕恶不食、苔腻、腹泻之证。

15. **黄芪、枸杞子** 黄芪味性:甘,微温。入肺、脾经。功效:补气固表,实“后天之本”。枸杞子味性:甘,平。归肝、肾经。功效:滋补肝肾、养肝明目,能壮“先天之本”。一味补气,一味益精,气为阳,精属阴,两药合用使阴阳协调,五脏兼顾。时毓民教授用于小儿气虚,先天不足、后天失养、反复感冒及肾病综合征患儿。

16. **蝉衣、僵蚕** 蝉衣味性:甘,寒。归肺、肝经。功效:清热、宣化、利咽。僵蚕味性:咸、辛,平。归肝、肺、胃经。功效:清热祛痰、散风祛湿。蝉衣配僵蚕可以发散肺热、祛邪外出。实验证明僵蚕对多种呼吸道病菌有抑制作用。时毓民教授常用蝉衣配僵蚕治疗感冒咳嗽、支气管炎及哮喘取得较好疗效。

17. **桔梗、枳壳** 桔梗味性:苦、辛,平。归肺经。功效:宣肺化痰、清利咽喉,可载药上行;枳壳味性苦、辛、酸,温。归脾、胃、大肠经。功效:宽胸、理气、消胀,以下降行散为主。两药合用,一升一降,互制互用,有宣化理气,平调升降作用。时毓民教授常用于气管炎痰多及咽喉炎兼有脾虚腹胀的小儿。

18. **桂枝、白芍** 桂枝味性:辛、甘,温。归心、肺、膀胱经。功效:发汗解肌、辛散和营。白芍味性:苦、酸,微寒。归肝、脾经。功效:酸收敛阴、养血功效,是桂枝汤的主药。桂枝配白芍可以调整营卫,辛散不伤阴。时毓民教授常将两药用于营卫不和的多汗、反复呼吸道感染，取得较好的疗效。

19. **淫羊藿、仙茅** 淫羊藿味性：辛、甘，温。归肾、肝经。功效：补肾壮阳、调节免疫，促性功能，促进骨细胞增生作用。仙茅味性：辛，热；有毒。归肾、肝经，具有温肾壮阳，提高免疫及生殖功能的作用。两药合用，相辅相成，补肾作用更显著。中医大家顾文华教授常用于肾病激素减半后及肾功能衰竭的治疗。时毓民教授有时也用于哮喘证属肾阳虚的小儿。

（韩兴绘）

第十一节 四君子汤在儿科疾病中的应用

四君子汤出于《太平惠民和剂局方》，王晋三曰："汤以君子名，功专健脾和胃，以受水谷之精气，而输布于四脏，一如君子有成人之德也。"（《古方选注》）。《医方集解·补养之剂》："此手足太阴、足阳明药也。人参甘温，大补元气为君。白术苦温，燥脾补气为臣。茯苓甘淡，渗湿泻热为佐。甘草甘平，和中益土为使也。"此方剂为补益剂，具有补气、益气、健脾之功效。主治脾胃气虚证，面色萎黄、语声低微、气短乏力、食少便溏、舌淡苔白、脉细数。

一、四君子汤的临床应用及现代药理研究

四君子汤常常用于治疗小儿厌食，还可以用于多种疾病，如脾虚小儿感冒：可在四君子汤中加入麻黄、桂枝；小儿食欲不好，脾胃虚有积食者，可以四君子汤加山楂、神曲、鸡内金；小儿感冒后咳嗽久，兼有脾虚者可以用四君子汤加白前、枇杷叶、桑白皮；小儿大便不通，并伴有胃口不好者，可在四君子汤中加入连翘、莱菔子、炒麦芽等；小儿反复呼吸道感染可用四君子汤加黄芪、陈皮、麦冬、补骨脂、石斛；小儿晚上睡眠不佳，可在四君子汤中加入炒枣仁、夜交

藤、珍珠母。

时毓民教授在临床实践中常用四君子汤为基本方加减，在针对小儿过敏性咳嗽缓解期(肺脾气虚型)时，以培土生金的方法为主即健脾益肺(用六君子汤或香砂六君子汤)，兼以补肾活血法。由于五行中土可生金，通过调补脾胃扶助正气而达到养肺之功，从而提高患儿机体免疫力，改善脏腑功能，减少病情的反复发作；小儿慢性胃炎脾虚湿困型表现乏力，胃脘胀痛、嗳气，食欲减少及苔白腻，需要健脾化湿，和胃理气，用香砂六君子汤加木香、枳壳、延胡索、藿香，可以取得较好的疗效；小儿久咳，痰呈白泡沫状，系脾虚痰湿，用抗生素治疗效果不佳者，中医认为“脾为生痰之源，肺为储痰之器”，用健脾补肺，培土生金法，即六君子汤加白前、沙参、莱菔子、竹茹等可以取得较好疗效。

一项对30例功能性消化不良脾虚证用四君子汤治疗观察研究表明：症状改善率为92.3%，机制为改善消化功能，提高干扰素活性，从而提高免疫功能；动物试验表明可以增加胃肠细胞表面黏液糖蛋白，促进胃肠细胞更新，加强胃肠细胞屏障功能；不同浓度的四君子汤对胃内压升高有抑制作用，而且呈量效关系；对脾虚小鼠的胃肠功能有促进作用，还可以调整肝脏代谢，但是对正常鼠胃肠功能无促进作用，可以增强胃肠道的免疫功能。

二、四君子汤类方

(一) 异功散

出自《小儿药证直诀》。组方：人参(去芦)、炙甘草、茯苓、白术、陈皮各等份。本方在四君子汤的基础上加陈皮，意在行气化滞、醒脾助运，有补而不滞的优点。适合于脾虚气滞，稍服补药即感腹胀食少而“虚不受补”的人。尤其是常用于小儿消化不良属脾虚气滞者。现代研究表明异功散有增强免疫、抗溃疡、解痉的作用。

(二) 六君子汤

出自《医学正传》,主要由党参、白术、茯苓、炙甘草、半夏、陈皮等六味中药材组成。有健脾益气、燥湿化痰的功效。通过配伍后,其药性中正,不偏不倚,犹如君子有中和之意,又符合中庸之道,所以中医界把他们称之为“六君子汤”。本方在四君子汤的基础上加陈皮,意在行气化滞,醒脾助运,有补而不滞的优点,再加半夏,则增强了本方和胃降逆、燥湿化痰的作用。因此,本方既适合于脾虚气滞、“虚不受补”的人,又可用于脾胃气虚,聚湿生痰,而见咳嗽痰多,或兼有嗳气、呕吐等胃气上逆者。试验研究表明具有调节胃肠运动,解除胃肠平滑肌痉挛之功,对寒热因素引起的肠管运动失常有调整作用。还有抗胃黏膜损伤、调节胃肠内分泌功能、调节机体免疫功能等作用。四君子汤及六君子汤的差异:六君子汤功效益气健脾,燥湿化痰;四君子汤功效益气健脾。

(三) 香砂六君子汤

出自《古今名医方论》,由人参、白术、茯苓、甘草、陈皮、半夏、砂仁、木香八味药组成,诸药合用,补而不滞,温而不燥,消除痰湿停留,促进脾胃运化,是治疗脾胃气虚证的要方。药理研究发现,香砂六君子汤能抑制胃黏膜瘀血、水肿等病理变化,对胃黏膜损伤有促进自愈的疗效。临床可广泛用于胃肠道疾病的治疗,缓解化疗药物、镇痛药、厌氧菌感染治疗药等导致的消化道功能障碍。

以上类方都是时毓民教授临床常用的经方。

(韩兴绘)

第十二节　活血化瘀法在小儿肾脏病中的应用

活血化瘀法是通过调节人体气血运行,来治疗属于血瘀证的一种方法。瘀血是指血液停积,不能流通,汉代《说文解字》释:

"瘀,积血也。"明代张景岳在《景岳全书·血证》中记载:"败血凝聚,色紫黑者,日衃。"《本草纲目》记载许多活血化瘀药,如大黄、桃仁下瘀血,芍药驱血痹,水蛭驱瘀血。《医林改错》集活血化瘀之大成,用通窍活血汤治疗全身血管血瘀,血府逐瘀汤治疗胸中血瘀,膈下逐瘀汤治疗下腹血瘀。

西医学认为血瘀证是血液循环障碍有关的疾病,表现为:①血液流变学异常,如血黏度增高,红细胞、血小板流速变慢;②微循环异常,如微血管变形,周围有渗出;③血液动力学异常,如血流变慢、血管狭窄、血管堵塞。关于肾脏病血瘀的证据:早期尿呈暗红色,舌质暗红,甲皱微循环血流速度变慢,甲皱管径变细,血球聚集,血流仪测定血流明显下降,全血及血浆黏度比增加。

国内外微循环研究均有报道"肾炎与肾小球内微血栓形成与微循环障碍有一定关系"。近年来有关急性肾炎微观病理的研究进展迅速,据报道本病的发生除免疫机制外,与前列腺环素系统紊乱以及氧自由基增多有密切关系,这为进一步探讨小儿肾脏病的气虚血瘀证提供了微观依据。复旦大学附属儿科医院曾对56例小儿急性肾炎测定血纤维蛋白降解产物(FDP),其中有27例升高;对70例测定尿FDP,其中有26例升高;对51例舌下静脉检查,其中有17例不同程度增粗及曲张。贵州省中医医院观察小儿急性肾炎住院患者103例。结果发现除4例甲皱微循环检查基本正常外,其余99例均有不同程度微循环障碍。时毓民教授认为这些发现都提示肾病中存在着不同程度的血瘀表现。

一、活血化瘀中药治疗肾病应用

(一) 急性肾炎

时毓民教授团队曾用清热活血法治疗小儿急性肾炎67例。基本方:益母草、茅根、地丁草、板蓝根、野菊花。尿少加车前子,血尿明显加琥珀粉,血压高加夏枯草、钩藤。疗程3个月,与67例西药组比较，尿12小时爱迪氏计数红细胞明显好于西药组。北京友谊医院对急性肾炎患儿用当归、川芎、鸡血藤、益母草、丹参治疗，对病程日久的用当归、川芎、三楼、莪术、水蛭、桃仁、红花等。用药2周后甲皱微循环有明显改善。3个月内尿常规正常，较西医对照组有明显提高。

（二）紫癜性肾炎

紫癜性肾炎病因多由热引起，伤及血分，损伤肾脉络，早期有血热、血瘀，后期表现阴虚火旺，血受热灼，形成瘀血，瘀血是小儿紫癜性肾炎发病重要因素，活血化瘀法贯穿治疗全程。20世纪80年代复旦大学附属儿科医院中医科团队曾对14例紫癜性肾炎进行检测，均有甲皱微循环障碍，11例检测血黏度，其中9例升高，舌下静脉曲张，2例舌质暗红。采用清热活血法治疗紫癜性肾炎14例，基本方：益母草、茅根、银花、荠菜花、小蓟、大蓟、王不留行、三七。结果13例痊愈，1例好转。随访时间平均为1.85年，均未复发。

（三）肾病综合征

曾将脾肾阳虚兼血瘀型肾病综合征分为中西医结合组64例，西药组61例，中西医结合组在西药的基础上加附子、肉桂、干姜、当归、丹参、川芎等中药治疗，研究结果表明：中西医结合组在激素不良反应、复发及消化功能紊乱方面优于西药组。

（四）慢性肾炎

湖南医学杂志报道5例小儿慢性肾炎除常规治疗外，加川芎红花注射液Ⅳ疗程1～2个月，肾功能改善明显优于5例常规治疗对照组。山西省中医药研究院用益肾汤（当归、赤芍、川芎、板蓝根、银花、茅根、紫花地丁）治疗慢性肾炎125例，完全缓解45.6%、基本缓解24.8%、部分缓解24%、无效5.6%。时毓民教授认为加用活血化瘀治疗可以提高慢性肾炎的疗效。

（五）红斑狼疮肾炎

清代医家叶天士认为“久病入络，久病多瘀”，红斑狼疮肾炎以络脉瘀滞为特征,邪入络脉标志其病变发展与深化,红斑狼疮患者血管病变可导致血栓或出血,不同程度的微循环障碍。时毓民教授认为类固醇激素的大量应用往往加重血液高凝的病理状态,血栓形成,其中以动静脉血栓常见,是心、肺、肾及脑等多脏器严重损伤和功能障碍的重要因素。因此改善红斑狼疮血栓前状态尤为重要。红斑狼疮病机多兼瘀血痹阻,治疗多辅以活血化瘀,选用丹参、赤芍、皂角刺、泽兰、桃仁、田三七、当归、鸡血藤、益母草等往往奏效。

二、雷公藤治疗小儿肾脏病

雷公藤有抗炎消肿,活血化瘀,抑制免疫的作用。复旦大学附属儿科医院用雷公藤制剂治疗各型肾病 30 例,包括紫癜肾炎 13 例,其中缓解 11 例、好转 1 例、无效 1 例;单纯性肾病 6 例,缓解 6 例;肾炎肾病 3 例,其中缓解 1 例、无效 2 例;乙肝肾炎 5 例,其中缓解 3 例、好转 2 例;迁延肾炎 3 例,其中缓解 1 例、好转 1 例、无效 1 例。总有效率 86.7%,有效病例起效时间平均 15.5 天,不良反应 4 例为皮疹,1 例转氨酶浓度升高,3 例白细胞计数低于正常,2 例有胃肠不适,停药后均消失。南京市儿童医院用雷公藤多苷 1～1.6 mg/kg,治疗 53 例小儿肾炎及肾病,疗程 2～3 个月,结果缓解 42 例(79.2%)、有效 7 例(13.2%)、无效 4 例(7.6%)。这些说明有活血化瘀作用的雷公藤治疗小儿肾病有效。

(韩兴绘)

第十三节　浅谈脾为"后天之本"

肾为"先天之本",脾为"后天之本",这是每位从事中医学专业的学者都熟悉的,时毓民教授从传统和现代的角度分析了脾的功能和临床应用。

对脾的解剖形态，早在《黄帝内经·素问·太阴阳明论》说："脾与胃以膜相连。"《医学入门》也认为脾"形扁如马蹄，又如刀镰"。《难经·四十二难》的描述更具体："脾重二斤四两，扁广三寸，长五寸，有散膏半斤。"古人所说的"散膏"，现代学者认为可能是指胰腺，由此可见，中医解剖学上的脾和西医学中的脾器官不是指同一实体。

一、脾的功能

脾被称为"后天之本"，主要是因为脾的广泛功能所决定。《黄帝内经·素问·灵兰秘典论》指出："脾胃者，仓廪之官，五味出焉。"

（一）脾主运化

《类经》说："脾主运行，胃司受纳，通主水谷。"《黄帝内经·素问·经脉别论》归纳说："饮入于胃，游溢精气，上输于脾，脾气散精，上归于肺。通调水通，下输膀胱，水精四布，五经并行。"脾的运化包括饮食的消化、吸收、排泄等。若"脾虚"，则失健运，使食物的受纳、消化和吸收障碍。

（二）脾主统血

《难经·四十二难》说："脾裹血，温五脏。"《沈注金匮》亦说："五脏六腑之血，全赖脾气统血。"《血证论》进一步说："脾统血，血之运行上下，全赖于脾，脾阳虚则不能统血。"脾的功能有生血、行血、摄血等。

（三）脾主肌肉、四肢

《黄帝内经·素问·痿证》论："脾主身之肌肉。"《素问集注》说："脾主运化水谷之精，以生养肌肉，故主肉。"《黄帝内经·素问·太阴阳明论》说："脾病而四肢不用何也？四肢皆禀气于胃，而不得至经，必固于脾，乃得禀也，今脾病不能为胃行其津液，四肢不得禀水谷气，气日以衰，脉道不行，筋骨肌肉，皆无气以生，故不用焉。"脾病而致四肢不用，其主要原因还是与消化、吸收及营养功能有关。

(四) 脾开窍于口与唇

《黄帝内经·素问·阴阳应象大论》说："脾主口。"《黄帝内经·素问·宣明五气篇》还说："脾为涎。"《五脏生成篇》说："脾主合肉也，其荣唇也。"再次说明这一切功能与消化系统有联系。

(五) 四季脾旺不受邪

《黄帝内经》指出"正气存内，邪不可干""邪之所凑，其气必虚"。李东垣提出："百病皆由脾胃衰而生也。"脾虚不能生化气血，气血虚弱则内不能维持身心之活动，外不足以抵抗病邪的侵袭，故发生各种疾病。

二、脾的现代研究

(一) 脾与消化和吸收

时毓民教授曾对迁延性慢性泄泻患儿作木糖试验，发现木糖排泄率显著下降，作唾液淀粉酶测定，发现患儿于酸刺激后每毫升唾液中淀粉酶活性呈下降，说明脾虚患儿小肠吸收功能减退，有明显的消化系统功能紊乱症状。

(二) 脾与免疫

脾虚证与细胞免疫的关系非常密切。现已证实，脾虚患者的外周血淋巴细胞、淋巴细胞转化率、T 细胞亚群、吞噬细胞的吞噬功能都有不同程度的改变。时毓民教授曾对哮喘、反复呼吸道感染患儿进行 T 细胞亚群测试，发现脾虚患儿的 CD3、CD4、CD8 大多偏低，用健脾益气的黄芪、党参、茯苓、淮山药后，CD3、CD4、CD8 明显上升。说明脾虚与细胞免疫功能有密切关系。

(三) 脾与微量元素

近年来，大量研究资料表明，微量元素不仅对人体的正常生命活动是必需的，同时与某些疾病的发生、发展也有密切的关系。时毓民教授曾对 33 例疳证患儿进行血清微量元素检测，发现脾虚患儿锌、铁、铜、锰较正常儿低，用健脾益气药治疗后，患儿血清微量元素大多能恢复正常。

(四) 脾与血液

营养不良性贫血患儿食欲减退，大多出现血红蛋白、红细胞数下降，造成贫血。用健脾益气糖浆治疗营养不良性贫血的疗效机制在于增进食欲，改善脾胃的受纳、生化功能，从而增加造血营养物质(蛋白质、铁质和其他微量元素、维生素等)的吸收和利用。验证了“脾生血”的理论实质。对脾虚患者进行血液流变学研究发现，脾虚患儿红细胞电泳能力显著降低，说明红细胞活力不足，导致红细胞运氧能力下降，使机体组织得不到正常生命活动所需的营养。

三、“脾常不足”是儿科疾病的主要内因

明代医家万密斋，在《育婴家秘》中指出：“儿之初生，脾薄而弱，乳食易伤，故曰脾常不足也。”脾常不足，不仅是指脏器娇嫩，也包括运化功能低下，以及由此导致水谷精气也不充足。又因为小儿不知饥饱，饮食无度，或喂养不当，极易损伤脾胃，所以儿科疾病中脾虚证为多见。

时毓民教授继承先师的学说，师古而不泥古，精究理论，注重实践，结合 50 多年的儿科临床，认为小儿疾病因七情所伤极少，而以外感六淫和内伤饮食者居多。脾气虚弱，中气不足是发病的内在因素，饮食不节、外邪侵袭是发病的外在条件，若无脾气虚弱之本，纵有外邪侵袭，也不一定致病。由此可见，脾气虚是其病机的基础。从现代研究资料中分析，“脾”是以消化系统为主的多系统多器官功能的综合系统，脾虚是多系统多器官障碍的综合症候群，脾的功能涉及消化、神经、代谢和免疫等系统的综合功能。时毓民

教授深知，脾健则五脏皆荣，脾虚则五脏俱损，正如金元时代著名医家李东垣在其《脾胃论》中指出："内伤脾胃，百病由生。"因此，在诊治疾病中，注重整体观念，以健脾为主，佐以各种疗法，治疗各种儿科疾患，疗效甚佳。此外，时毓民教授在诊治中，时时抓住小儿的生理特点，使补中寓消，消中有补，补不带滞，消不伤正，以保护小儿的脾胃之气。

（封玉琳）

第十四节　保和丸在儿科疾病中的应用

保和丸是时毓民教授在临床上常用的方剂之一，时毓民教授常用保和丸加减治疗调理脾胃，对厌食、消化不良、疳积等有很好的疗效。

一、保和丸方解及功效

保和丸出自《丹溪心法》："保和丸治一切食积。山楂六两，神曲二两，半夏、茯苓各三两，陈皮、连翘、萝卜子各一两。上为末，炊饼丸如梧子大，每服七八十丸，食远白汤下。"保和丸主要是由山楂、神曲、半夏、茯苓、陈皮、麦芽、连翘、莱菔子等中药组成，方中以酸甘性温的山楂为君药，以消一切饮食积滞，尤其善消肉食油腻之积，神曲为臣药，甘辛性温，消食健脾，善化谷食陈腐之积，两药合用具有消除肉食油腻积滞、除胀醒脾和胃之功效；麦芽健脾开胃而消面乳之积。焦山楂、炒麦芽、炒神曲是焦三仙的三味药，再加上莱菔子消食下气，能除面食痰浊之滞；"人有食积，必生痰湿"，因此，方剂中用半夏、陈皮燥湿化痰，理气和胃，再用甘淡之茯苓健脾利湿，使湿有出路；"食积日久则易生热"，故方中又用连翘清热散结，这样保和丸即具有消食化滞行气和胃，又有清热散结之功效；

因此本方为治疗一切食积之常用方。

二、时毓民教授对保和丸的认识

时毓民教授认为保和丸实由3组药组成。第1组药是消食药：山楂、神曲、莱菔子，但在临证中，时毓民教授也并非经常三药并用，可以并用，也可以取其一，还可以根据药物偏性和所伤之物及其兼夹证，随证取用炒谷芽、炒麦芽、木香、炒槟榔、枳实等消食理气之品。在用量上，也不一定需依原方山楂为君，量最大。若小儿有腹泻，去莱菔子加山药、扁豆、茯苓等，对食积较久的小儿加川芎，川芎可活血化瘀，行气开郁，为血中之气药，往往有事半功倍的效果。第2组药是二陈汤去甘草，二陈汤具有和胃化痰之功，又可以止呕吐，食积所致，胃呆痰阻，故在消食化积的同时佐以化痰和胃，不用甘草，免其甘缓影响消导畅中之功。第3组药是连翘，连翘在此用意颇深，方书中多谓连翘清热，因食积易于化热，故加用，但是有不同的意见，《医方集解》中所谓"积久必郁为热"，但食积并非积"久"，也不一定必然化热，临证治疗食积，也并不一定要加用清热药。也有学者认为，大剂量的连翘有很好的止吐作用，这是保和丸中使用连翘的高明之处。但是，食积证并非必然呕吐，方中连翘也并非使用大量。清代医家费伯雄在《医方论》中明确指出："惟连翘一味，可以减去。"当代医家焦树德在《方剂心得十讲》中对保和丸中使用连翘有阐述："此方妙在加入连翘一味。诸药微苦性凉，具有升浮宣散、清热散结之力。"时毓民教授认为有郁热则用连翘，没有此象也可不用，如病例初诊时有郁热可加用连翘，二诊热象消失，就可去连翘。时毓民教授临床应用以脘腹胀满，嗳腐厌食，苔厚腻，脉滑为连翘应用的辨证要点。本方药力较缓，若食积较重者，可加枳实、槟榔；苔黄脉数者，可加黄连、黄芩；大便秘结者，可加大黄；兼脾虚者，可加白术。

厌食小儿，病程有长有短，无论长短与否，如有食积表现如口臭、苔腻、腹胀、便秘、呕吐等都可以用保和丸治疗。保和丸适合饮食过度或消化不良造成厌食、便秘的小儿服用。对小儿便秘明显时每天服用,连续吃一段时间,不明显时可间断服用。服用保和丸后,小儿大便通畅,胃口好转,体质明显增强。有些小儿容易外感发热,若发热伴有积食等症状,同时有苔厚腻,可能为食积发热,在用发表药的基础上加保和丸以消食化滞,外感发热会向愈更速。

三、保和丸的现代应用及药理研究

保和丸在现代常用于急慢性胃炎、急慢性肠炎、消化不良、婴幼儿腹泻等属食积内停者。不适用于因肝病或心肾功能不全所致之饮食不消化,不欲饮食,脘腹胀满者,身体虚弱或老年人不宜长期服用。有临床文献报道:中药汤剂保和丸治疗功能性消化不良有良好的疗效,具有更好的安全性和耐受性。也有报道应用保和丸治疗小儿反复呼吸道感染,总有效率 95.23%,优于核酪口服液对照组。

现代研究表明,保和丸有以下作用:①可提高胃蛋白酶活性,增加胰液分泌量,提高胰蛋白酶的浓度和分泌量。②调节胃肠功能,能抑制小鼠胃排空和家兔十二指肠自发性活动,拮抗乙酰胆碱、氯化钡、组织胺所致家兔和豚鼠离体回肠痉挛性收缩,也可部分解除肾上腺素对肠管的抑制,故本方有较好的解痉止痛及止泻的作用。③方中连翘、陈皮、茯苓具有保肝作用;半夏、陈皮可促进胆汁分泌,增强胆道的输送功能而有利胆作用。④方中半夏、连翘具有较强的镇吐作用,茯苓有一定的镇静作用,有助于呕吐的缓解。⑤本方能减少胃酸分泌量和总酸排出量,故本方具有较好的抗溃疡,促进损伤黏膜修复的作用。⑥山楂、连翘、莱菔子、茯苓对多种革兰氏阳性及阴性菌有抑制作用;半夏有抗真菌的作用;连翘有抑制病毒的活性。⑦山楂、陈皮具有强心,扩张冠状动脉,抗心肌缺血的作用；山楂还具有抗血小板聚集，降血脂，清除自由基，抑制过氧化脂质和脂褐素生成的作用。此外，陈皮具有祛痰及扩张支气管的作用。

（韩兴绘）

第六章

疑难杂病验案分析

第一节　儿童抽动障碍

抽动障碍(tic disorders, TD)是起病于儿童或青少年时期,临床特征表现为慢性、波动性、多发性运动肌快速抽动,并伴有不自主发声和语言障碍的精神行为性疾病。多起病于3～8岁的儿童,男性多于女性,据有关流行病学调查研究表明,抽动障碍的发病率为1%～2%,且有逐渐增高趋势。临床上多发性抽动常可分为运动性抽动和发声性抽动,运动性抽动如眨眼、皱鼻、噘嘴、歪口、点头、摇头、耸肩、吸腹(腹肌抽动),手动、臂动、足动、腿动(四肢肌肉抽动),常发生于四肢、躯干、肩颈、头面处的肌肉;发声性抽动如喉部发出清嗓音、"啊""哼""嗯"等简单的音节,重者可发出词组、短句,甚至秽语,这是因为累及到呼吸肌、喉肌、咽肌等处的抽动。

本病有一定的自愈倾向,但部分患儿的病情可延续至成年,甚至伴随终生。并可伴有注意力缺陷多动障碍、强迫障碍、多动障碍等精神行为问题,病程迁延,给患儿学习、生活及心理健康造成严重不良影响,也为家属带来沉重的负担。本病西医学常用抗精神病药物氟哌啶醇、阿立哌唑及抗癫痫药物托吡酯进行治疗。时毓民教授认为多发性抽动多从肝、脾、肾、心论治,亦有从肺、胃肠论治,脏腑涉及较多,但偏重不同,且不论什么部位抽动,皆属于风,治疗应在扶正驱邪总原则的指导下,根据不同阶段的证候分别辨证施治。

一、验案举例

患儿马某，男，8 岁 4 月，2016 年 6 月 17 日初诊。

主诉：挤眼、鼻抽动、喉中发声反复发作数月。

现病史：患儿数月前逐渐出现挤眼、鼻抽动，后伴有喉中发声，无肢体抽动，发作时意识清醒，不能自控，神经内科检查，脑电图未见异常，排除癫痫疾病；铜蓝蛋白、类风湿因子等指标在正常范围内，故排除小舞蹈病，神经内科诊为抽动障碍，给予硫必利口服，每日 2 次，每次 1 片，以及可乐定贴片外用，抽动改善不佳，每遇情绪激动，发作更为频繁，故寻求中医科就诊。平素胃纳佳，大便偏干，易发脾气。

既往史：否认胃肠、心脏等重大疾病史。

体格检查：精神佳，就诊时可及清嗓样喉中发声，舌偏红，苔薄腻，脉弦滑。

辅助检查：睡眠脑电图：正常。

西医学诊断：抽动障碍。

中医学诊断：抽动障碍。

辨证分析：肝郁气滞，郁而化火，肝风内动。

治则：疏肝理气，熄风止痉，佐以活血开窍。

方药：瓜蒌皮 9 g　僵蚕 9 g　地龙 9 g　白芍 9 g
丹参 9 g　川芎 9 g　石菖蒲 12 g　钩藤 6 g
郁金 9 g　酸枣仁 9 g　薄荷 6 g　炙甘草 5 g
红枣 12 g

×14 剂，水煎服，每日 1 剂，分早晚 2 次口服

二诊：患儿抽动频率减少，胃口好，大便调，以原方加入补益肝肾之品山茱萸 6 g，再予 14 贴。

三诊：患儿抽动基本消失，食欲减，在二诊方药基础上减去

山茱萸，加入健胃消食、健脾补气之品，加山楂 12 g、六神曲 12 g、黄芪 12 g、太子参 9 g。再 14 剂，水煎服，每日 1 剂，分早晚 2 次口服。

2 个月后随访复诊，抽动消失，已停用西药，能正常学习和生活。

二、验案分析

本患儿以“挤眼、鼻抽动、喉中发声”就诊，西医诊断为抽动障碍，中医因没有完全相符的诊断，延续西医诊断为抽动障碍，应属“肝风内动”范畴，根据其证候表现，辨证为“肝郁气滞、肝风内动”证候。《黄帝内经·素问·至真要大论》中记载：“诸暴强直，皆属于风，诸风掉眩，皆属于肝。”《小儿药证直诀·肝有风甚》曰：“凡病或新或久，皆引肝风，风动而上于头目，目属肝，风入于目，上下左右如风吹，不轻不重，儿不能任，故目连劄也。”本病属本虚标实之证，以风火痰湿为标，肝、脾、肾三脏不足为本，阴虚阳亢是主要发病机制。其病情复杂，往往虚实并见，风火痰湿并存，临床治疗原则为补益肝肾、平肝熄风、健脾化痰、行气祛湿等。

本案例中患儿证属肝郁气滞，肝血不足，血不养筋，肝风内动，可出现筋肉痉挛、缩脖、皱眉、眨眼、鼻抽动诸征；肝喜条达而恶拂郁，条达太过则为亢害，情绪受挫则为拂郁，故以呼叫叹息为快而异常发音；肝郁气滞，郁而化火，还可见大便干结，舌偏红；肝木亢盛，抑制脾土，使脾健运失司，水湿凝聚，则为痰饮，痰浊蒙蔽清窍则神机不能畅达而出现不自主动作及不自主秽语，以及表现为薄腻苔、弦滑脉。本病案中选取白芍养阴平肝，郁金行气解郁，薄荷疏肝行气，钩藤、地龙平肝熄风，其中钩藤的有效成分钩藤碱，能对抗咖啡因所致动物自发活动的增强，降低大鼠脑皮层的兴奋性，可抑制小鼠的自主活动；酸枣仁养心安神，石菖蒲开心通窍，另加入丹参、川芎以活血止风，取“治风先治血，血行风自灭”之意。诸药合用共奏疏肝理气，熄风止痉之功。

时毓民教授在诊治抽动障碍中认为小儿身体无论什么部位的抽动，皆属于风，小儿肝常有余，神气怯弱，肝属木而主风，风善行而数变。无论外感六淫或内伤饮食还是责罚训斥均可因受邪或气滞郁热而导致肝木旺盛，中药治疗在扶正祛邪总原则的指导下根据不同阶段的证候分别辨治，显示了明显的优势从而为治疗抽动障碍开阔了思路，但要注意的是中医药治疗抽动障碍，目前少有规范化统一治疗方案。本病在中药治疗阶段症状可以明显减轻，但患儿常因调护不当或者饮食不慎而诱发疾病，使病症复发或者表现为螺旋式加重，故当重视病症缓解时期的治疗，不可停药，同时进一步明确本病的诱发因素，如能清除诱因，病情才不易反复。本病如采用中西医结合治疗方法，效果会更佳。

（和婧伟）

第二节　小儿功能性腹胀

小儿功能性腹胀是小儿消化系统临床常见疾病，属于功能性胃肠疾病中的一种，根据罗马Ⅳ功能性肠病的描述，腹胀的含义有二，一为主观感受，表现为感觉腹部胀满，压迫或气体堵胀；二为客观可观测到的腹围增大。腹胀是本病的主要症状及表现，往往同时伴有食欲减退、肠鸣音频繁、嗳气频作、排气量增多等表现，治疗上西医学主要以对症为主，如促胃肠动力药、止痉药、抗生素、益生菌及饮食干预等，但远期疗效不明显，一般情况下，多数患者服药后在短期内症状可以得到改善，但停药后症状复发，且复发率高，再次服用后效果不明显，症状难以改善，时毓民教授以健脾化湿法中药论治小儿功能性腹胀，疗效显著，复发率低。

一、验案举例

患儿张某，女，5岁，汉族，福建人，2014年10月15日初诊。

主诉：腹胀明显3个月余。

现病史：患儿3个多月前无明显诱因下始见腹胀。外院经腹部B超、CT等检查未见器质性病变，予吗丁啉、西沙比利等治疗未见明显疗效。刻下时见腹胀明显，偶伴疼痛、嗳气、胃纳呆滞、便干。

既往史：平素体弱，否认胃肠、心脏等疾病史。

体格检查：神清，精神可，一般情况好，心肺听诊未见异常，全腹膨隆，叩诊鼓音，伴中上腹轻压痛。舌淡红，苔薄白腻，脉细滑。

辅助检查：腹部B超：肠腔充气明显，肝胆胰脾肾未见异常。幽门螺杆菌检测阴性。

西医学诊断：功能性腹胀（根据罗马Ⅳ诊断标准）。

中医学诊断：腹胀。

辨证分析：气滞湿阻。

治则：理气止痛，化湿通腑。

方药：香附9g　广木香5g　青皮5g　陈皮5g
川厚朴5g　炙延胡索9g　藿香9g　佩兰9g
茯苓12g　莱菔子9g　枳实9g　火麻仁9g
六神曲9g　炙甘草5g

×14剂，水煎服，每日1剂，分早晚2次口服

二诊：2014年10月22日。药后患儿腹胀好转，无明显腹部压痛，大便变软，每2日1次，食欲增加。体格检查：一般情况好，心肺（-），腹部膨隆较前明显减轻，无触痛。舌淡红，苔薄白微腻，脉细。再拟健脾化湿，理气通腑之法。

方药：太子参12g　炒薏苡仁12g　川厚朴9g　藿香9g

陈皮 5 g　　炒白术 9 g　　枳实 9 g　　广木香 5 g
生山楂 9 g　　炒谷芽 9 g　　炒麦芽 9 g　　莱菔子 9 g
桃仁 3 g　　炙甘草 5 g

×14 剂，水煎服，每日 1 剂，分早晚 2 次口服

三诊：2014 年 11 月 5 日。患儿腹胀明显好转，食欲改善，大便通畅，每日 1 次，无腹痛。查体：一般好，心肺(－)，腹部平软，全腹无压痛，肝脾肋下未触及。舌淡红，苔薄白，脉细滑。辨证分析，气滞减轻，脾湿已化，现阶段表现为脾气亏虚，胃气失和，因此治以健脾和胃，佐以理气之法。

方药：党参 9 g　　炒白术 9 g　　茯苓 12 g　　枳实 9 g
石斛 9 g　　广木香 5 g　　山药 12 g　　炒薏苡仁 12 g
陈皮 5 g　　六神曲 9 g　　香附 9 g　　炙甘草 5 g
大枣 15 g　　川厚朴 5 g

×14 剂，水煎服，每日 1 剂，分早晚 2 次口服

药后患儿返回原籍，随访 1 年未见复发，食欲佳，发育正常。

二、验案分析

本案患儿以“腹胀明显 3 个月”就诊，排除器质性病变，功能性腹胀诊断明确，根据其临床表现属于中医学“腹胀”的范畴。患儿具体症状包括腹胀明显，伴有腹痛，便秘等气滞之征，兼有舌苔白腻等湿阻之相，因此辨证分析该患儿疾病本质为本虚标实，气滞、湿阻症候为标，脾气虚为根本，因此治疗上首先予以理气止痛，化湿通腑治标，兼顾健脾益气，药用香附、木香、青皮、陈皮、川朴、延胡索等疏肝、理气、行滞、止痛之品，佐以茯苓、六曲、藿佩健脾化湿和中，另因患儿便干，予莱菔子、枳实、麻仁通腑消积。全方以理气通腑为主要目的，兼顾健运脾气，化湿和胃，7 贴取效。二诊患儿腹胀减轻，大便通畅，舌苔微腻，虽仍以气滞湿阻为主要病机，然此时气滞之标实已消大半，却因脾气不足之本虚，不可继用攻伐，故

以健脾益气助运治本为主，理气化湿为辅。方予太子参、白术、莱菔子、薏苡仁、藿香、炙甘草健脾化湿，陈皮、川朴、枳实、木香理气通腑，山楂、谷麦芽消食和胃，佐以桃仁活血化久病之瘀。2 周后患儿腹胀明显好转，食欲改善，大便通畅，无腹痛。继予健脾和胃理气之法调治半个月而诸症缓解。方选异功散为基础，加香附、木香、枳实、川朴疏肝、理气、行滞，大枣、山药、薏苡仁健脾渗湿，六曲消食，石斛养阴生津，防辛散理气之品劫伤阴液。继服 2 周巩固，而后随访 1 年未再复发。

西医学认为功能性腹胀本质是肠功能紊乱，而不存在胃肠道器质性疾病。病因可能与内脏高敏感性和各种原因引起的肠道气体增加、腹部和膈肌的反射异常，以及内脏-躯体反射异常，引起膈肌异常收缩伴腹肌异常放松等有关。中医学典籍中并无“功能性腹胀”的记载，但对腹胀早在《黄帝内经·素问·阴阳应象大论》就有记载：“寒气生浊，热气生清；清气在下，则生飧泄；浊气在上，则生䐜胀。”时毓民教授认为小儿生来“脏腑娇嫩，形气未充”，各个脏腑在结构和功能上均处于发育完善的阶段，尤其是“脾胃虚弱”是小儿腹胀发生的内因，而后天喂养不当是外因，包括乳食不洁、进食无节律、饥饱无度，过食冷饮寒凉之品或者辛辣刺激性食物均会损伤小儿脾胃，使脾失健运，升降失节，气滞不能正常运行而致脘腹胀满。如果脾胃升降枢机功能失司，轻则出现气滞、痰湿内生，日久重则血瘀等，常见虚实夹杂，寒热错综，临证上当辨明证候，相互参详，应重视“脾胃升降枢机作用”，兼顾“六腑以通为用，以降为顺”的生理特性。治疗以补、和、消三法为主，一般初起偏实，治以“消”为主，先运用通降法来调整中焦气机，以行气、消食、导滞为主，但临证时应注意小儿的生理特点，“脾气不行，其胀必成”，所以攻伐之法当中病即止，不可过用，以免耗脾伤津。后期以虚证为多，治疗以补虚健脾、疏肝理气、行气助运为主，但在补益脾胃的同时，要兼顾理气，不可一味壅补，以免增胀。另外时毓民教授认为腹胀一病易反复，积聚日深，气血不和，气滞血瘀，脉络瘀阻，反愈加阻碍气机，导致腹胀日重，因此必要时还应辅以活血化瘀之品。

综上所述，时毓民教授在治疗小儿功能性腹胀上，根据小儿脾常虚的特点，重视顾护脾胃，在疾病发展的不同时期，注重分阶段，循序渐进遣方用药，收到良好的效果。

（和婧伟）

第三节　间质性肺炎

间质性肺炎是肺的间质组织发生炎性反应，主要侵犯支气管壁、肺泡壁，特别是支气管周围血管周围小叶间和肺泡间隔的结缔组织而且多呈坏死性病变。间质性肺炎大多由于病毒所致，主要为腺病毒、呼吸道合胞病毒、流感病毒、副流感病毒、麻疹病毒等，其中以腺病毒和流感病毒引起的间质性肺炎较多见，也较严重，常形成坏死性支气管炎及支气管肺炎，病程迁延易演变为慢性肺炎。肺炎支原体也能引起间质性肺炎，支原体经呼吸道侵入后主要侵犯细支气管和支气管周围组织，由于无破坏性病变故能完全恢复。

时毓民教授认为间质性肺炎与一般的支气管肺炎及细菌性肺炎不同，容易表现为病情较重，治愈时间较长，以及病后难以完全恢复的特点，同时还认为该病病位在肺，可累及脾、肾，其基本病机为气虚血瘀，故提倡以益气化瘀法为要，兼以宣肺化痰。在临床上，还要重视间质性肺炎的分期治疗，根据分期不同，而侧重不同。时教授在间质性肺炎疾病急性期，采用宣肺止咳法祛除外邪，同时注意固护正气；恢复期以补益肺脾法扶持正气，祛邪为辅。此外，时教授认为间质性肺炎侵及肺的间质组织，在整个疾病期间，都有中医血瘀证候的表现，因此在临床上特别重视活血化瘀药物贯穿治疗的始终。

一、验案举例

患儿高某某，女，7岁，2008年12月24日初诊。

主诉：咳嗽2周。

现病史：患儿2周前无明显诱因出现咳嗽，无发热，无其他不适，自服“头孢克洛”及止咳药效果欠佳。

体格检查：一般可，咽稍红，心肺(－)，舌淡红，苔薄白，脉细。

辅助检查：胸片：支气管炎累及部分间质。

西医学诊断：间质性肺炎（轻症）。

中医学诊断：咳嗽。

辨证分析：素体虚弱，外邪犯肺，肺失清肃。

治则：清肺止咳，补肾活血。

方药：桑白皮9g　苦杏仁9g　莱菔子9g　黄芩9g
炙紫菀9g　射干5g　前胡9g　南沙参9g
炙甘草5g　丹参20g　赤芍9g　淫羊藿9g
补骨脂9g　桑叶9g　夏枯草9g　炙枇杷叶9g
炙款冬9g　蝉蜕5g　炙百部9g

×14剂，水煎服，每日1剂，分早晚2次口服

二诊：2009年1月9日。患儿咽痛，仍有咳嗽，二便可，纳可。查体：一般可，咽稍红，舌淡红，苔薄白，脉细软，心肺(－)。

方药：苦杏仁9g　莱菔子9g　黄芩9g　夏枯草9g
炙紫菀9g　射干5g　前胡9g　南沙参9g
炙甘草5g　丹参20g　赤芍9g　淫羊藿9g
补骨脂9g　桑叶9g　桑白皮9g　炙枇杷叶9g
炙款冬9g　蝉蜕5g　炙百部9g

×14剂，水煎服，每日1剂，分早晚2次口服

三诊：2009年1月22日。患儿咳嗽次数较前明显减少，日间

活动增加时咳嗽较多。查体：一般可，咽不红，鼻梁部青筋，心肺（-），舌淡红，苔薄白，脉细。辨证：肺脾气虚，余邪存肺。治以补益肺脾，清解余邪。

方药：太子参 12 g　炙黄芪 9 g　炒白术 9 g　大枣 9 g
炙甘草 4.5 g　麦冬 9 g　石斛 9 g　枸杞子 12 g
丹参 15 g　赤芍 9 g　补骨脂 9 g　菟丝子 9 g
桑白皮 9 g　前胡 9 g

×14 剂，水煎服，每日 1 剂，分早晚 2 次口服

四诊：2009 年 2 月 6 日。患儿咳嗽明显好转，偶有流清涕，二便可，纳可。舌淡红，苔薄白，脉细。继续前法。

方药：太子参 12 g　炙黄芪 9 g　炒白术 9 g　大枣 9 g
炙甘草 4.5 g　麦冬 9 g　石斛 9 g　枸杞子 12 g
丹参 15 g　赤芍 9 g　补骨脂 9 g　菟丝子 9 g
桑白皮 9 g　前胡 9 g

×14 剂，水煎服，每日 1 剂，分早晚 2 次口服

二、验案分析

间质性肺炎是小儿肺炎的一种，主要病理是肺的间质组织发生炎性反应。时毓民教授认为，此种肺炎不同于一般肺炎归类的“肺炎喘嗽”，而应该归为“肺痿”“肺痹”“肺疳”的范畴。肺痿病名首见于张仲景的《金匮要略》，其云“寸口脉数，其人咳，口中反有浊唾涎沫何？师曰：为肺痿之病”“肺痿吐涎沫而不咳者，其人不渴，必遗尿，小便数。所以然者，以上虚不能制下故也。此为肺中冷，必眩，多涎唾，甘草干姜汤以温之。若服汤已渴者，属消渴”。唐代《备急千金要方》对肺痿的论述基本沿袭了晋代王叔和《脉经》的理论。宋代《太平圣惠方・治骨蒸肺痿诸方》中指出，劳伤可以成肺痿。宋元时期对肺痿病因病机、症状转归等认识更全面，提出外邪、七情、饮食、劳逸、内伤等均可导致肺痿。儿科医家对肺痿未列

专著论述，但对肺疳有详细的描述，认为肺痿在儿科中，应属于肺疳和久咳一类的病证，如南宋《小儿卫生总微论方·五疳论》中云："四曰肺疳，其候咳嗽气逆，皮毛焦落。"《小儿卫生总微论方·咳嗽论》云："咳嗽……肺热也……久则虚痿。"

由于小儿脏腑娇嫩，肺常不足，卫外功能不固，若先天禀赋不足，或后天喂养失宜，或久病不愈，病后失调，导致正气虚弱，御邪能力不强，则易为外邪所侵。外邪由口鼻或皮毛而入，侵犯肺卫，致肺气郁闭，宣降失司，清肃之令不行，闭郁不宣，化热灼津，炼液成痰，阻于气道，肃降无权，从而出现咳嗽、气促、痰壅、鼻煽、发热等肺气郁闭的证候，发为肺疳。本病的病位主要在肺，其基本病机为气虚血瘀，肺气郁闭，痰热、血瘀是其主要的病理产物，本病可分急性期及缓解期，急性期以治肺为主，宣肺止咳、活血化瘀；缓解期以补气为主，补益脾肺，补气活血。正如吴鞠通在《温病条辨·解儿难》中所云："脏腑薄，藩篱疏，易于传变；肌肤嫩，神气怯，易于感触。"《幼科金针·肺风痰喘》亦指出了本病的病因及传变："小儿感冒风寒，入于肺经，遂发痰喘，喉间咳嗽不得舒畅，喘急不止，面青潮热，啼哭惊乱，若不早治，则惊风立至矣，唯月内芽儿犯此，即肺风痰喘。"

时毓民教授临床经验丰富，他认为本病发生外因在于温毒侵袭，内因则在于正气虚弱，血行不畅。治疗上，分期论治，以宣肺化痰，止咳平喘为基本法则。宣肺以恢复肺气宣发肃降功能为要务，宣肃如常则咳喘自平。若痰多壅盛者，须加降气涤痰；肺热壅盛者，应当清肺解毒。另外，时毓民教授认为，肺疳不仅在恢复期存在正气虚弱，在急性期也存在正气虚弱不足以敌邪的一面，故病久多用扶正祛邪法治疗。但在具体应用时，急性期应侧重祛邪，注意维护正气，解毒勿伤其正；恢复期则扶正为主，祛邪为次。肺疳的扶正治法以益气养阴活血为主，益气有补肺固表、健脾益气之别，养阴有清养肺阴、润养胃阴之分，当随证治之。疾病初期，时毓民教授多用麻黄宣肺平喘;杏仁、款冬降气化痰;牛蒡子、蝉蜕、鱼腥草清热利咽,莱菔子、百部、桔梗、紫菀、射干、前胡止咳化痰,清热宣肺。在疾病恢复期,时毓民教授多用补益肺脾的药物,如上述病案,方用太子参、黄芪、白术、红枣、炙甘草益气健脾,培土生金;石斛、麦冬、丹参养阴清热,菟丝子、枸杞子补益脾肾,咳嗽重者加前胡、桑白皮宣肺止咳;大便不实加山药、炒扁豆健脾益气;纳差加焦山楂、焦神曲和胃消食。综上所述,时毓民教授治疗小儿间质性肺炎,注重祛邪与扶正兼顾,益气活血贯穿始终。

(韩兴绘)

第四节 儿童获得性腹部脂肪萎缩

儿童腹部脂肪萎缩为局限性特发性脂肪营养不良。该病主要特征为腹部及其临近部位皮下脂肪萎缩致使该部位凹陷,萎缩斑离心性扩大,周边可轻度发红和脱屑,3 岁以前发病,其他部位的皮肤和器官无异常。目前病因不明,部分研究认为脂肪组织凋亡异常参与发病,可能与遗传有关,部分患者起病前有挫伤、腹股沟疝等机械性刺激病史。其组织病理表现为皮下脂肪完全消失,可有表皮变薄,真皮胶原纤维减少但不变性,弹性纤维正常,少量淋巴细胞浸润。脂肪萎缩病分型复杂,患病率很低,近年有少数案例报道。该病需与神经性厌食症、糖尿病、偏身萎缩、斑状萎缩和进行性特发性皮肤萎缩,以及脂肪萎缩综合征相鉴别。中医学典籍无"脂肪萎缩"病名,将其归属"痿证"范畴。时毓民教授多年经验认为,调理脾胃对改善小儿体质及治愈疾病十分重要。许多慢性疑难杂病疗效不佳时,若从调补后天脾胃入手,改善患儿虚损体质,多能收到满意疗效。

一、验案举例

患儿，男，9岁，汉族，2015年5月6日初诊。

主诉：腹壁脂肪萎缩3年，伴食欲减退1年。

现病史：患儿于2012年左侧腹股沟斜疝术后始见腹部皮下脂肪萎缩。初起为左下腹腹壁出现边界清楚的凹陷性皮损，皮色不变，皮下脂肪萎缩，皮下血管清晰可见，局部无瘙痒、无疼痛等自觉症状。后随病情进展发展为双下腹腹壁皮下脂肪萎缩。近1年来伴有食欲减退，无挑食，大便偏干硬，每2～3日1次。西医曾予胸腺肽连续肌注6个月治疗，未能延缓皮损范围扩大。

既往史(个人史)：患儿系第1胎第1产，足月顺产，出生体重3.9 kg，有窒息抢救史，生长发育基本正常。

体格检查：一般情况好，形体消瘦，面色萎黄，生长发育尚属正常，身高135 cm，体重28 kg(家长诉已有2年增加不明显)。皮损上自脐下约2.5 cm处，下至双侧腹股沟，横向至双侧腹壁缘及双股前、外侧皮肤呈边缘清楚、形状不规则的近似矩形凹陷性皮损，皮色不变，皮下脂肪萎缩，皮下血管清晰可见，腹壁部分纵向最长处约6 cm，横向最宽处约10 cm。皮肤弹性正常，皮色无明显改变，汗毛正常，无鳞屑、丘疹等，无触痛。脂肪萎缩面积约10 cm×6 cm。舌淡红，苔薄白，脉细软。

辅助检查：皮肤活检病理(2014年10月9日)：真皮内纤维组织增生，少量炎性细胞浸润。皮下可见脂肪细胞，脂肪组织内可见炎性细胞浸润。结论：脂肪营养不良。补体(2014年11月3日)、ENA抗体、微量元素、维生素、HLA-B27等均正常；血脂：TC为2.94 mol/L↓，余正常。细胞免疫：CD19为23.24%，其余正常。

西医学诊断：获得性腹部脂肪萎缩。

中医学诊断：痿症。

辨证分析：脾肾亏虚。

治则：健脾益气，补肾填精。

方药：党参 9 g　茯苓 12 g　炒白术 9 g　陈皮 5 g
生地 9 g　熟地 9 g　炙黄芪 9 g　石斛 9 g
枸杞子 12 g　丹参 12 g　川芎 5 g　红枣 12 g
炙甘草 5 g　肉苁蓉 9 g　麦冬 9 g　补骨脂 9 g

×28 剂，水煎服，每日 1 剂，分早晚 2 次口服

二诊：2015 年 6 月 5 日。药后食欲增加，大便转软，每 2 日 1 次。腹部皮下脂肪萎缩仍有。一般状态好，体重 29 kg。皮损基本同前，腹壁部分纵向最长处约 6 cm，横向最宽处约 12 cm。舌淡红，苔薄白，脉细滑。辨证属脾肾亏虚，气滞血瘀。治拟健脾补肾，活血化瘀。

方药：炙黄芪 9 g　麦冬 9 g　补骨脂 9 g　菟丝子 9 g
石斛 9 g　炒白术 9 g　枸杞子 12 g　丹参 12 g
赤芍 12 g　党参 9 g　炙甘草 5 g　北沙参 9 g
六神曲 9 g　当归 9 g　沙苑子 9 g　山药 15 g

×28 剂，水煎服，每日 1 剂，分早晚 2 次口服

三诊：2015 年 7 月 8 日。药后食欲增加，脂肪萎缩未再进展。查体：一般好，体重 29.5 kg。皮损基本同前，腹壁部分纵向最长处约 6 cm，横向最宽处约 12 cm。舌淡红，苔薄白，脉细滑。证属脾肾亏虚，气滞血瘀。治拟健脾补肾，活血化瘀。

方药：炙黄芪 9 g　白茯苓 12 g　炒白术 9 g　补骨脂 9 g
北沙参 9 g　生山楂 9 g　炒稻芽 9 g　炒麦芽 9 g
六神曲 9 g　炙甘草 5 g　红枣 12 g　丹参 12 g
当归 9 g　川芎 5 g　山药 12 g　党参 9 g
麦冬 9 g　枸杞子 12 g

×28 剂，水煎服，每日 1 剂，分早晚 2 次口服

四诊：2015 年 10 月 28 日。药后食欲增加，腹壁脂肪萎缩面积已有所减小。查体：一般好，体重 31 kg。腹壁皮损纵向最长处

约 6 cm，横向最宽处约 10 cm。舌淡红，苔薄白，脉细滑。证属脾肾亏虚。治拟健脾补肾。

方药：党参 9 g　太子参 12 g　白茯苓 15 g　炒薏苡仁 12 g
陈皮 5 g　炒扁豆 9 g　山药 20 g　炙黄芪 9 g
藿香 9 g　白豆蔻 3 g　生甘草 5 g　生山楂 9 g
六神曲 9 g　山茱萸 9 g　石斛 9 g　红枣 12 g
×28 剂，水煎服，每日 1 剂，分早晚 2 次口服

随访 2 个月皮损面积无进一步增大。

二、验案分析

脾为后天之本，气血生化之源。脾主四肢肌肉，若脾胃亏虚，运化失常，气血津液化源不足，无以濡养五脏，运行气血，以致筋脉肢体失养。《黄帝内经·素问·痿论篇》曰："治痿者独取阳明。"故针灸治疗取穴以足阳明经穴为主，以激发经气，疏通经络；中药治疗亦多从阳明脾胃论治入手。本例患儿发病前有腹股沟斜疝手术病史，属于获得性脂肪萎缩局部型。自 6 岁起病至首诊时，腹壁进行性脂肪萎缩为其唯一特征性症状，伴有食欲不振，无其他特殊不适。此外有形体消瘦，面色萎黄，舌淡红，苔薄白，脉细软等，为脾气不足，气血生化乏源，肌肉不得濡养所致。而此病起因不明，病理报告显示局部真皮及皮下有少量炎性细胞浸润，考虑可能与免疫功能紊乱有一定相关，具体机制尚有待探讨，但中医病机总不离先天禀赋不足，肾气亏虚。时毓民教授从脾胃论治为核心，拟健脾益气为主要治则，酌加补肾填精，强先天之本以壮后天之本。另久病必瘀，佐以理气活血化瘀之剂，使补而有运，不至因补益反碍中焦健运，化生气血。首诊方选参苓白术散为基础方，加以黄芪、红枣健脾生血，生熟地、肉苁蓉、补骨脂补肾填精，稍佐丹参、川芎祛瘀生新。二诊皮损略有进展，但患儿脾气稍健，纳食增加，予前方稍作调整，增强养胃生津之功，予沙参、麦冬、石斛、枸杞子、沙苑子

等，并佐以六神曲助运使补而不滞。三诊皮损未进一步发展，前方奏效，再守原意。四诊见皮损有所缩小，予参苓白术散加黄芪益气健脾，藿香、白豆蔻芳香醒脾助运，山楂、六神曲消食健胃，山茱萸、红枣健脾补肾，石斛养胃生津。该患儿疗程近半年，脂肪萎缩面积未再增大而略有缩小，且食欲有所好转，体重有所增加，发病数年来病情首次得以控制。证明从脾胃阳明论治的基本思路正确，佐以补肾、理气活血化瘀亦取得较好效果。

获得性腹部脂肪萎缩属于儿科少见疾病，现代医学并无特殊治疗方法，因而患儿家长对中医寄予厚望。然而中医学治疗亦无现成方法可以套用。时毓民教授以中医辨证论治为指导思想，从脾主肌肉、治痿独取阳明等基本理论出发，以健脾和胃为纲，又顾及其发病有先天禀赋不足之由，佐以补肾填精、理气活血化瘀之法，取得较好疗效，笔者将持续关注此病例的病程进展和中医药的远期疗效。

（张新光）

第五节　小儿慢性咽炎

慢性咽炎是小儿常见的慢性呼吸道疾病之一，以咽部黏膜、黏膜下、淋巴组织弥漫性炎症病症为病理变化。一般而言，本病全身症状不明显，临床多表现为咽痛、咽痒、咽干、声音嘶哑、喉间痰多以及喉部异物感等。急性咽炎的反复发作是本病最主要的原因，除此之外，咽部临近的上呼吸道病变，如慢性鼻炎、鼻窦炎、腺样体肥大、慢性扁桃体炎等均可诱发本病。而辛辣刺激食物、二手烟刺激、空气质量较差、发声过多等也是本病重要的病因。

中医学认为慢性咽炎属于“慢喉痹”范畴，病因是感受邪毒、五志过极、先天禀赋不足有关，病机多为阴虚火旺、肝郁痰阻和气滞血瘀。本病病程绵长，症状较多，反复发作，不易治愈。目前西医学临床上大多采用抗生素类药物治疗，但效果不理想，且容易反复。时毓民教授对小儿慢性咽炎有独到的认识和见解，认为小儿喉痹辨证上虽以虚证为主，但也有实证，以虚实夹杂最常见，治疗上无论从脏腑虚实论治，还是从阴阳气血论治，都应以标本兼顾，扶正祛邪为主要治则。

一、验案举例

患儿袁某，男，5岁，2016年3月7日初诊。

主诉：咽干痛1年。

现病史：咽干伴有轻度咽痛反复发作1年余，曾用抗生素治疗，效果不佳，现患儿咽部干痛，无流涕，胃纳差，大便基本正常。

既往史：无特殊。

体格检查：神清，精神佳，咽轻度充血，可见滤泡，山根青筋，舌淡红、苔薄白，脉细滑。

西医学诊断：慢性咽炎。

中医学诊断：慢喉痹。

辨证分析：肺胃阴虚，虚火上炎，上灼咽喉。

治则：养阴泻火、健脾和胃，生津利咽。

方药：黄芪9g　茯苓12g　山楂9g　北沙参9g
谷芽12g　麦芽12g　黄芩9g　桔梗3g
芦根12g　玄参9g　丹参6g　甘草6g
红枣12g

×14剂，水煎服，每日1剂，分早晚2次口服

二诊：咽干痛减轻，食欲好转，查体可见咽略红。上方去健胃消食药物，加清热、养阴、利咽等药物继续治疗。

方药：银花9g　开金锁9g　麦冬9g　蒲公英6g
赤芍9g　丹皮9g　芦根12g　北沙参9g

胖大海 6 g　蝉衣 9 g　桔梗 6 g　黄芪 9 g
太子参 9 g　甘草 5 g　红枣 12 g

×14 剂,水煎服,每日 1 剂,分早晚 2 次口服

三诊:咽干痛减轻,查体咽充血好转,继用前方加减,治疗 5 个月痊愈。

二、验案分析

患儿以“咽干痛”就诊,根据其证候辨为肺胃阴虚,燥热内蕴,灼津伤阴,阴火上灼,咽部脉络受伤,加之慢性咽炎病程缠绵,“久病入络”,影响咽喉部气血运行,故可见咽喉暗红,且有滤泡。因此在时毓民教授用药上别具匠心,除了养阴清热之品外,还佐以丹参、赤芍、牡丹皮等活血祛瘀通络之品,以流通气血,达到消肿止痛之效。该患儿病程较长,时毓民教授强调临证时切不可操之过急,久病多虚,虚者病情易反复,故治疗时尚需兼顾正气,益气养血,平调阴阳,加入党参、太子参补气健脾,提高机体抵抗力,防治病情反复,以收全功。

喉痹论述最早见于《黄帝内经·素问·阴阳别论》提出“一阴一阳结谓之喉痹”“喉咽干燥,病在土脾”。指出喉痹形成是与阴阳失调以及脾脏功能失调有关系。历代医家有较多的发挥。首先对喉痹的病因病机从不同方面做了探讨,归纳为痰热、虚火、津不上承等。《景岳全书》认为喉痹大概多是痰热。《景岳全书·咽喉》云:“格阴喉痹,由火不归元,则元根之火客于咽喉而然,其证则上热下寒,全非火证。”《喉科心法》认为:“有气虚而有火者,有阴虚虚火炎上者,有火不藏源者。”《脾胃论·脾胃胜衰论》曰:“饮食不节,劳役所伤,以致脾胃虚弱,乃血所生病,主口中津液不行,故口干咽干也。”

时毓民教授认为除了常规认识的虚火喉痹外,喉痹也有寒证,亦可由脾肾阳虚,阴寒内生所致,小儿脏腑娇嫩,肺、脾、肾常虚,当今社会小儿多喜冷饮且父母娇惯,加之外感后抗生素使用不当,病

程日久容易耗伤阳气，寒湿内生，上泛咽喉而发病。正如赵献可在《医贯·喉咽痛论》记载："世人但知热咽痛，不知有寒咽痛。"

在治疗上，时毓民教授注意辨证，注重伴随症状，如以口咽干燥明显者，多存在阴虚证或郁热证较明显，乃阴虚津亏或郁热伤津，咽失润养所致，阴虚为主者以六味地黄丸为主加减，若肺胃伤津，肾若阴亏虚，阴液不能上润咽喉而致者，加用沙参、麦门冬等滋养阴液；若肺肾阴虚不能制火，虚火上炎而成，则加知母、黄柏滋阴兼泻火；若属气阴两伤，酌选太子参、玄参等益气养阴生津；如属郁热内蕴，加黄芩、银花、麦冬、芦根、胖大海、蒲公英、黄芩、射干之类解表兼清热。对慢性咽炎辨证施治需要疗程较长，临证切不可操之过急，因久病多虚，易病情反复，须时时兼顾正气，平调阴阳，防止病情反复。另外时毓民教授善于运用活血化瘀药物，中医学认为"久病入络"，《黄帝内经·素问·痹论》谓："病久入深，荣卫之行涩，经络时疏，故不通。"《普济方》中："人之一身不离乎气血，凡病经多日治疗不痊，须当为之调血……用药川芎、莪术、桃仁、灵脂、生地黄、北大黄为要……，以此先利其诸淤……"时毓民教授认为慢性咽炎其病程缠绵，无论证为阴虚阳虚，属寒属热，病久都会影响到咽喉部气血运行成瘀，而检视咽喉，若见喉底暗红，络脉积血增粗，有滤泡，则为血瘀证，因此咽痛症状明显者，除了虚火上炎，应当心病程日久，气血运行不利导致气滞血瘀，不通则痛，此时应注意加用活血药物。

小儿慢性咽炎患儿就诊时多病程长，并且有容易反复的特点，因此病机辨证比较复杂，时毓民教授认为抗生素长期使用能够破坏咽部的微环境，导致微生态平衡被打破，影响机体抵抗力，因此疗效欠佳，而中医药在抗病毒抗菌方面拥有一定的优势，不存在导致咽部微生态平衡被打破的风险，且中药能够辅助人体正气，改善人体免疫力，避免迁延不愈及预防复发，但在辨证上需辨清虚实、寒热及病位，同时注意有无瘀血、痰湿等常见并发病理产物，治疗上应驱邪不伤正，同时注重顾护脾胃。

（孙艳艳）

第六节 小儿面瘫

面瘫，学名面神经麻痹，也称面神经炎、贝尔麻痹、亨特综合征，俗称“歪嘴巴”“歪歪嘴”“吊线风”“吊斜风”“面神经炎”“歪嘴风”等，是指由各种原因引起的非进行面神经异常所导致的中枢性运动障碍，是以面部表情肌群运动功能障碍为主要特征的一种常见病。周围性面瘫由于面神经核或面神经受损，从而出现病灶同侧全部面肌瘫痪，从上到下表现为不能皱额、皱眉、闭目、角膜反射消失、鼻唇沟变浅、不能露齿、不能鼓腮、不能吹口哨，口角下垂（或称口角歪向病灶对侧，即瘫痪面肌对侧），还可出现舌前 2/3 味觉障碍，说话不清晰等。周围性面神经麻痹病因较多，病毒感染、耳部感染、神经纤维瘤等均可引起。近年来，小儿周围性面瘫呈高发趋势，给患儿带来心理及生活上的负担。

中医学认为面瘫多由人体正气不足，经脉空虚，风邪乘虚入中面部阳明、少阳脉络，导致气血痹阻，筋脉失却濡养，进而经筋纵缓不收而发病。中医学治疗分中药和针灸两大部分：中药治疗以全蝎、僵蚕为基本药材，再视临床症状加上清热解毒或凉补方；针灸则大都选取足阳明胃经、足少阳胆经以及手太阳小肠经的穴位来治疗。

一、验案举例

患儿李某，女，2 岁 8 个月，2018 年 4 月 9 日初诊。

主诉：口角歪斜 10 日。

现病史：患儿 2018 年 3 月 31 日突发口角歪斜，眼裂闭合不全，无呕吐、抽搐，精神、食欲可，大小便正常，病初有上呼吸道感染病史。神经内科 CT 检查无明显异常，诊为面神经炎，给予激素及维生素 B_1 治疗，现已 10 日，口角歪斜恢复不佳，故寻求中医科治疗。

既往史：平素体健，否认重大疾病病史。

体格检查：神志清楚，精神尚可，安静状态下右侧口角下垂、右侧眼裂大于左侧，哭闹状态下右侧口角下垂明显、口角明显歪向左侧，右侧眼睑不能完全闭合。咽无充血，颈软无抵抗，双肺呼吸音清，未闻及干湿啰音，腹软不胀，肝脾肋下未及。舌淡红，苔薄白，脉浮细。

辅助检查：血常规检查：白细胞计数 9.1×10^9/L，血红蛋白含量 124 g/L，淋巴细胞绝对值 6.42×10^9/L。头颅 CT 未见明显异常。

西医学诊断：面神经炎(右侧)。

中医学诊断：面瘫。

辨证分析：络脉空虚，风热入侵，痰湿阻滞。

治则：清热祛风，化痰通络。

方药：生石膏 30 g　钩藤 10 g　夏枯草 10 g　白僵蚕 10 g
生地 10 g　生白芍 6 g　薄荷 4 g　胆南星 4 g
蜈蚣 2 条

×5 剂，水煎服，每日 1 剂，分早晚 2 次口服

另加针刺治疗：因婴幼儿对针刺耐受欠佳，选用穴位埋针法进行治疗，选用清铃牌揿针，大小为 0.20 mm(直径)×0.9 mm(针长)，选取两组穴位，一组为右侧阳白、太阳、地仓、翳风、合谷；另一组为四白、丝竹空、迎香、颊车、足三里，埋针治疗，每日一次一组穴位，两组穴位交替使用。

二诊：针药 5 日后，患儿目已能闭合，口歪减轻，纳减，神疲。

方药：黄芪 9 g　党参 9 g　丹参 9 g　鸡血藤 12 g

茯苓 12 g　　当归 9 g　　陈皮 9 g　　白术 12 g
甘草 6 g　　红枣 12 g

×7 剂，水煎服，每日 1 剂，分早晚 2 次口服

针刺治疗：选穴同上，隔日 1 次。

三诊：患儿眼裂对等，闭合完全，口角无歪斜，食欲佳，已告痊愈。

二、验案分析

本文患儿以"口角歪斜"就诊，西医诊断为面神经炎，中医诊断为面瘫，中医认为面瘫的病因有内外之分，隋・巢元方《诸病源候论・风口㖞候》云："风邪入于足阳明、手太阳之经，遇寒则筋急引颊，故使口僻语言不正，而目不能平视。"清代林佩琴《类证治裁》云："口眼㖞斜，血液衰涸，不能荣润筋脉。"面瘫往往在人体用脑过度，身体过劳，或气血耗伤，睡眠不足之后发病，抑或患者体质虚弱，气血亏虚，总之是正气虚，邪气极易乘虚而入。而至于儿童，儿童元气未充，本属正虚，若遇玩乐过度、或病后正虚，也极其易发面瘫，本例患儿面瘫发作就是在外感后发生，外感后，正气不足，经脉空虚，风热乘虚而入，引动痰湿流窜经络，致经络运行不畅，导致气血痹阻，筋脉失却濡养，进而经筋纵缓不收而发为面瘫。因此方药选用生白芍、生地养阴柔肝而清热，夏枯草、钩藤清泻肝火而熄风，蜈蚣通经络以解痉，僵蚕祛风痰以散结，更有胆南星燥湿化痰，生石膏清热泻火，薄荷叶清散上焦之风热，诸药配伍，全方共凑滋阴血、疏风热、涤痰湿之功效。二诊时，口角歪斜症状已好转，伴有神疲纳减，脾主肌肉，给予健脾益气活血之剂，以黄芪、党参、白术、陈皮健脾益气，气旺则不受邪，气旺增强驱邪外出的能力，加入丹参、鸡血藤、当归，活血养血，使血脉调和，气血运行通畅。

从经络辨证的角度来看，面瘫病位在经脉与经筋，眼睑不能闭合责之于足阳明和足太阳经筋功能失调；口颊部主要为手足阳明

和手太阳经所主，因此口歪责之于这三条经脉功能失调。正如《黄帝内经·灵枢·经脉》篇和《黄帝内经·灵枢·经筋》篇中，提到“胃足阳明之脉……是动则病……口㖞，唇胗”“足阳明之筋，其病……卒口僻”“足之阳明，手之太阳，筋急则口目为僻”。此外，还与督、任二脉有关。《小儿卫生总微方论·中风论》说：“小儿血气柔弱，肌肤脆薄，若寒温失度，则肤腠开而为风邪所中……风口眼斜者，由风邪入于颔颊之筋，其脉偏急，故令口眼㖞斜。”《修昆仑证验》云：“……果能揉之，使经络气血通畅……”又云：“以微针通其经脉，调其气血。”因此选取足阳明胃经、足少阳胆经、手太阳小肠经的穴位，除局部取穴，还要注意远端配穴，另患儿年幼，“婴儿者，其肉脆血少气弱，刺此者以毫针，浅刺而疾发针，日再可也”，因此摒弃传统毫针针刺法，用穴位埋针之法，一为缓解患儿疼痛，不至于因疼痛及不适而不配合治疗；二“浅刺”能驱散邪气，疏通经气而不伤经络，《黄帝内经·素问·刺要论》言“病有浮沉，刺有浅深，各至其理，无过其道”“浅深不得，反为大贼”。说明针刺宜轻手法弱刺激为主，以防伤其经络气血，而致病情缠绵遗留后遗症。

本病针药合用，从调根本，治标症入手，效果良好。

（和婧伟）

第七节　小儿湿疹

湿疹是小儿常见的一种过敏性皮肤疾病，又称“奶癣”“黄肥疮”“浸淫疮”，其临床特点为多形性皮疹、倾向渗出、对称分布、自觉剧烈瘙痒、病情易反复、可多年不愈。病因较复杂，多由于某些外界或体内因素的相互作用所致。通常在生后第2或第3个月开始发生，好发于颜面部及皮肤皱褶部如颈后、肘内侧、腘窝，也可累及全身。

一、验案举例

患儿孟某，男，7岁，2016年7月22日初诊。

主诉：反复发作全身湿疹2年。

现病史：患儿2年来反复发生全身湿疹，四肢及颈部发作明显，奇痒，频繁抓挠以致流黄水，融合成片，部分皮肤呈苔藓样改变，瘙痒影响夜间睡眠，曾多次就诊于皮肤科，给予抗组胺类药物以及外用丁酸氢化可的松乳膏，症状可暂时缓解，但湿疹仍反复发作，此起彼伏，逐渐蔓延至全身，因不堪其扰，且担心西药副反应等问题，遂转诊中医科。

既往史：哮喘病史。

体格检查：神疲，黑眼圈，山根青筋，四肢及颈部散在红斑、丘疱疹，部分融合成片，舌偏红，苔白腻，脉浮细缓。

辅助检查：血常规 EOS：490（正常值 0～300），过敏原：尘螨过敏。

西医学诊断：湿疹。

中医学诊断：湿疮。

辨证分析：湿热蕴肤，气滞血瘀。

治则：清热利湿，化瘀通络，内外合治。

方药：夏枯草 9 g　金银花 9 g　薏米 9 g　当归 12 g
白鲜皮 15 g　地肤子 9 g　防风 9 g　蝉衣 9 g
黄芩 9 g　丹参 9 g　生甘草 6 g

×14 剂，水煎服，每日 1 剂，分早晚 2 次口服

外洗方：蒲公英 60 g　黄柏 30 g　黄芩 30 g　当归 30 g
丹参 30 g　三棱 30 g　莪术 30 g　地肤子 50 g
白鲜皮 50 g　白蒺藜 30 g　徐长卿 50 g　薄荷 30 g

×14 剂，加水（1 000～2 000 ml）煮，温后外洗

二诊：2周后，患儿痒感已大幅度减轻，夜间可安然入眠，胃纳

略减，大便偏干，效不更方，在前方基础上，拟加入消食润肠之品。口服药中加入生山楂 9 g、鸡内金 9 g、火麻仁 9 g，再 28 剂，水煎服，每日 1 剂，分早晚 2 次口服。外洗方维持原方不变。

三诊：身体大部分湿疹已完全消退，仅留有四肢部分湿疹，痒感进一步减轻，刻下患儿胃纳佳，舌淡红苔薄白，脉细，拟健脾燥湿，祛风止痒，养血益气。

方药：炙黄芪 9 g　党参 9 g　炒白术 9 g　炒白芍 9 g
防风 9 g　炒扁豆 15 g　山药 15 g　丹参 9 g
鸡血藤 15 g　北沙参 9 g　甘草 6 g
×28 剂，水煎服，每日 1 剂，分早晚 2 次口服

停用外洗药物。

1 个月后随访复诊，湿疹好转，未有新发湿疹；3 个月后随访，湿疹未复发，病情稳定。

二、验案分析

本文患儿以“反复发作全身性湿疹”就诊，中西医诊断为湿疹，按照其临床表现辨证属于湿热蕴肤，气滞血瘀型，时毓民教授认为该患儿为湿热蕴结于内，熏蒸于外，浸淫肌肤，故见肌肤多发的丘疱疹，灼热瘙痒，抓挠后有渗液，患儿病程较久，病情迁延，湿热留恋，湿阻成瘀，阻滞气机，导致气滞血瘀，壅塞脉络，可见皮肤粗糙、肥厚，呈苔藓样病变。因此，治疗应以清热利湿、化瘀通络为治疗方法，选用金银花、薏米、白鲜皮、地肤子、黄芩清热燥湿，夏枯草软坚散结，防风、蝉衣祛风止痒，丹参活血化瘀，外用大剂量蒲公英、黄柏、黄芩、地肤子、白鲜皮清热燥湿药，以及三棱、莪术、当归、丹参等活血化瘀药物。一诊后，患儿痒感大幅度减轻，可能因清热燥湿类药物的应用，患儿本属脾虚，其胃纳有所影响，因此在效不更方的基础上，加入调理脾胃、健脾化湿的药物生山楂、鸡内金。另因患儿有大便干燥的情况，故加入火麻仁来润肠通便，且现代药理

研究证明，火麻仁有一定程度的抗过敏作用，对改善湿疹症状有正向作用。

关于湿疹的最早记载见于《金匮要略·疮痈肠痈浸淫病脉证并治》提出："浸淫疮七浸淫疮，从口流向四肢者，可治，从四肢流来入口者，不可治。浸淫疮，黄连粉主之。"对小儿湿疹的论述可见于《诸病源候论·小儿杂病诸候》云："小兄有涎唾多者，其汁流溢，浸渍于颐，生瘤，黄汁出。浸淫肥烂，夹热者，疮汁则多也。"对于湿疹的病因，巢元方认为"小儿五脏有热，熏发皮肤，外为风湿所乘，湿热相搏身体，其疮初甚小，后有浓汁浸淫渐大，故谓之浸淫疮也"。清代祁坤认为小儿湿疹与遗传有关，他在《外科大成》中论述道："由母受胎之日，食酸辣海味太过，多生此疮。"

至于湿疹的病机，《诸病源候论》中记载"小儿五脏有热，熏发皮肤，外为风湿所折，湿热相搏身体。其疮初出甚小，后有脓汁，浸淫渐大，故谓之浸淫疮也……"明确指出风、湿、热三邪为主要致病因素，而湿疹的病位虽在皮肤，但实则与心、肺、脾有关，《黄帝内经·素问·至真要大论》云："诸痛疮痒，皆属于心。"《证治准绳》："夫疥癣者，皆由脾经湿热及肺经风毒，客于肌肤所致也。"

在湿疹的治疗上，《外科真诠》提出湿疹应分为干、湿分型辨治；《医宗金鉴·外科心法要诀》提出了不同的治疗方法及饮食调护"胎敛疮，次证生婴儿头顶，或生眉端，有名奶藓，痒起白屑，形如癣疥，由胎中血热，落草受风缠绵，此系干敛；有误用烫洗，皮肤起粟，瘙痒无度，黄水浸淫，延及遍身，即成湿敛。俱服消风导赤汤，干者抹润肌膏；湿者用嫩黄柏头，与滑石等分撒之，脓痂过厚，再以润肌膏润之……乳母俱忌海鱼腥、鸡、鹅、辛辣、动风、发物、缓缓自效"。

时毓民教授认为小儿湿疹与变态反应有一定关系，从中医学的角度而言，湿疹主要是湿邪引起，湿可蕴热，发为湿热之证，久之湿则伤脾，热则伤阴血，病久血瘀，而致虚实夹杂之证。急性湿疹多见湿热之证，慢性湿疹多为虚实夹杂之证。故治疗始终不忘祛湿，急性湿疹时以清热利湿，疏风养血润燥为主；对病程久及慢性湿疹需要加强活血化瘀及健脾药物的应用。确定急性及慢性后，再根据不同病情加减，如有脾虚，要健脾化湿；有血瘀要祛湿化瘀；皮肤干燥、脱屑、抓痒剧烈者，属血虚风动，需养血祛湿。时毓民教授总结了治疗湿疹的内服和外用基本方，内服选取金银花、薏米、土茯苓、地肤子、苦参、清热利湿，防风、白鲜皮、地肤子、白蒺藜、徐长卿祛风止痒，祛除在表之风邪；久病入络必有血瘀，加入丹皮、当归、川芎，活血养血以祛风，取“治风先治血，血行风自灭”之意，现代药理研究证明活血化瘀药物可改善皮肤的局部循环，促进皮损的恢复。另外根据“外治之理，即内治之理”，外洗方中选取蒲公英、黄芩、黄柏、苦参清热燥湿，地肤子、白鲜皮祛风止痒，丹参、赤芍、三棱、莪术、丹活血化瘀，外用药物可直接作用于患处，减轻患儿的自觉症状，使局部皮损消退迅速。

综上所述，时毓民教授治疗小儿湿疹，以清热利湿，祛风止痒为主要治则，但在燥湿药中加入活血化瘀药，是时毓民教授用于湿疹治疗的一个显著特点。

（和婧伟）

第八节　小儿夏季热

夏季热又称之为暑热症（summer fever），由于小儿不耐暑气的熏蒸，蕴于肺胃，以致长期发热，汗闭，口渴，多尿为主症。其特点为体温常随气温的变化而升降，主要发生在我国华东、中南、西南等气候炎热的地区。多见于 3 岁以下的小儿，5 岁以上基本无本病，绝大多数患儿会自愈，但是因其病程缠绵较长，往往可致津液耗损，影响小儿生长发育或感染其他疾病而变生他症，故临床上仍应引起重视。

时毓民教授以养阴益气扶正为主要治则治疗小儿夏季热，取得良好的临床疗效。

一、验案举例

患儿马某某，男，3岁6月，2013年8月14日初诊。

主诉：持续发热22天。

现病史：22天前患儿出现发热症状，体温波动在38.5～39.5℃，同时伴有少汗，多饮，多尿，胃纳差等表现。实验室检查血尿常规、肝肾功能、血培养及肥达氏试验结果等均为阴性，应用多种抗生素治疗后体温无明显改善，故而临床考虑为“夏季热”诊断，因患儿体温波动及多饮多尿症状改善不明显，就诊于时毓民教授门诊。

既往史：既往有“夏季热”病史。

体格检查：一般情况可，精神稍疲惫，胃纳不佳，枕部皮温偏高，四肢体温正常，舌红，苔薄，脉细滑。

辅助检查：血尿常规未见明显异常。血培养：阴性。肥达氏试验：阴性。胸片：未见明显异常。

西医学诊断：暑热症。

中医学诊断：夏季热。

辨证分析：素体虚弱，暑热交蒸。

治则：清热解暑，消食开胃。

方药：香薷9g　薏苡仁9g　生扁豆9g　生谷芽9g
生麦芽9g　鲜藿香9g　佩兰9g　菟丝子15g
寒水石15g　生石膏30g　乌梅4.5g　生甘草4.5g
×7剂，水煎服，每日1剂，分早晚2次口服

二诊：患儿服药2天后体温即降至37.5℃，第4天降至37℃。刻下夜眠不安，自觉手心脚心热，胃纳稍有改善，舌红，苔薄，脉细。

考虑患儿素体气阴两虚。治宜益气养阴解暑。

方药：太子参 12 g　生扁豆 9 g　生谷芽 9 g　生麦芽 9 g
玄参 9 g　麦冬 9 g　麦冬 9 g　藿香 9 g
寒水石 15 g　乌梅 4.5 g　生甘草 4.5 g

×7 剂，水煎服，每日 1 剂，分早晚 2 次口服

三诊：患儿诸症好转。处方：淡豆豉 15 g，麦冬 9 g，乌梅 4.5 g，红枣 10 枚，煎汤代茶。2 个月后随访，未见体温升高。

二、验案分析

目前，夏季热的发生机制被认为是在高温环境中机体失去调节代偿功能所致，但具体发病机制仍不清楚。冷志勤发现部分夏季热（暑热症）患儿存在脑积水、脑发育不全等合并症，及难产窒息等病史，推测患儿围生期的损伤可能是引起夏季热（暑热症）的相关危险因素。杨智辉等人发现部分夏季热（暑热症）的患儿 IgG 或 IgG 亚型低于正常水平，且予以静脉点滴人血丙种球蛋白（IVIG）后体温降至正常。故考虑该疾病可能与 IgG 或 IgG 亚型的缺陷相关。

中医古籍中并无夏季热一名，但是有类似病症的记载，如“多溺暑热症”等。《黄帝内经・素问・风论》中提到：“腠理开则洒然寒，闭则热而闷。”指出肺卫受邪，毛孔闭塞，邪热不得外泄而发热。《医宗金鉴・幼科心法要诀・暑证门》中曰：“小儿伤暑，谓受暑复感风寒也。”《温病条辨・解儿难》中也记载：“夏月小儿，身热头痛，项强无汗，此暑兼风寒者也。”均指出了小儿夏月发热是暑邪兼风寒而发病。《小儿卫生总微论方・诸身热论》曰：“小儿于立夏之后，有病身热者，慎勿妄为吐下，但以除热汤浴之，除热粉粉之，赤摩膏涂之。”指出了对小儿立夏之后身热的治疗方法。

时毓民教授认为，夏季热多见于先天禀赋不足之小儿，在盛夏季节感受暑热之气，致使发热不退，形成虚实夹杂之症。因此，除

了予以养阴益气扶正为本的治法外，尚需重用清热消暑之品，但对汗未减少者则宜轻用。在临床上，时毓民教授常用的治疗主方为：生石膏或水牛角各 30 g，寒水石 10 g，鲜藿香、佩兰、玄参各 9 g，乌梅、生甘草各 4.5 g。热高无汗者加淡豆豉、香薷，多尿者加蚕茧 10 枚，阴虚者加太子参 15 g，口渴多饮者加乌梅、蚕茧代茶。

（孙　雯）

第九节　小儿感染性肌炎

感染性肌炎是由细菌、病毒或寄生虫等病原菌直接侵袭骨骼肌，导致肌纤维、肌纤维间质炎症的一类疾病的总称，以受累肌肌力弱、疼痛及继发肌萎缩为临床特征。治疗上，西医对于轻型以观察休息、对症治疗为主；重型则应用激素治疗，疗效虽然显著，但有一定的不良反应，长期应用对于儿童生长发育也有一定的影响。时毓民教授从滋阴补肾法论治小儿感染性肌炎，疗效显著。

一、验案举例

患者张某，男，15 岁，2015 年 1 月 22 日初诊。

主诉：行走困难、消瘦、身热近 5 个月。

现病史：患儿 2014 年 9 月 4 日出现咳嗽、咽痛、发热，最高温度 37.4℃，当地查血常规外周血白细胞计数 6.57×10^{9}/L、红细胞计数 5.44×10^{12}/L、血小板计数 189×10^{9}/L、中性粒细胞百分比 47%，淋巴细胞百分比 36.7%、血红蛋白含量 159 g/L，C 反应蛋白含量<8 mg/L，给予抗病毒、止咳对症治疗后症状消退，但患儿自觉易疲劳，未予重视，2 周后逐渐出现四肢软，行走、持物无力，不能完成体育课长跑项目，全身不适感、夜间自觉热烦不寐、间歇性腹痛、心悸，遇声明显，伴纳差，大便不成形，不伴有肌痛、皮疹表

现。先后在复旦大学附属中山医院内分泌科、心内科、儿科医院神经科、心内科、心理科等就诊，经大量的辅助检查，诊断为感染性肌炎，先后口服泛癸利酮（辅酶 Q_{10}）、果糖二磷酸钠、三磷酸腺苷(ATP)、维生素 B_1、维生素 B_6、维生素 C 等，因症状改善不明显转诊至中医科。

既往史：平素体弱，易外感、多汗，否认胃肠、心脏等疾病史。

体格检查：神疲，面黄，咽红，四肢肌力Ⅲ～Ⅳ级，舌红，苔少，脉细软。

辅助检查：实验室检查：血谷丙转氨酶 84 U/L、谷草转氨酶 19 U/L、肌酸肌酶 62 U/L、肌酸肌酶 MB 及 MM 亚型分别为 18 U/L 及 44 U/L、血肌钙蛋白 T 0.011 ng/ml、肌酸肌酶 MB 0.8 ng/ml、补体 C_3 0.95 g/L、免疫球蛋白 G(IgG) 14.51 g/L、IgA 3 g/L、IgM 0.7 g/L、铁蛋白 110.9 ng/ml 均在正常范围；补体 C_4 0.11 g/L、总补体 49 IU/ml，均略低于正常范围；血清 IgE 856 IU/ml，高于正常范围；抗 O 抗体、结核感染 T－spot、自身免疫性抗体、抗线粒体抗体、抗中性粒细胞抗体、乙肝病毒表面抗原、寄生虫抗体[囊虫、肺吸虫、华之睾吸虫、血吸虫、包虫、旋毛虫、曼氏裂头蚴、弓形虫(IgG、IgM)、广州管圆线虫、丝虫]均阴性，血三碘甲状腺素(T_3)、甲状腺素(T_4)、促甲状腺素(TSH)、黄体生成素(LH)、卵泡刺激素(FSH)、睾酮(T)、泌乳素(PRL)、促肾上腺皮质激素(ACTH)、皮质醇，以及血清电解质 Na^+、Ca^{2+}、K^+ 均正常。肌电图提示轻度肌源性损害。动态心电图提示窦性心律不齐、逆钟向转位。肝胆胰肾输尿管 B 超、心脏超声、胃镜检查均正常。

西医学诊断：感染性肌炎。

中医学诊断：痿证。

辨证分析：热伤气阴，脾肾亏损，筋脉失养，肢体痿废。

治则：滋阴清热、益气补肾。知柏地黄汤加减。

方药：生地 9 g　　知母 9 g　　黄柏 9 g　　茯苓 12 g

芡实 30 g	炙黄芪 9 g	玄参 9 g	益智仁 9 g
香附 9 g	乌药 9 g	山药 12 g	淮小麦 30 g
蝉衣 5 g	丹参 12 g	炙甘草 5 g	

×14 剂,水煎服,每日 1 剂,分早晚 2 次口服

二诊:2015 年 2 月 5 日,患儿烦热不寐、纳差、腹痛症状较前好转,仍有多汗、心悸、乏力、行走困难等表现,气虚症候明显,再拟前法佐以益气活血。

方药:

炙黄芪 9 g	太子参 12 g	木香 9 g	山药 30 g
生地黄 9 g	熟地 9 g	陈皮 5 g	炒白术 9 g
丹参 12 g	川芎 5 g	党参 9 g	红枣 12 g
肉苁蓉 9 g	麦冬 9 g	五味子 9 g	石斛 9 g
石菖蒲 12 g	远志 5 g	益智仁 9 g	炙甘草 5 g

×14 剂,水煎服,每日 1 剂,分早晚 2 次口服

三诊:2015 年 3 月 1 日,胃纳好,心悸、多汗症状消失,乏力感明显减轻,上肢可持轻物,下肢可短距离独走,2015 年 3 月 1 血谷丙转氨酶 37 IU/L、谷草转氨酶 16 IU/L、CK－MB 14 IU/L、乳酸脱氢酶 201 IU/L、磷酸肌酸激酶 104 IU/L、α－羟丁酸脱氢酶 169 IU/L。肌力Ⅴ级,以原方出入。

方药:

炙黄芪 9 g	党参 9 g	炒白术 9 g	白茯苓 9 g
生地 9 g	熟地 9 g	醋龟甲 9 g	芡实 30 g
枸杞子 12 g	肉苁蓉 9 g	丹参 12 g	川芎 9 g
山药 30 g	麦冬 9 g	炙甘草 9 g	

×28 剂,水煎服,每日 1 剂,分早晚 2 次口服

四诊:2015 年 3 月 31 日,患儿行走自如,四肢肌力Ⅴ级,肌电图检查显示部分肌肉轻度肌源性损害,再守方服用 3 个月,巩固治疗而愈。

半年后随访复诊,症状缓解,能正常学习和生活。3 年后复诊,患儿病情稳定,未再复发。

二、验案分析

本文患儿以“行走困难、消瘦、身热”就诊,西医诊断为感染性肌炎,按照其临床表现属于中医“痿”证的范畴,“弱而不用者为痿”,痿证是以肢体痿软无力,甚至不能随意运动为主要症状的一类病证,以下肢更为多见,可见于任何年龄段,多由邪热伤津或素体气阴不足、肝脾肾亏损导致经脉、筋骨失养,肢体痿废不用所致。时毓民教授根据患儿行走困难、消瘦、热烦不寐、心悸、纳差、大便不成形等症状,加之平素体弱、易外感、多汗的体质,辨析患儿属于气阴两虚体质,感受外邪,邪郁肌表化热,热久耗伤气阴,脾肾亏损,筋脉失养所致,故采用滋阴清热、益气补肾,拟知柏地黄汤加减治疗,加用香附、乌药行气止痛,一诊后烦热不寐、纳差、腹痛症状较前好转,但仍有多汗、心悸、乏力、行走困难等,为气虚症候表现明显,故加用党参、太子参加重健脾益气之功,加川芎、丹参活血之品,濡养筋脉。三诊后,胃纳好,心悸、多汗症状消失,乏力感明显减轻,上肢可持轻物,下肢可短距离独走,继续加用醋龟甲、枸杞子、肉苁蓉等滋阴补肾之品,守方3个月而愈。

关于痿证的治疗,虽然《黄帝内经·素问·痿论》最早提出了治疗痿证的方法为“治痿独取阳明”,但肝肾在治疗痿证中有着重要的作用,《兰台规范》:“《内经》针痿之法,独取阳明,以阳明为诸筋总会也,而用药则补肾为多,以肾为筋骨之总司也。养其精血而逐其风痰,则大略无误也。”提出补肾对于痿证治疗的重要性。《三因极-病证方论·五痿叙论》:“治肝肾虚热,热淫于内,致筋骨痿弱,不自胜持,起居须人,足不任地,惊恐战掉,潮热时作,饮食无味,不行气力,诸虚不足。”陈无择采用加味四斤丸补肝肾治疗痿证。《脉因证治》:“肾水不能胜心火……则生痿。”朱丹溪认为“肝肾阴虚有火”为痿证的一个病机,《局方发挥》:“诸痿皆起于肺热,传入五脏,散为诸证。”时毓民教授根据五行生克,认为“肺热之所以成，缘于心火旺，心火之所以胜，缘于肾水之不足”，提出了“泻南方、补北方”的治则，创立大补阴丸、虎潜丸方剂治疗痿证。时毓民教授深谙小儿“稚阴稚阳”“阳有余而阴不足”的生理特点，继承丹溪治痿之法，以滋阴补肾法治疗痿证，初诊时阴虚内热症状明显，以知柏地黄汤“滋肾阴，清虚热”为主，同时理气活血治疗，复诊时患儿内热症状消退，但心悸、汗多、肌弱无力等气虚的症状明显，遂予以加重益气活血，同时滋补肝肾治疗。同时，时毓民教授认为“久病必瘀”，痿证病变部位在筋脉肌肉，筋脉肌肉则需气血津液的滋养，才能束骨、利关节、健行走，因此在滋阴补肾的同时不忘加用益气活血之品，两者相得益彰，贯穿治疗始终。

知柏地黄丸有滋肾阴、泻相火的作用，常用于治疗肝肾阴虚、虚火上炎证，现代药理研究显示知柏地黄汤具有抗炎、调节内分泌、改善免疫功能等多重作用；而黄芪、党参等补气药物以及补肾中药肉苁蓉、枸杞子、醋龟甲等具有调节机体免疫力、垂体、肾上腺皮质或有类似肾上腺皮质激素样作用，可作用于免疫系统多个环节，起到调节机体免疫功能的作用；川芎、丹参等活血中药具有扩血管、改善微循环、抗炎、镇静镇痛、解热等作用，对于组织缺血再灌注具有保护作用。

综上所述，时毓民教授治疗小儿感染性肌炎，虽源流于“独取阳明”之方法，但根据小儿“阳有余而阴不足”的生理特点，结合现代药理研究结果遣方选药，以采用滋阴清热、益气补肾治疗痿证，选择知柏地黄汤加用益气活血药物取效，而非一味地沿用温补肾阳的方法。

（孙艳艳）

第十节　小儿再生障碍性贫血

再生障碍性贫血（aplastic anemia，AA）简称再障，是由多种原因导致的造血干细胞和(或)造血微环境损伤,继而出现正常骨髓组织脂肪化、功能异常,血液中全血细胞减少的综合征,临床主要表现为进行性加重的贫血、感染和出血。再障是一个比较罕见的血液疾病,国内发病率约为7.4/10万人,其原发性略多于继发性,患者以青少年居多(15～25岁人群远多于60岁以上人群)。目前,现代医学治疗再障包括骨髓干细胞移植、免疫抑制治疗及相关支持治疗。但是有相当一部分患者由于人类白细胞抗原(HLA)配型失败无法进行骨髓干细胞移植;免疫抑制剂、输血等治疗手段费用十分昂贵。因此,中药的干预在缓解药物的不良反应、提高患者的生活质量和生存率方面就显得十分必要。

时毓民教授治疗再障患儿病例数虽然不多,但是在改善患儿症状、减少感染次数等方面具有良好的疗效。

一、验案举例

患儿叶某某,男,12岁,2016年8月26日初诊。

主诉:乏力,纳差,多汗半年。

现病史:患儿半年前因呼吸道感染,行血常规检查时发现血细胞三系均降低,后住院行骨髓穿刺检查,明确"再生障碍性贫血"诊断。目前雄激素联合免疫抑制剂治疗中,自治疗至今患儿乏力、纳差、多汗症状明显,遂就诊于时毓民教授门诊。

既往史:既往易反复呼吸道感染。

体格检查:面色苍白,精神倦怠,舌淡,苔薄白,脉细。

辅助检查:血常规白细胞计数2×10^9/L,血红蛋白含量60 g/L,血小板计数50×10^9/L。

西医学诊断:再生障碍性贫血。

中医学诊断:虚劳。

辨证分析:脾肾不足,气血两虚。

治则:健脾补肾,益气养血。

方药：炙黄芪 20 g　太子参 15 g　麦冬 9 g　沙苑子 12 g
六神曲 9 g　山药 15 g　石斛 9 g　陈皮 6 g
炙甘草 6 g　鸡血藤 12 g　仙鹤草 9 g　白芍 9 g
红枣 6 g　黄精 6 g　女贞子 12 g　旱莲草 12 g
党参 9 g　三七粉冲服 2 g　西洋参粉冲服 1 g

×28 剂，水煎服，每日 1 剂，分早晚 2 次口服

二诊：患儿出汗减，胃口好转，乏力改善不明显。血常规提示：白细胞计数 2×10^9/L，血红蛋白含量 60 g/L，血小板计数 60×10^9/L。治宜补血益气，调和营卫。

方药：炙黄芪 20 g　党参 9 g　黄精 6 g　桂枝 6 g
白芍 9 g　仙鹤草 9 g　鸡血藤 12 g　熟地黄 12 g
陈皮 6 g　女贞子 12 g　生山楂 9 g　旱莲草 9 g
当归 9 g

×28 剂，水煎服，每日 1 剂，分早晚 2 次口服

三诊：患儿乏力好转。再拟前法治疗。

方药：炙黄芪 20 g　党参 9 g　黄精 6 g　当归 9 g
白芍 9 g　仙鹤草 9 g　鸡血藤 12 g　熟地黄 12 g
陈皮 6 g　女贞子 12 g　生山楂 9 g　旱莲草 9 g
补骨脂 6 g　淫羊藿 6 g

×28 剂，水煎服，每日 1 剂，分早晚 2 次口服

后随访，患儿乏力、纳差、多汗症状明显改善，等待骨髓移植中。

二、验案分析

1888 年，德国医学家 Paul Ehrlich 首次报道了一例患有再障的青年女性患者病例，1904 年该疾病被正式命名为“再生障碍性贫血”。目前研究者认为再障的发病机制包括造血干细胞、多能干细胞损伤、骨髓微环境缺陷以及免疫系统的异常三个方面，但其实

在大多数再障患者中，三者并不是独立呈现的。

在中医学中，再障并无明确的病名。根据临床特征，急性再障可归为“血证”“急劳”等范畴；慢性再障可归为“虚劳”“血虚”“髓枯”等范畴。目前，考虑到再障与“虚”和“血”相关，故而多将其归为“血证”和“虚劳”的中医诊断。《黄帝内经·灵枢·决气》曰：“血脱者，色白夭然不泽，其脉空虚”。清代喻昌在其所著的《医门法律·卷六·虚劳门》中描述：“虚劳之证，金匮叙于血痹之下，可见劳则必劳其精血也。荣血伤，则内热起，五心常热，目中昏花见火。耳内蛙聒蝉鸣，口舌糜烂，不知五味，鼻孔干燥，呼吸不利，乃至饮食不生肌肤，怠惰嗜卧，骨软足疲。荣行日迟，街行日疾，荣血为卫气所迫，不能内守而脱出于外，或吐或衄，或出二阴之窍，血出既多，火热迸入，逼迫煎熬，漫无休止，荣血有立尽而已，不死何待耶!”阐述了虚劳病机为：精血内伤而生热，热更伤精迫血。而现代中医学对再障治疗的认识也是在演变的：20 世纪 60 年代根据“脾为后天之本，气血生化之源，脾统血”的理论，强调治疗重在脾；20 世纪 70 年代根据“肾主骨生髓，精血同源”的理论，又强调治疗重在肾；到了 20 世纪 70 年代末，对于急性再障又提出了“邪毒”在发病中的作用。

时毓民教授辨治小儿再障主要从肾虚入手，滋阴温阳，益气活血，选用仙茅、淫羊藿、黄芪、生熟地、山药、三七、菟丝子等药物。相关研究也发现，该类药物有促进骨髓干细胞分化、提高机体免疫力的能力。因此在临床中，应用中西医结合治疗的疗效要好于单用西药。对于上述病例，时毓民教授就着重补肾益气，后期有兼顾温补肾阳，推动儿童肾气充盈，促进疾病好转，改善相关症状。此外，在临床上，时毓民教授善用三七止血活血，可促进血液细胞新陈代谢；喜用西洋参，补气养血、滋阴补肾，都取得了良好的疗效。

（孙　雯）

第十一节 儿童白癜风

儿童白癜风(child vitiligo, CV)是一种儿童获得性黑色素细胞破坏所致皮肤和毛发色素脱失的疾病,多数报道女孩发病率高于男孩。其发病原因及发病机制尚不完全清楚,目前的研究多认为与遗传因素、神经精神因素、黑色素细胞自毁、免疫学说、细胞因子因素、自由基因素、微量元素等相关,近年来氧化应激、自身免疫学说也日益受到关注。CV 临床表现为皮损,典型的皮损为分散的、界限清楚的灰白、瓷白或乳白色斑,形态不一,表面无鳞屑,白斑内的毛发亦可变白,整个病程呈慢性过程,无自觉症状,易诊难治,发在面部因影响美观,给家属和患儿带来较大困扰。治疗一般为局部皮质类固醇激素、局部光化学疗法、系统光化学疗法、甚至自体移植等。但小儿处于身心发育阶段,对皮质类固醇激素、免疫抑制剂等疗法不良反应较大,且 CV 影响儿童和青少年的生活质量、容易导致自我认知障碍、交流困难等,对患儿生活有不同程度的影响。

本病在中医古籍有“白处”“白驳”等名称,中医认为其发病总有外感六淫、内伤七情、脏腑功能失调所致。时毓民教授认为白癜风的发病是机体内外因素互相作用的结果,因此采用中药内服外治法对儿童白癜风进行治疗,有较好的疗效。

一、验案举例

患儿闻某,女,8 岁,2014 年 11 月 16 日初诊。

主诉:额部白斑逐渐增大 3 个月。

现病史:患儿 3 个月前家属发现额部有白斑,初起约 0.5 cm×0.5 cm 左右,后逐渐增大,近日增大明显,无其余不适。

既往史:平素体弱,易外感、易食欲不振。

体格检查:上额正中有边界清晰椭圆形白斑,大小约 3 cm×

2 cm，表面无鳞屑，神清，舌淡，苔薄白，脉细。

西医学诊断：白癜风。

中医学诊断：白驳。

辨证分析：脾肾两虚，肌肤失养，病久血瘀，瘀阻经络，新血不生，肌肤进一步失养。

治则：补肾健脾，活血化瘀。六味地黄丸合四君子汤加减。

方药：熟地 9 g　山茱萸 6 g　白茯苓 9 g　丹参 6 g
党参 9 g　炒白术 9 g　炙甘草 9 g　补骨脂 9 g
菟丝子 9 g　女贞子 9 g　黄芪 9 g　川芎 6 g
枸杞子 9 g　生山楂 12 g　谷芽 12 g　麦芽 12 g
红枣 12 g

×14 剂，水煎服，每日 1 剂，分早晚 2 次口服

另用补骨脂 30 g 加入 75％酒精 100 ml，浸泡 1 周后，将浸泡液微火煮 5 分钟，待其放凉后，每日涂擦患处，每日 3 次。

二诊：白斑未继续增大，范围已减小，患儿面色萎黄，食少、胃纳呆滞，再以益气健脾、活血养血之法。

方药：炙黄芪 9 g　太子参 12 g　补骨脂 9 g　白芷 9 g
当归 9 g　香附 9 g　麦冬 5 g　陈皮 9 g
黄精 12 g　生山楂 12 g　鸡血藤 12 g　山药 12 g
六神曲 12 g

×14 剂，水煎服，每日 1 剂，分早晚 2 次口服

三诊：白斑已不明显，未曾感冒，食欲增加，仍以二诊方剂出入，加入女贞子 9 g、菟丝子 9 g 以补益肝肾，予 28 剂。

半年后随访复诊，白斑消失。

二、验案分析

本文患儿以“额部白斑逐渐增大 3 个月”就诊，诊断为白癜风，根据其证候表现，时毓民教授辨其为脾肾两虚兼有血瘀。脾为后

天之本，运化水谷精微而荣养周身，脾虚则气血生化乏源，肌肤失养而白斑显现，脾虚失运，则并见患儿纳食不馨；肾虚不足，精亏血少，血不滋养而致肌肤失荣，腠理失养而成白斑；另病久血瘀，瘀阻经络，新血不生，肌肤进一步失养，可见白斑增大。据此，时毓民教授初诊采用补肾健脾，活血化瘀之法，以六味地黄丸合四君子汤，并加入活血化瘀药物进行加减治疗。以熟地、山茱萸、补骨脂、菟丝子、女贞子补益肝肾，以四君子汤健脾益气，加入丹参养血活血化瘀；一诊后，白斑未继续扩大，呈缩小态势，然胃纳减，面色萎黄，脾气虚更为明显；因此二诊侧重于益气健脾、养血活血，加入黄芪、太子参以益气健脾，当归、鸡血藤养血活血行气，气药和血药同用，气旺则血生，气血调和，则肌肤濡养，白斑不生，黄精、补骨脂补肾填精，并妙用白芷，引药上行，使药效可达头面部。三诊后，患儿白斑已不明显，守二诊方剂，更加入女贞子、菟丝子来增强补益肝肾之功，半年后随访，白斑已愈，未见复发。

中医学认为白癜风初起多为风邪外袭、气血不和，情志内伤、肝郁气滞，故白斑发展迅速，日久常有脾胃虚弱、肝肾不足、经络瘀阻，故白斑色淡或边有色沉。《诸病源候论・白癜候》指出其病机为“风邪搏于皮肤，血气不和所生也”。现代医家认为白癜风多由气血失和、脉络瘀阻所致。时毓民教授认为儿童白癜风发病与儿童生理特点密切相关，关键病机在于脾肾不足、气血违和。小儿脏腑娇嫩，形气未充，五脏六腑本有不足，而其中脾肾不足尤为明显，《育婴家秘・五脏证治总论》中指出：“五脏之中肝有余，脾常不足肾常虚，心热为火同肝论，娇肺遭伤不易愈。”脾为后天之本，主运化水谷精微，为气血生化之源。小儿生长发育迅速，生长旺盛，对气血精微需求较成人相对为多，但小儿脾胃薄弱，运化未健，饮食稍有不节，便易损伤脾胃而患病，故小儿“脾常不足”。肾为先天之本，肾中元阴元阳为生命之根，关系到人的禀赋体质与成长，各脏之阴取之于肾阴的滋润，各脏之阳依赖于肾阳之温煦，小儿生长发育、抗病能力均与肾有关，小儿处生长发育之时，肾气未盛，气血未充，故小儿“肾常虚”。因此，在治疗上，健脾益气，补肾活血，以六味地黄丸合四君子汤为主，再加入补肾健脾活血中药，使先后天互相滋养，气血并调，肌肤得到濡养，从而改善白斑情况。近年试验研究表明补骨脂及白芷对黑色素细胞有增加黏附的作用，在光照下增加皮肤黑色素。丹参在体外对黑色素细胞有明显的增殖作用。当归能增加黑色素细胞合成能力。女贞子、鸡血藤、甘草可以增加黑色素细胞合成。鸡血藤、女贞子、补骨脂、甘草等酒精提取物对酪氨酸酶有激活作用，促进黑色素形成。时毓民教授在遣方用药时将健脾补肾活血法与光敏性中药结合，既补益脾肾，又促进皮损复色，使白斑复，脾肾健旺。

（和婧伟）

第十二节　儿童复发性口腔溃疡

复发性口腔溃疡又称为复发性阿弗他溃疡（recurrent aphthous ulcer，RAU），是最常见的口腔黏膜溃疡类疾病，至少10%～25%的人群患有该病，表现为反复发作的、以“黄红凹痛”为特征的圆形或椭圆形溃疡，主要累及口腔非角化黏膜，具有自限性。虽然RAU在各个年龄段均可发病，流行病学资料显示，RAU在儿童和青少年中的患病率为10%～60%，为最常见的儿童口腔疾病之一。由于RAU病情反复，并常伴有明显疼痛，对儿童患者的进食、言语、口腔清洁与情绪等多个方面均可产生较大负担，严重影响患儿的身心健康。RAU的病因尚不明确，目前学界倾向认为该病的发生为多种因素综合作用下机体产生异常免疫反应的结果，病因包括患者局部和全身免疫功能异常、精神紧张、内分泌失调、营养缺乏、感染、遗传、消化系统疾病等因素。小儿免疫功能系统发育尚不完善，口腔溃疡发生的概率较大。

口腔溃疡属中医“口疮”“口疳”“口舌生疮”“口糜”“口破”等范畴，历代医家对口疮病因病机的认识不一，较多的是从火热论治。

一、验案举例

患者程某，男，15 岁，2015 年 7 月 20 日初诊。

主诉：口腔溃疡反复发作 1 年余。

病史：1 年余来口腔溃疡反复发作，平均每 1～2 月 1 次，发作时伴有口痛，口臭。平素体质较好，伴有怕热，小便黄赤。

体格检查：神清，口腔黏膜有 2 枚凹陷性溃疡，舌尖红，苔黄腻，脉软。

西医学诊断：复发性口腔溃疡。

中医学诊断：口疮。

辨证分析：湿热化火，兼有阴虚内热。

治则：清热利湿，滋阴降火。加味导赤散加滋阴泻火药加减。

方药：生地 9 g　知母 9 g　芦根 12 g　淡竹叶 12 g
金银花 9 g　薄荷 5 g　黄芩 9 g　藿香 9 g
薏米仁 9 g　陈皮 9 g　红枣 12 g　生甘草 5 g
×14 剂，水煎服，每日 1 剂，分早晚 2 次口服

二诊：口腔溃疡消失，口臭好转，苔薄白，脉弱，原方去金银花，加生黄芪 9 g、太子参 9 g，再予 14 剂。

三诊：口腔溃疡未发，口臭已愈，上方去知母、黄芩、加麦冬 9 g，再予 14 剂。随访 3 个月，未发口腔溃疡。

二、验案分析

口疮一词最早见于《黄帝内经・素问・气交变大论》：“岁金不及，炎火乃行……民病口疮，甚则心痛。”历代医家对本病做了较多论述，如《圣济总录・啮门》有谓：“口疮者，由心脾有热，气冲上焦，

重发口舌，故作疮也。”既往医家大部分认为脾开窍于口，心开窍于舌，因此临床对复发性口腔溃疡多从心脾论治，虽有一定疗效，但都不易治愈，病情每多反复。时毓民教授认为口腔溃疡反复发作，久病不愈，虽有局部心脾二经热之标实，亦必耗气伤阴，气阴两虚。病久及肾，肾阴不足，水不能制火，则虚火上炎，熏发于口；正气不足，卫气不固，反复发作，因此治疗上需要补气养阴为本。病案中患儿病发长夏，湿气当令，小儿又为稚阳之体，湿热之邪乘虚而入，再加上患儿久病伤阴，本有阴虚内热体质，湿热加阴虚内热上蒸口舌，肉腐血壅，故发为溃疡，初期用加味导赤散，佐以滋阴泻火中药，生地、麦冬、玄参养阴，芦根、淡竹叶、黄芩清热，舌为心之苗，清心利小便，清心泻火，透达表里。后期溃疡转愈，正气不足，加入补气中药黄芪、太子参，以提高机体免疫力，减少口腔溃疡反复发作，可以取得标本兼治的效果。

另外小儿反复口腔溃疡常伴有便秘症状，保持大便畅通是本病治疗过程中不可忽视的重要环节。若大便不通，邪毒内侵，脾胃运化受阻，积热内生，上攻口舌，甚则热伤气阴，而气阴已伤，则不能润肠，大便干结，则便下更难，形成恶性循环。所以，时毓民教授对有便秘小儿常加用麻仁、瓜蒌子、枳实、莱菔子润肠通便泻火，如阴虚明显，有时重用养阴之品以增液行舟，如以增液汤加减，重用生地、玄参、麦冬也可取得疗效。

（和婧伟）

第十三节　小儿粘连性肠梗阻

粘连性肠梗阻是指腹膜与腹腔脏器之间、肠管之间广泛粘连或纤维束带而引起的肠梗阻。小儿粘连性肠梗阻可分先天性和后天性两种。先天性者较少见，可因发育异常或胎粪性腹膜炎所致，后天性者多见，常由于腹腔内手术、炎症、创伤、出血、异物等引起。临床上以手术后所致的粘连性肠梗阻为最多。手术后腹内脏器和腹膜的粘连是机体对抗外来刺激的生物保护机制，可使腹腔炎症局限，但亦带来粘连性肠梗阻的危害。肠梗阻最常见的部位是小肠、容易发生在阑尾切除手术后（尤其是阑尾穿孔腹腔引流术后）或盆腔手术后，主要症状有腹痛、腹胀、便秘、恶心和呕吐。西医治疗一般采用鼻胃管减压、静脉输液支持，必要时考虑手术。时毓民教授认为中医治疗可防止内毒素吸收、改善肠道微循环，减少肠粘连，从而改善肠梗阻症状。

一、验案举例

患儿张某，女，8 岁，1990 年 1 月 15 日由外科转入会诊。

主诉：阑尾炎术后腹痛 1 个月余。

病史：患儿 1 个多月前行阑尾切除术，手术后约 1 周后出现腹痛，疼痛位于肚脐周围及右下腹部，并伴有呕心、呕吐，食欲减退，大便干结，大便约每 3 日 1 次。

体格检查：神疲，腹部胀，右下腹部轻压痛，舌红，苔腻，脉细弦。

辅助检查：腹部 X 线片提示有部分性肠梗阻。

西医学诊断：肠梗阻（部分性）。

中医学诊断：肠结。

辨证分析：热结腑实，气滞血瘀，脾湿积滞。

治则：以泻热通腑为主，活血化瘀，健脾化湿为辅，以大承气汤加减。

方药：制大黄 9 g　厚朴 5 g　枳实 9 g　玄明粉 5 g(冲服)
赤芍 9 g　丹皮 9 g　炒白术 9 g　莱菔子 9 g
藿香 9 g　木香 5 g　生甘草 5 g

×7 剂，水煎服，每日 1 剂，分早晚 2 次口服二诊：腹痛、腹胀减，有排气，食欲差，大便较干，每 2 日 1 次。原方加火麻仁 9 g，山楂 9 g，玄明粉改 9 g，炒白术改生白术 30 g。

×7 剂，水煎服，每日 1 剂，分早晚 2 次口服

三诊：腹痛明显减轻，大便软，食欲增加。予原方再服用 7 剂。

四诊：腹痛、腹胀消失，腹部无压痛，纳增精神佳。以健脾、和胃为主治疗。

方药：山药 15 g　厚朴 5 g　枳实 9 g　丹参 12 g
赤芍 9 g　丹皮 9 g　炒白术 9 g　莱菔子 9 g
藿香 9 g　木香 5 g　六神曲 9 g　生甘草 5 g

×7 剂，水煎服，每日 1 剂，分早晚 2 次口服

随访 6 个月，小儿病瘥，情况良好。

二、验案分析

本文患儿以“阑尾炎术后腹痛 1 月余”就诊，因手术创伤后，腹膜肠壁浆膜受机械性刺激，引起肠粘连，肠腔机械性不畅，从而导致部分性肠梗阻。根据其症状表现，将其归结于“肠结”范畴。时毓民教授认为肠粘连部分性肠梗阻病位在肠，包括小肠和大肠，肠为六腑，司饮食之传化，传化物而不藏，实而不满，肠腑之气本以降为顺，以通为用，本例患儿因阑尾手术开腹，术后离经之血滞留为瘀血，瘀血阻滞经络，血凝气滞，气血运行不畅，不能宣达，导致通降失常，清气不升，浊气不降，腑气不通，气聚则胀，气滞再加血瘀则痛，且呈进行性加重。因此急则治其标，时毓民教授根据其大便秘结、腹痛、纳差、舌红、苔腻等症候特点，并结合其有阑尾炎术后的病史，辨析患儿属于热结腑实，气滞血瘀，脾湿积滞，故采用以泻热通腑为主，活血化瘀，健脾化湿为辅的治疗原则，以大承气汤攻下热结，先使气机通畅，以恢复肠道的通降功能，同时加入赤芍、丹皮活血化瘀、木香行气止痛，莱菔子降气、消食、导滞以恢复肠道的

传化功能。一诊后，腹痛、腹胀略减，大便仍然干结，因此加重了通下的作用，玄明粉加量，同时将炒白术改为生白术，白术小剂量有健脾作用，而大剂量生用则发挥其润肠通便之功。二三诊后，腹痛减轻，大便变软，病情明显好转，时毓民教授再考虑到对患儿攻邪不可太过，以防伤阴，故去掉大黄、玄明粉，加用了山药、六神曲以增加健脾和胃之效，丹参以助活血和血之功。

肠梗阻属于祖国医学的"关格""肠结"范畴。早在《黄帝内经》中就有描述，《黄帝内经·灵枢·胀论》云："大肠胀者，肠鸣而痛濯濯。""关格"一词，由张仲景首先提出："伏则吐逆，水谷不化，涩则食不得入，名曰关格。"并提出治法，即"不大便五六日，上至十余日……但发热谵语，大承气汤主之"。明代赵献可的《医贯·噎膈论》对关格进一步解释"关者下不得出也，格者上不得而入也"，这对关格症状的描述已与现代医学中的肠梗阻极其相似。"肠结"病名为张锡纯提出，在他的《医学衷中参西录·治燥结方》中提出"肠结"病名，"系指……饮食停于肠中，结而不下作痛"。时毓民教授认为凡因饮食不节，虫疾内扰，内虚外寒，脾湿积滞，阳明热结，气滞瘀阻，饮停肠间，均可发为"关格""肠结"，出现痛、呕、胀、闭等症状。治疗应以通下为主，佐以行气、化瘀或温寒、清热、消导之法。

大承气汤有峻下热结的作用，常用于治疗阳明腑实证，现代药理研究显示大承气汤对胃肠蠕动有明显的促进作用，明显缩短胃排空时间。同时，大承气汤能够降低不完全性肠梗阻大鼠血清 ET 及 TNF-α 含量，保护不完全性肠梗阻小肠上皮细胞，具有肠屏障保护功能，并能显著抑制纤维结缔组织的增生，减轻造模大鼠模型局部粘连程度。川芎、丹皮、丹参等活血中药具有扩血管、改善微循环、抗炎性反应、镇静镇痛、解热等作用，山药、白术、六神曲健脾和胃，且山药有使肠管恢复节律的作用。

综上所述，时毓民教授治疗小儿手术后肠粘连部分性肠梗阻，并非纯用攻下之法来“通”，而是辨证施治，采用活血攻下之法，并根据病程的不同时期，侧重不同，急则攻下热结，兼活血化瘀，缓则健脾益气，调气和中，因此临床上收到较好疗效。

（和婧伟）

第十四节 川 崎 病

川崎病又称皮肤黏膜淋巴结综合征，于1967年由日本川崎富作医师首次报道，好发于5岁以下儿童和婴幼儿，发病率存在种族和地区差异，亚洲裔发病率较高，城市发病率高于农村，男孩发病率高于女孩。是一种主要发生于婴幼儿时期的发热性疾病，严重时造成动脉瘤或冠状动脉阻塞，是一种以全身血管炎为主要病理的急性发热性出疹性小儿疾病。根据临床表现及发病特点，中医属“温毒”“温病”“阳毒发斑”“风温”“疫疹”“斑疹”等范畴。

一、验案举例

患儿周某，女，1岁半，2017年9月27日初诊。

主诉：发热不退近1个月。

现病史：患儿于2017年8月24日起发热，热峰38.6°，7天体温不退，于8月31日入住杭州某医院，入院时体检颈部有淋巴结肿大，住院3周，用激素、阿司匹林、丙种球蛋白治疗，发热不退，体温波动在38.2～38.4°，食欲差，大便稀，每日3次。于是寻求中医治疗。

既往史：否认胃肠、心脏等疾病史。

体格检查：面色差，声音哑，舌淡红，苔白腻，脉软，颈部淋巴结大小2 cm×2 cm。

辅助检查：B超示左颈部淋巴结大小1.3 cm×0.4 cm，右颈部淋巴结大小 1.0 cm×0.4 cm；心超冠状动脉扩张，内径 0.3 cm；心电图 V5 为 T 波双峰状改变。

西医学诊断：皮肤黏膜淋巴结综合征。

中医学诊断：风温。

辨证分析：热伤气阴，脾虚湿盛，兼有血瘀。

治则：健脾利湿，活血化瘀，退虚热。

方药：藿香 5 g　山药 9 g　地骨皮 9 g　银柴胡 9 g
葛根 6 g　太子参 9 g　白术 9 g　丹参 9 g
川芎 9 g　北沙参 9 g　红枣 12 g　甘草 6 g
×7 剂，水煎服，每日 1 剂，分早晚 2 次口服

二诊：服用中药 4 天后发热退至正常，腹泻止，面色好转，食欲改善，出汗多，予健脾益气，活血化瘀。

方药：黄芪 9 g　党参 9 g　丹参 9 g　川芎 9 g
六神曲 9 g　山药 9 g　当归 9 g　沙参 9 g
茯苓 12 g　陈皮 5 g　甘草 9 g　红枣 12 g
薏米仁 9 g　煅龙骨 15 g
×14 剂，水煎服，每日 1 剂，分早晚 2 次口服

三诊：一般好，颈部淋巴结未扪及，食欲好，出汗减少，大便正常。心超显示冠状动脉内径 0.21 cm，恢复正常。予上方去当归、六曲，加补骨脂 9 g、麦冬 6 g，14 剂巩固治疗。

随访半年，患儿诸症好转。

二、验案分析

本文患儿以“发热不退 1 个月”就诊，本例患儿为不典型川崎病，此病一般常见于婴幼儿，而且冠状动脉病的发生率比较高，所以要提高对不典型小儿不完全川崎病的认识，不要等符合川崎病诊断标准后才给予治疗，应该及早进行心脏超声检查，及时进行治疗。该病儿 1 岁半，发病时仅有发热 7 日，淋巴结大，无皮疹及口

腔黏膜病变，属于不典型的川崎病，最后经由心超证实。按照其临床表现属于中医温病的范畴，时毓民教授认为本病为感受湿热时邪，侵犯营血所致。患儿年龄较小，五脏六腑成而未全，肉脆血少气弱，感受外界时令不正之气，致湿热邪毒侵袭人体，主要病机为热入营分，阻滞血脉，耗伤阴津，导致热伤气阴，再加上久用西药寒凉药物伤脾，脾虚湿盛，且病久血瘀。时毓民教授采用健脾利湿，活血化瘀，退虚热之法进行治疗，地骨皮、银柴胡清虚热，太子参、北沙参益气养阴，山药、白术、红枣健脾利湿，藿香芳香化湿，丹参、川芎活血化瘀，中药服用 4 剂后，热退，腹泻止，出汗较多，时毓民教授认为此时湿温渐除，气虚更甚，故二诊以健脾益气，活血化瘀为主，以黄芪、党参、山药、茯苓健脾益气，煅龙骨收敛止汗，六神曲、红枣、陈皮健脾和胃，再加入川芎、当归、丹参活血养血。三诊后，患儿诸症好转，方药在二诊基础上进行加减，去掉补血之品当归，加入补骨脂以补肾固本。

时毓民教授认为本病为感受湿热时邪侵犯营血所致，小儿体弱，或感受外界时令不正之气，致温热邪毒侵袭人体发为外感风热表证，由表及里，化热化火，气营两燔，故高热，肌肤黏膜瘀疹潮红，热毒炼液成痰，凝阻经脉则颈部淋巴结肿大，热毒流注经脉则关节肿痛，手足硬肿脱皮，邪火上炎则两目红赤，邪热久羁，阴津耗损，故阴虚热恋，热退后，气阴两伤，气虚则无力鼓动血脉，血虚则气血运行不畅，而致多种变证，正如叶天士所言“温邪上受，首先犯肺，逆传心包”。川崎病血液检查表明血浆血栓素 B2（TXB2）升高，血小板高于正常，提示血液高凝倾向，所以时毓民教授治疗川崎病按照温病的卫气营血理论进行辨证治疗，活血化瘀贯穿治疗全程。

西医学治疗川崎病疗效较快，但是有一定的不良反应，中药见效较慢，由于兼顾小儿体质，从整体出发，不良反应少，疗效巩固。如采用中西医结合治疗方法，互为补充，不良反应少，可使疗效提高。

（和婧伟）

第十五节 儿童甲状腺功能亢进症

甲状腺功能亢进症（hyperthyroidism），简称甲亢，是由于甲状腺激素分泌过多所致，常伴有甲状腺肿大、眼球外突及基础代谢率增高等表现。儿童时期甲亢主要指弥漫性甲状腺肿型甲亢，即Graves病，可以发生在儿童的任何一个时期，但是发病率会随着年龄的增加而上升，青春期时达到峰值，女孩的发病率明显高于男孩。甲亢属于中医学"瘿病""消渴""心悸"等范畴。

一、验案举例

患儿张某，女，9岁，2018年1月6日初诊。

主诉：血检发现甲状腺功能异常3个月余。

现病史：2017年9月患儿因检查发现游离三碘甲状腺原氨酸（FT_3）9.35 pmol/L（参考值：3.58～6.92 pmol/L）、游离甲状腺素（FT_4）17.88 pmol/L（参考值：9.60～14.50 pmol/L），促甲状腺激素（TSH）0.14 μIU/ml（参考值：0.90～4.00 μIU/ml），三碘甲状腺原氨酸（T_3）及甲状腺素（T_4）正常，查体无明显手抖、突眼、多汗症状，但食欲不佳，体重减轻，心率快，未予药物干预。2017年10月，患儿复查甲状腺功能提示：T_3、FT_3升高，甲状腺球蛋白抗体（TGAb）207.92 IU/ml升高，明确甲亢诊断，于11月11日起开始服用甲巯咪唑（赛治）治疗。12月5日患儿出现全身荨麻疹，鼻出血频繁，关节疼痛。12月8日住院治疗，检查颈部略大，甲状腺Ⅰ度肿大，心率100～120次/分钟；血常规提示白细胞计数$3.08\times10^9/L$，中性粒细胞百分比28.9%，血小板计数$56\times10^9/L$；甲状腺功能仍异常；胃镜检查提示胃溃疡，幽门螺杆菌抗体阳性。予抗幽门螺杆菌治疗 2 周，倍他洛克（12.5 毫克/次，每日 1 次）降低心率，出院时患儿甲状腺轻度增大，双手振颤（+/-）。出院诊断：甲亢，血小板减少，胃溃疡。患儿平时脾气急躁，胃纳不佳，经常胃部不适，易疲劳。

既往史：患儿平时体健，无特殊疾病。

专科查体：一般可，形体消瘦，甲状腺Ⅰ度肿大，心率 104 次/分钟，面色萎黄，腹胀，舌淡红，苔白腻，脉细数。

西医学诊断：甲亢。

中医学诊断：瘿病。

辨证分析：肝郁脾虚，气滞血瘀。

治则：疏肝清热理气，补气养血活血。

方药：黄芪 12 g　鸡血藤 9 g　香附 6 g　佛手 6 g
川芎 9 g　山药 15 g　黄芩 9 g　蒲公英 12 g
仙鹤草 9 g　茯苓 12 g　枳壳 6 g　鸡内金 6 g
炙甘草 6 g

×7 剂，水煎服，每日 1 剂，分早晚 2 次口服

二诊：2018 年 1 月 13 日，症见患儿胃纳好转，仍胃脘不适，心率 88 次/分钟，停用倍他洛克。治以疏肝健脾、理气止痛。

方药：太子参 15 g　香附 6 g　延胡索 9 g　白芍 9 g
陈皮 6 g　青皮 6 g　黄芩 9 g　丹参 9 g
赤芍 9 g　地丁草 12 g　生谷芽 15 g　生麦芽 15 g
乌药 6 g　炙甘草 6 g

×7 剂，水煎服，每日 1 剂，分早晚 2 次口服

三诊：2018 年 1 月 20 日，症见患儿面色及胃口佳。治则：益气健脾，活血疏肝。

方药：黄芪 12 g　石斛 9 g　麦冬 9 g　夏枯草 9 g
丹参 9 g　川芎 9 g　扁豆 9 g　丹皮 9 g

山药 15 g　　生谷芽 15 g　生麦芽 15 g　炙甘草 6 g

×7 剂，水煎服，每日 1 剂，分早晚 2 次口服

四诊：2018 年 1 月 27 日，1 月 24 日复查甲状腺功能：T_3 2.14 nmol/L，T_4 143.64 nmol/L，TSH 0.1 μIU/ml。血常规检查：白细胞计数 9.35×10^9/L，血小板计数 101×10^9/L。症见患儿体重增加，面色好，胃纳好，心率 70～90 次/分钟，甲状腺未触及肿大，舌淡红，苔薄白，脉细。治宜健脾养阴，疏肝理气。

方药：黄芪 12 g　北沙参 9 g　香附 6 g　太子参 12 g
白术 9 g　枳壳 6 g　茯苓 12 g　夏枯草 9 g
天冬 9 g　谷芽 15 g　山药 15 g　赤芍 9 g
炙甘草 6 g　红枣 9 g

×14 剂，水煎服，每日 1 剂，分早晚 2 次口服

五诊：2018 年 2 月 10 日，患儿脾气急躁明显好转，中上腹部无不适，体重增加，心率 85 次/分钟，舌淡红，苔薄白，脉细。以疏肝健脾，益气养阴为治。上方加减继续治疗。

3 月 3 日随访：患儿胃纳佳，面色好转，体重增加，舌淡红，苔薄白，脉细滑。复查 T_3 1.93 nmol/L，T_4 105.49 nmol/L，TSH 0.527 9 μIU/ml。

二、验案分析

患儿发病时无怕热、手抖、多汗、食欲增加、突眼等甲亢的典型症状，但是有甲状腺轻度增大，脾气急躁，体重减轻，心率快的表现，甲状腺功能检查提示 T_3、T_4 升高，TSH 下降，甲亢诊断明确。初用甲巯咪唑治疗后出现皮疹、关节痛、鼻出血及白细胞、血小板下降等不良反应，故而予以停用西药。

患儿既往有胃溃疡病史，平时脾气急躁，查体可见身倦乏力、精神不振、上腹不适、形体消瘦、苔白腻等脾虚湿困的表现。时毓民教授认为该患儿有胃溃疡其发病原因可能与饮食不调，损伤中

焦，运化失职，聚湿生痰为患，其证多以身倦乏力、精神不振、上腹不适、形体消瘦、苔白腻。此外尚有血小板低，鼻出血及关节痛，该患儿与中医常用平肝养阴法有所不同，故辨证论治以调理脾胃为主，佐以活血养血、疏肝理气之法。处方中选用黄芪、山药、茯苓益气健脾；枳壳、佛手、香附疏肝理气；蒲公英、黄芩清热；鸡血藤活血、养血；仙鹤草收敛止血、补虚；川芎辛散温通，祛风通络止痛。三诊时，患儿脾虚症状改善，与加用夏枯草平肝散结，石斛滋阴清热，巩固疗效。三诊以后，患儿脾胃症状基本消失，加用白芍柔肝敛阴，太子参、北沙参滋补肾阴，患儿脾气急躁好转；加用香附疏肝解郁，理气宽中，肝脾共治。

时毓民教授认为，小儿本就存在“肝有余”的表现，尤其是青春期前后儿童更易受情志所伤；加之“脾肾不足”，肝气不舒累及脾土，肝阴不足累及肾水；故而柔肝养阴、益气健脾对于治疗儿童甲亢尤为重要。

（孙　雯）

第十六节　小儿擦腿综合征

擦腿综合征又称情感交叉擦腿综合征，是小儿通过擦腿引起兴奋的一种行为障碍，属于心理行为异常的一种。发病年龄一般为 1～5 岁，以 1～3 岁为多见，女孩多于男孩。主要表现为：女孩喜坐硬物，手按腿或下腹部，双下肢伸直交叉夹紧或叠加，手握拳或抓东西使劲；男孩多表现伏卧在床上来回蹭，或与女孩相似的表现。还有些婴儿喜欢骑坐在大人腿上、椅角上摩擦外阴。多在睡前、醒后发作，每次持续时间 1 至数分钟不等，注意力分散时此行为可停止。治疗多采用心理学的方法进行干预，如情感安慰、转移注意、按时作息、培养兴趣等。西医学多用多巴胺阻滞剂如氟哌啶嗪、安坦等药物治疗，部分药物有不良反应。治疗适当，擦腿会慢慢消失，治疗不当，小儿可形成摩擦的习惯，以致带到青春期，可能会形成摩擦癖，影响以后正常的性生活。时毓民教授认为该病病机和性早熟相似，主要为“肝肾阴虚，相火旺盛”，采用性早熟常用治法即滋阴泻火法治疗，临床收效甚佳。

一、验案举例

患儿，女，5岁4个月。2013年3月15日初诊。

主诉：时有两腿交叉、屏气5个月。

现病史：近5个月无明显诱因出现两腿时有摩擦，有时屏气，平素汗多，大便干，面红，情绪急躁易怒。

体格检查：一般情况好，舌偏红，苔薄少，脉细弦。

西医学诊断：擦腿综合征。

中医学辨证：阴虚火旺证。

治则：滋阴降火，佐以通便。

方药：知母 9 g　黄柏 6 g　山茱萸 9 g　山药 12 g
茯苓 9 g　牡丹皮 9 g　泽泻 9 g　柴胡 9 g
栀子 9 g　制川军 6 g　山楂 9 g　甘草 6 g

×14剂，水煎服，每日1剂，分早晚2次口服

二诊：2013年3月29日。患儿擦腿、屏气发作明显减少，汗出减少，大便变软，情绪好转。

方药：知母 9 g　黄柏 6 g　山茱萸 9 g　山药 12 g
茯苓 9 g　牡丹皮 9 g　泽泻 9 g　柴胡 9 g
山楂 9 g　甘草 6 g

×14剂，水煎服，每日1剂，分早晚2次口服

三诊：2013年4月12日。患儿擦腿、屏气动作消失，汗出不多，大便调，情绪稳定，舌淡红，苔薄，脉细，守方再服4周，巩固治疗而愈。

二、验案分析

擦腿综合征原因尚不十分明确。有些因局部刺激导致，如会阴部湿疹、蛲虫、尿布潮湿或裤子太紧等刺激引起外阴局部发痒，继而摩擦，发展而成。有些专家认为与胆碱系统代谢障碍，引起多巴胺功能亢进有关。有研究发现部分患儿血中铁蛋白降低，铁元素缺乏，使铁的依赖酶单胺氧化酶活性降低，从而引起儿茶酚胺代谢异常，多巴胺浓度增高。有研究表明，40 例擦腿综合征患儿脑电图，32 例正常，8 例异常，异常脑电图改变与患儿性别、年龄、病程及发作频率程度无明显关系，与癫痫表现明显不同。有研究检测擦腿综合征患儿性激素水平中卵泡刺激素、黄体生成激素虽正常，但雌二醇水平增高，而认为与性激素水平紊乱有关。

小儿通过擦腿引起兴奋，是性安慰的一种早期表现，女孩发作后外阴充血，分泌物增多或阴唇色素加重；男孩阴茎勃起，尿道口稍充血，有轻度水肿，时毓民教授认为这种情况类似于性早熟。时毓民教授临证治疗中发现该些患儿有两腿交叉、摩擦之典型表现外，多伴情绪急躁，突然发作、汗多、便干、舌红、少苔、脉细弦等症候，这些亦属于中医“肝肾阴虚，相火旺盛”之证。肾阴不足，肝肾同源，影响到肝，至肝阴亏虚，肝肾阴虚，相火旺盛，相火盛而妄动可致天癸早至。临床采用滋阴泻火法治疗可望收到较好效果。

（吴　杰）

第十七节　神经性厌食

神经性厌食是一种自己有意造成和维持的，以节食造成食欲减退，体重减轻，甚至厌食为特征的进食障碍，常引起营养不良，代谢和内分泌障碍及躯体功能紊乱。神经厌食症主要表现为厌食，食欲极度缺乏，身体消瘦。此病的好发年龄为15～23岁。女性患者高于男性10～20倍，患者在急性精神创伤或心情持续抑郁下可导致此病发生。神经性厌食是青春期常见的心理行为疾病之一，文献报道从"肝"论治为多，时毓民教授从中医学"脾肾"论治神经性厌食取效。

一、验案举例

患儿，女，15岁。2003年4月18日初诊。

主诉：腹胀、厌食、进行性消瘦半年余。

现病史：患儿半年前学习紧张，自觉脘腹胀满，多食难受而产生厌食，继之体重减轻，从46 kg下降至35.5 kg，形瘦怕冷，已停经4个月。外院拟诊"胃窦炎，十二指肠球炎"予抗溃疡治疗食欲未明显增加，因腹胀、厌食、进行性消瘦半年余，于2003年4月18日来复旦大学附属儿科医院就诊。先予西药抗HP治疗(洛赛克1粒，每日1次；克拉霉素0.25 g，每日2次；阿莫仙0.5 g，每日2次)2周，胃纳仍不佳，多食易腹胀，两便调。

体格检查：一般可，身高156 cm，体重35.5 kg，心率62次/分钟，齐，乳房Ⅱ期，乳核松软，阴毛Ⅱ期，无阴道分泌物，面白无华，形寒肢冷，舌红苔薄，脉细弱无力。

辅助检查：胃镜：浅表性胃炎，HP(+)；胆汁反流，病理：胃窦黏膜轻—中度慢性浅表性胃炎。血内分泌指标 T_3 25.44 ng/dl(↓)、T_4 4.05 ug/dl(↓)、TSH 0.31 uIU/ml、FSH 0.58 mIU/ml(↓)、LH 5.93 mIU/ml、E_2 30.94 pg/ml(↓)、PRL 3.81 ng/ml。血常规检查：红细胞计数 3.51×10^{12}/L，血红蛋白含量109 g/L，白细胞计数 3.9×10^{9}/L，血小板计数 210×10^{9}/L。

西医学诊断：①神经性厌食；②浅表性胃炎。

中医学诊断：①疳证；②胃脘痛。

辨证分析：思虑、情志伤脾，运化失司，致腹胀厌食，厌食日久，伤及真阴真阳，气血枯竭而形瘦经闭。

治则：醒脾开胃，补肾培元。

方药：炒党参 9 g　苍白术 9 g　川朴 4.5 g　藿香 9 g
淫羊藿 15 g　仙茅 9 g　佛手 9 g　石菖蒲 9 g
炒白芍 9 g　楂曲 15 g　炒麦芽 30 g　炒谷芽 30 g
青皮 6 g　茯苓 15 g　炙鸡金 4.5 g　陈皮 6 g

以上方为主方随证加减一、二味，水煎服，每日 2 次，治疗 5 周

二诊：2003 年 6 月 13 日。患儿胃胀减轻，食量梢增加，昨日开始双下肢踝部肿胀，面色苍白，心率减慢，无心悸，心率 60 次/分钟，体重降至 32.5 kg。实验室检查：尿常规：白细胞计数 4～5/HP，蛋白质(+)，酮体(+)，胆红素(+)，尿胆原 66 μmol/l(↑)；肝肾功能：总胆红素 22.2 μmol/l(>17.1 μmol/l)，其余正常；肝脾B超：肝脾未见肿大，未见占位；心电图示窦性心动过缓。考虑为神经性厌食并发低蛋白水肿，胆红素血症，建议患儿入院治疗，因患儿正值中考期间，不愿耽误考试，拒绝住院，只愿接受门诊治疗，嘱其加服蛋白粉，卧床休息，继续上方加减治疗。

方药：炒党参 9 g　苍白术 9 g　川朴 4.5 g　藿香 9 g
淫羊藿 15 g　黄芩 9 g　佛手 9 g　枳壳 6 g
炒白芍 9 g　楂曲 15 g　炒麦芽 30 g　炒谷芽 30 g
炙鸡金 4.5 g　茯苓 15 g　青皮 6 g　陈皮 6 g

×7 剂，水煎服，每日 2 次，分早晚 2 次口服

三诊：2003 年 6 月 20 日。食量稍增，双下肢踝部肿胀消退。复查尿常规：白细胞计数 0～2/HP，糖(－)，蛋白质(－)，酮体(－)，胆红素(－)，尿胆原 N，再予健脾醒胃助运。

方药：炒党参 9 g　苍白术 9 g　川朴 4.5 g　藿香 9 g
淫羊藿 15 g　黄芩 9 g　佛手 9 g　枳壳 6 g
炒白芍 9 g　楂曲 15 g　怀山药 12 g　陈皮 6 g
炙鸡金 6 g　茯苓 15 g　炒莱菔子 15 g　砂仁(后下) 3 g

×21 剂，水煎服，每日 2 次，分早晚 2 次口服

四诊：2003 年 7 月 17 日。食欲增加，食量增加一半，体重增至 34 kg，正值考毕放假，予静脉营养 1 周，体重增至 35 kg，代谢转旺，心率 75 次/分钟，继以上述中药巩固治疗 1 个月。

五诊：2003 年 8 月 28 日。患儿食欲佳，知饥易饿，食量增至 1～1.5 两/顿，脱发较多，两便调，此属脾肾亏虚，血虚不能养发，故方药转为健脾补肾，益气养血为治。

方药：炒党参 12 g　炒白术 9 g　巴戟天 9 g　菟丝子 9 g
淫羊藿 15 g　仙茅 9 g　当归 9 g　炒白芍 9 g
复盆子 9 g　鸡血藤 15 g　茯苓 9 g　怀山药 12 g
制首乌 9 g　红枣 5 只　陈皮 6 g　炙甘草 5 g

×28 剂，水煎服，每日 2 次，分早晚 2 次口服

随证加减一、二味，治疗 2 个月后，体重渐增。复查血 FSH 1.98 mIU/ml，LH 0.38 mIU/ml，E_2 51.13 pg/ml，T_3 75.31 ng/dl（正常），T_4 6.71 μg/dl（正常），TSH 0.77 μIU/ml（正常）。甲状腺功能恢复正常。

六诊：2003 年 11 月 28 日。食欲佳，体重增至 40 kg，面色红润，新发已长出，舌红苔薄腻，脉细数，进入冬至，逐以上述开胃方合补肾养血方，加桃红、茺蔚子、黄芪、紫河车、阿胶等制成膏方，调护 3 个月，患儿神采奕奕，脸色红润，体重达 43 kg，唯经水未行，将在下一步治疗。

二、验案分析

本例患者由于学习紧张、思虑过度、心情抑郁、损伤脾胃、腹痛胃胀而拒食，继而厌食，消瘦，形成本病，发生内分泌代谢障碍，并发低蛋白水肿，高胆红素血症，下丘脑垂体功能低下，造成闭经，基础代谢缓慢，血中甲状腺素及性激素水平降低。

对于本病的治疗，西医学有心理治疗（认知治疗、行为治疗、家

庭治疗)、躯体支持治疗(静脉营养)、促进食欲(餐前半小时肌注胰岛素)、精神药物治疗(舒必利、赛庚啶、阿米替林)等;中医学文献有从"肝"、从"痰"论治获验。时毓民教授认为本例患者由于学习紧张,思虑伤脾,运化失司造成厌食、进行性消瘦等脾虚运化无权之症,同时伴有面白无华,形寒肢冷,代谢缓慢,下丘脑垂体功能低下,内分泌代谢障碍等肾阳亏虚表现,因此采用醒脾开胃,补肾培元为治。先用异功散合二仙汤加石菖蒲、楂曲、炒二芽、炙鸡金、藿香、淫羊藿、仙茅、佛手等健脾醒胃助运,治疗3个月后,患儿食欲佳,知饥易饿,食量增至1～1.5两/顿,体重稍增,但脱发较多,时毓民教授认为此属脾肾亏虚,血虚不能养发,故方药以补肾养血为主,异功散合二仙汤加怀山药、菟丝子、当归、炒白芍、复盆子、鸡血藤、制首乌、红枣、巴戟天等治疗2个多月后,患者体重明显增加,脱发消失,性激素水平上升,甲状腺功能恢复正常。

我们已经知道人体的食欲是由垂体的饮食中枢控制的,哺乳类对于饮食的控制集中在下丘脑,瘦素(leptin)是脂肪组织分泌的肽类激素,当机体的能量储存足够时,瘦素就会作用于下丘脑上的神经细胞,对机体的饮食行为进行控制。同时还存在高级中枢控制,例如,有人不开心时,会吃很多东西或不想吃东西。中医学认为"肾为先天之本,脾为后天之本",脾虚可伤及肾,西医的下丘脑-垂体功能,神经内分泌网络与中医肾有关,所以本例患者从脾肾论治获验。

(汪永红)

第十八节　儿童青少年抑郁症

抑郁症(depression)是一类情感障碍或心境障碍的疾病,是一组发病与生物遗传因素密切相关的,临床以"抑郁心境"自我体验为主要症状的心境障碍。常表现为持久的情绪低落，活动能力减退，思维与认知功能迟缓，严重地影响到患者的生活质量，更甚者可能导致患者自杀。儿童青少年抑郁症是起病于儿童或青少年期的以情绪低落为主要表现的一类精神障碍。近些年来，抑郁症在儿童或青少年群体中的发病率越来越高，并且抑郁症状在儿童青少年中较成人更为常见。在我国，抑郁症在儿童中的发病率约为2%，在青少年中的发病率则高达15%～20%。西医学常用治疗方法有抗抑郁药物治疗、电痉挛治疗、心理治疗。时毓民教授采用疏肝解郁、健脾益气中药治疗获效。

一、验案举例

患儿吕某，女，13岁10个月。2018年3月1日初诊。

主诉：不愿上学2个月。

现病史：患儿2个月前开始出现不愿上学情绪，伴有忧虑及恐惧，食欲差，夜间入睡困难，多梦等表现。2月28日就诊于心理科门诊，检查脑电图、心电图等正常，考虑诊断：童年情绪障碍。家属拒绝西药干预，遂就诊于时毓民教授门诊。刻下胃纳不佳，夜眠差，惊恐情绪明显，大便稀。体重轻，40 kg。

既往史：无殊。

体格检查：一般情况可，气平，消瘦，无明显外伤，舌淡红苔薄白，脉软。

西医学诊断：抑郁症(童年情绪障碍)。

中医学诊断：郁病。

辨证分析：脾虚肝郁。

治则：健脾疏肝，开窍安神。

方药：藿香9 g　淮小麦12 g　石菖蒲9 g　远志6 g
郁金6 g　瓜蒌皮9　丹参9 g　陈皮6 g
柴胡9 g　煅牡蛎20 g　六曲9 g　山楂9 g

木香 6 g　红枣 6 g　甘草 6 g　茯苓 9 g
白芍 6 g

×14 剂，水煎服，每日 1 剂，分早晚 2 次口服

二诊：3 月 14 日。服用中药后食欲好转，忧郁、恐惧略好转，夜梦多，仍在家休学。予养心安神，健脾，补肝肾。

方药：淮小麦 12 g　红枣 6 g　郁金 6 g　山茱萸 9 g
白芍 6 g　山楂 9 g　鸡内金 6 g　丹参 9 g
茯苓 9 g　川芎 9 g　谷芽 12 g　麦芽 12 g
佛手 9 g　枳壳 6 g　党参 9 g　益智仁 12 g
石菖蒲 9 g　甘草 6 g

×14 剂，水煎服，每日 1 剂，分早晚 2 次口服

三诊：4 月 11 日。患儿心理忧郁、恐惧改善，梦多，食欲较差，怕冷，舌淡红，苔薄白，脉细滑。继续前法。

方药：黄芪 12 g　麦冬 9 g　石斛 9 g　白芍 6 g
白术 9 g　当归 9 g　丹参 9 g　黄精 6 g
桂枝 6 g　鸡内金 6 g　磁石 20 g　淮小麦 12 g
红枣 6 g　甘草 6 g　夜交藤 9 g

×14 剂，水煎服，每日 1 剂，分早晚 2 次口服

四诊：4 月 25 日。患儿忧郁、恐惧好转，夜梦多改善，入睡困难减轻，心情好，食欲不好。

方药：黄芪 12 g　麦冬 9 g　石斛 9 g　白术 9 g
当归 9 g　丹参 9 g　黄精 6 g　桂枝 6 g
天麻 6 g　茯苓 12 g　莱菔子 6 g　淮小麦 15 g
枳壳 6 g　六曲 9 g　川芎 9 g　山楂 9 g
白芍 6 g　夜交藤 9 g　甘草 6 g　红枣 6 g

×14 剂，水煎服，每日 1 剂，分早晚 2 次口服

五诊：患儿体重有增加，42 kg，心情明显好转，食欲不好，出汗较多，入睡好转，舌淡红，苔薄白腻，脉细。继续原法调治。

二、验案分析

儿童青少年抑郁症的识别率低，诊断难度大。由于生理、心理和认知都处于初步发展阶段，儿童或青少年一旦出现抑郁倾向或患上抑郁症，很可能导致期的情绪失控、人格偏差、心理自卑，甚至导致自伤、自杀行为。研究发现，抑郁障碍也是自杀的主要因素，国内对 1 393 名 11～18 岁儿童少年做调查，发现自杀观念发生率为 23.5%，自杀未遂发生率 2.6%。儿童期抑郁症不仅对个体当前的心理、生理和情绪健康具有破坏性，而且可能会影响整个青少年期甚至成年期。研究发现，抑郁症早期治疗的预后较好，90%的患者可在 1～2 年后缓解，如果对儿童青少年抑郁症不及早干预，会严重影响儿童的正常发育。

中医学中并没有"抑郁症"病名的记载，但是依据其主要临床症状将其归为"郁证""郁病"的范畴。《金匮要略・百合狐惑阴阳毒病证治》中描述了百合病的症状为："意欲食复不能食，常默然，欲卧不能卧，欲行不能行，欲饮食或有美食，或有不闻食臭时，如寒无寒，如热无热。"虞抟在其所著的《医学正传・郁证》中首次提到了"郁证"这个病名。张景岳在《景岳全书・郁证》中系统地提出了"郁证"的病因病机，为"凡五气之郁，则诸病皆有，此因病而郁也；至若情志之郁，则总由乎心，此因郁而病也"。

目前认为，郁证是七情所伤而致的肝失条达，疏泄失司，气郁气滞为主要病机。病位在肝与心，治疗当以疏通气机为主，但儿童青少年抑郁症与成人又有不同。时毓民教授认为，儿童青少年抑郁症，多合并脾虚之不足，在疏肝解郁的同时，健脾益气亦相当重要。上述病例中的患儿正值青春期，因忧虑恐惧及纳差已经停学，根据其症状辨证为脾虚肝郁，予健脾疏肝，开窍安神。经过 3 个多月中药治疗心情明显好转，忧郁、恐惧感减轻，入睡困难、多梦症状改善，食量也随之增加。但是，因为儿童青少年抑郁症的治疗周期比较长，所以还需与心理疏导相结合。

（孙　雯）

第十九节　慢性特发性中性粒细胞减少症

中性粒细胞减少症是由于外周血中性粒细胞计数低于相应年龄的正常低限，而出现细菌感染风险增加等的一组综合征。本病的临床表现无特殊性，绝大部分患儿是因呼吸道感染、血常规检查异常后就诊，这类患儿骨髓增生多正常或有选择性中性粒细胞增生低下，本病虽多为自限性，但仍有少数患儿病程长，且易并发呼吸道、皮肤、黏膜等感染。因病因不明，目前多采用对症治疗，如运用升白细胞的药物，粒细胞集落刺激因子、免疫球蛋白等。时毓民教授认为本病的病因病机以脾肾不足，虚实夹杂为主，在治疗上，重视分期治疗，感染期以驱邪治标为主，佐以扶正；稳定期以补虚为主，采取健脾补肾，益气补血为主要治则，在临床上取得良好的疗效。

一、验案举例

患儿袁某，女，5岁。2018年10月11日初诊。

主诉：粒细胞减少，反复呼吸道感染，口腔溃疡2年余。

现病史：患儿平素反复呼吸道感染，2016年9月再次外感发热，血常规检查发现粒细胞减少，主要表现为白细胞减少不明显，中性粒细胞绝对数值及比值减少明显（当时血常规：白细胞 $3.87\times10^9/L$，中性粒细胞百分比4%，中性粒细胞绝对值 $0.15\times10^9/L$），给予对症抗感染治疗，未予其他特殊治疗，嘱观察随访。患儿于2016年11月随访，血常规检查：白细胞计数 $3.7\times10^9/L$，中性粒细胞百分比6%，中性粒细胞绝对值 $0.22\times10^9/L$，淋巴细胞百分比 71.1%，单核细胞百分比 18.6%，嗜酸性粒细胞百分比 2.5%，嗜碱性粒细胞百分比 0.8%。外院血液科收入院，血涂片及骨髓穿刺结果均无明显异常，粒细胞减少病因未明，给予甲泼尼龙、维生素、叶酸口服以及重组人粒细胞刺激因子注射液（吉粒芬，药品厂家批次不详）每 3～4 日注射 1 次，好转后出院。而后患儿反复口腔溃疡，反复上、下呼吸道感染，仍在使用吉粒芬注射，但注射后中性粒细胞短期内可上升至中等水平，2～3 日后降低至原来水平。血常规检查：白细胞 3.0×10^9/L，中性粒细胞百分比 11.9%，中性粒细胞绝对值 0.35×10^9/L，淋巴细胞百分比 61.1%，单核细胞百分比 24.0%。

既往史：乏力，纳差，大便偏干。否认胃肠、心脏等疾病史。

体格检查：神疲，面色晄白，山根青筋，舌淡红，苔薄白腻，可见瘀点，脉细。

辅助检查：血常规检查：白细胞计数 3.0×10^9/L，中性粒细胞百分比 11.9%，中性粒细胞绝对值 0.35×10^9/L，淋巴细胞百分比 61.1%，单核细胞百分比 24.0%。

西医学诊断：慢性特发性中性粒细胞减少症。

中医学诊断：虚损（气血两虚型）。

辨证分析：素体质薄，久病致脾肾不足，运化失司，进而气血两虚。

治则：健脾补肾，益气助运。异功散加减治疗。

方药：太子参 12 g　炒白术 9 g　白茯苓 12 g　炙甘草 5 g
陈皮 5 g　炙黄芪 9 g　北沙参 9 g　山茱萸 5 g
补骨脂 9 g　鸡血藤 15 g　仙鹤草 15 g　熟黄精 9 g
生山楂 9 g　炒稻芽 9 g　炒麦芽 9 g　六神曲 9 g
炒薏苡仁 12 g　红枣 12 g

×14 剂，水煎服，每日 1 剂，分早晚 2 次口服

二诊：2018 年 10 月 25 日，患儿注射瑞白 3 日后于 10 月 14

日血常规检查示白细胞 3.6×10^9/L，中性粒细胞百分比 52%，中性粒细胞绝对值 1.88×10^9/L，10 月 25 日复查血常规，白细胞、粒细胞较前均有下降，白细胞计数 3.0×10^9/L，中性粒细胞百分比 11.3%，中性粒细胞绝对值 0.34×10^9/L，患儿仍纳差、便干。增加补肾健脾，益气补血之力，以十全大补汤合左归丸加减治疗。

方药：太子参 12 g　白茯苓 12 g　炒白术 9 g　炙甘草 5 g
丹参 9 g　当归 9 g　炙黄芪 9 g　山茱萸 5 g
山药 12 g　补骨脂 9 g　沙苑子 9 g　陈皮 5 g
鲜石斛 12 g　北沙参 9 g　麦冬 9 g　芦根 15 g
生山楂 9 g　炒稻芽 9 g　炒麦芽 9 g　六神曲 9 g
炒薏苡仁 12 g　红枣 12 g

×14 剂，水煎服，每日 1 剂，分早晚 2 次口服

三诊：患儿 1 周前感冒，咳嗽，现无发热，仍有咳嗽，痰较多，胃纳改善，大便好转，查体：咽部轻度充血，两肺呼吸音粗，未及干湿啰音，舌尖略红，苔薄白腻，脉细数。血常规检查：白细胞计数 2.9×10^9/L，中性粒细胞百分比 12%，中性粒细胞绝对值 0.35×10^9/L。处理：①院内制剂射干合剂口服；②瑞白升白效果不佳，考虑到前期瑞白治疗时间已较长，故暂停使用；③嘱家属咳嗽好转后，继以十全大补汤合左归丸加减治疗。

方药：白茯苓 12 g　炒白术 9 g　炙甘草 5 g　熟地 9 g
当归 9 g　炒白芍 9 g　丹参 12 g　炙黄芪 9 g
桂枝 5 g　熟黄精 9 g　山药 12 g　山茱萸 5 g
菟丝子 9 g　补骨脂 9 g　麦冬 9 g　鲜石斛 12 g
北沙参 9 g　芦根 15 g　生山楂 9 g　炒稻芽 9 g
炒麦芽 9 g　六神曲 9 g　红枣 12 g　鸡血藤 20 g
仙鹤草 12 g

×14 剂，水煎服，每日 1 剂，分早晚 2 次口服

四诊：患儿咳嗽已愈，口腔溃疡复发。血常规检查：白细胞计

数 3.1×10^9/L，中性粒细胞百分比 22.5%，中性粒细胞绝对值 0.70×10^9/L。舌淡红苔薄白腻，脉细。适当减去滋腻之品，加入清热生津养阴的中药治疗。

方药：太子参 12 g　白茯苓 12 g　陈皮 5 g　炙甘草 5 g
川芎 5 g　炙黄芪 9 g　山药 12 g　山茱萸 9 g
沙苑子 9 g　麦冬 9 g　北沙参 9 g　鲜石斛 9 g
鸡血藤 15 g　仙鹤草 15 g　黄芩 9 g　芦根 15 g
六神曲 9 g　红枣 12 g　莱菔子 9 g。

×14 剂，水煎服，每日 1 剂，分早晚 2 次口服

五诊：1 个月后，患儿胃纳改善，两便调。血常规检查：白细胞计数 3.6×10^9/L，中性粒细胞百分比 31.3%，中性粒细胞绝对值 0.70×10^9/L，舌淡红苔薄白腻，脉细。病情稳定，仍以十全大补汤合左归丸加减治疗。

方药：党参 9 g　炒白术 9 g　炙甘草 5 g　陈皮 5 g
熟地 9 g　生地黄 9 g　川芎 5 g　炒白芍 9 g
丹参 12 g　炙黄芪 9 g　山茱萸 5 g　枸杞子 12 g
肉苁蓉 9 g　麦冬 9 g　鲜石斛 12 g　北沙参 9 g
红枣 12 g　鸡血藤 20 g　仙鹤草 12 g

×28 剂，水煎服，每日 1 剂，分早晚 2 次口服

半年后随访，患儿口腔溃疡、呼吸道感染发作明显减少。血常规检查：白细胞计数 6.3×10^9/L，中性粒细胞百分比 51%，中性粒细胞绝对值 3.21×10^9/L，已达正常血象标准。

二、验案分析

该患儿初诊时以反复的粒细胞减少为主要表现，病程较长，伴反复发生的呼吸道感染、口腔溃疡等，且有乏力、纳差、便秘、舌有瘀点等症状，时毓民教授辨析患儿属于素体质薄，加之久病致脾肾不足，运化失司，而气血两虚，故采用健脾补肾，益气助运之法治

疗。通过健脾胃以充气血生化之源，补肾精，以生精补血，采用异功散加减治疗，加用生山楂、六神曲、炒稻芽、炒麦芽等增加开胃健脾之功；病久伤气阴，加用炙黄芪、北沙参、太子参增强补气阴之效；肾主骨，生血，加用补骨脂、山茱萸、熟黄精等益肾填精，另加仙鹤草、鸡血藤止血补血活血。二诊时患儿粒细胞上升不明显，且仍有纳差、便干等症状，酌情增加补肾滋阴养血之品麦冬、沙苑子、鲜石斛、山药、芦根。“久病入络”，舌有瘀点，提示伴有血瘀之象，故加用丹参、当归。三诊时患儿复发呼吸道感染，给予射干合剂，以宣肺发表，清热止咳；另因西药效果不佳，停用升白药物，用十全大补汤进行加减治疗。四诊后患儿粒细胞呈逐渐上升趋势，故守方加减，在八珍汤的基础上加重补肾填精补血之力，口腔溃疡发作，加入芦根、黄芩、北沙参以养阴清肺，益胃生津。随访半年后，患儿中性粒细胞比值及绝对值均上升，口腔溃疡、呼吸道感染发作明显减少。患儿半年后随访，诸症痊愈。

既往认为中性粒细胞减少症为自限性疾病，预后良好，但时毓民教授在临床上观察到有一部分患儿病程远超平均的 20 个月，且容易发生反复感染。时毓民教授认为此类患儿主要病机是虚实夹杂，因之与肺而责之于脾肾，以本虚气血不足、脏腑功能失调为主。肺虚则易感；脾虚则神疲乏力、四肢困顿、头晕、胃纳呆滞；肾藏精，主骨生髓为先天之本，肾气虚则髓不能满，血不能化生，故而表现出面色㿠白、头晕乏力，少气懒言等。时毓民教授结合现代药理研究结果遣方用药，先后选用异功散及十全大补汤加用益肾填精、益气活血的药物，先后天并补，气血双调，临床疗效显著。

异功散出自《小儿药证直诀》，是在四君子汤的基础上加陈皮，意在行气化滞，醒脾助运，有补而不滞的优点，现代研究认为本方除具有改善胃肠功能状态外，还具有增强免疫功能等作用。十全大补汤出自宋《太平惠民和剂局方》，由八珍汤加黄芪、肉桂组成，是温补气血，治疗虚劳的名方。八珍汤以四君子汤大补脾肺之气，四物汤血活血，滋阴和营，是治疗气血两虚证的经典方剂。吴昆《医方考》云："血气俱虚者，此方主之。人之身，气血而已。气者百骸之父，血者百骸之母，不可使其失养者也。是方也，人参、白术、茯苓、甘草，甘温之品也，所以补气；当归、川芎、芍药、地黄，质润之品也，所以补血。气旺则百骸资之以生，血旺则百骸资之以养。形体既充，则百邪不入，故人乐有药饵焉。"现代药理研究表明八珍汤能显著促进正常小鼠和大鼠脾淋巴细胞分泌集落刺激因子及多潜能集落刺激因子分泌，从而促进多能造血干细胞及前体细胞定向分化与增殖，对中性粒细胞的分化、成熟有调节作用。十全大补汤通过解除骨髓细胞的细胞周期阻滞，改善骨髓造血微环境，促进造血干(祖)细胞的黏附和归巢，促进造血生长因子的表达，从而改善骨髓三系血细胞的造血功能，能有效促进骨髓抑制小鼠造血功能的恢复。

另外时毓民教授认为造血的骨髓与肾有密切关系，所以补肾对于造血有着重要的意义。血与气、血与精关系密切，以补肾为本，兼益气、健脾、活血，所以时毓民教授临床常选用鹿角胶、仙茅、淫羊藿、黄芪、生熟地、丹参、川芎、山药、三七、当归、苁蓉、巴戟、补骨脂、菟丝子、女贞子、党参、枸杞子、阿胶等药，用于补肾益气活血治疗，这类药物已证实有促进骨髓干细胞分化、提高机体免疫力的能力。

(和婧伟)

第二十节　青春期原发性痛经

痛经是指与月经相关的疼痛，发生于下腹部(盆腔)，呈痉挛性，常常合并其他症状，如多汗、头痛、恶心、呕吐、腹泻、下腹坠胀、腰腿痛等。痛经通常分为原发性和继发性两种，原发性痛经是指与盆腔疾病无关的经期痛。通过对中国中小学女生月经模式的调查分析发现，初潮5年后痛经的发生率较初潮第1年增加约30%，且痛经程度明显加重。虽然青春期痛经的逐年增加可能是下丘脑-垂体-卵巢轴功能完善、排卵更为规律的一种表现，但是痛经可影响患儿的生活学习，并且青春期痛经症状提示女性成年后罹患妇科疾病的风险增加。中医学认为"不荣则痛，不通则痛"，青春期是一个特殊的时期，女童月水已至，但肾气却尚未完全充盈。

一、验案举例

患儿施某，女，13岁。2016年10月5日初诊。

主诉：经行腹痛半年余。

现病史：患儿2015年7月初潮，周期23～30天，经期5～6天，量中，色鲜红，血块少，经期第1天稍有腹痛。2016年初经期腹痛明显，需口服止痛药物后稍有缓解，伴有腹胀，经期第2天腹痛、腹胀明显减轻。期间月经周期、经期、经量及经血颜色与前同，但血块较前增多，色暗，下血较前不畅。胃纳一般，两便畅，平时学业压力较大，常有心情不畅，睡眠时间较短，性征无异常。

专科查体：面色可，青春痘稍有，舌质暗苔薄，脉细弦。

辅助检查：B超：子宫、附件未见明显异常。

西医学诊断：原发性痛经。

中医学诊断：痛经。

辨证分析：肝气郁结，气滞血瘀。

治则：活血化瘀，疏肝理气。

方药：炒白芍9g　生地12g　丹参9g　当归9g
益母草12g　三七冲服2g　香附9g　乌药6g
陈皮6g　青皮6g　木香6g　甘草6g
红枣12g

×28剂，嘱行经前1周起开始服用，水煎服，每日1剂，分早

晚2次口服

再诊:2016年12月16日,患儿遵上方服药2个月经周期,刻下经行腹痛明显好转,经行血块较少,经行顺畅,胃纳一般,易疲劳,舌质淡暗红苔薄白,脉细弦。考虑为肝肾不足,气滞血瘀。治则:补益肝肾,理气活血。

方药:生熟地各9g 香附9g 木香6g 补骨脂9g
陈皮6g 青皮6g 丹参9g 桃仁6g
延胡索9g 甘草6g 红枣12g

×28剂,嘱行经前1周起开始服用,水煎服,每日1剂,分早晚2次口服

上方继续服用2个月经周期,后随访月经正常,无痛经。

二、验案分析

《景岳全书·妇人规·经脉类·经期腹痛》曰:"经行腹痛,证有虚实。实者,或因寒凝,或因血滞,或因气滞,或因热滞;虚者,有因血虚,有因气虚。然实痛者,多痛于未行之前,经通而痛自减;虚痛者,于既行之后,血去而痛未止,或血去而痛益甚。"青春期不同于儿童其他时期的"稚阴稚阳",此阶段生长发育迅速,除却骨骼筋肉的饱满充实,心智及生育能力的发育也是突飞猛进。青春期肾气充盈到一定程度则天癸至,但此时肾气又未完全充盈。临床上16~18岁是痛经发生的高峰年龄,也正是肾气由充盈到一定程度至完全充盈的时间段。故而,时毓民教授认为,青春期的原发性痛经发病基础就是肾气不足。加之青春期儿童情绪波动明显,肝郁不舒,则气机不畅,气不行血,冲任经脉不利,则经血瘀滞于胞中而作痛。若平时不注重保暖,饮食不当,寒邪湿热等病理产物侵袭冲任经脉,影响血行则胞宫疼痛。学业压力大,经常熬夜则伤脾伤肾,气血生化无源,不能濡养冲任胞宫,不荣则痛。所以,时毓民教授认为血瘀不行、血亏不养是青春期痛经的病机。

该患者经期第一天疼痛明显，后明显减轻，考虑为实痛；平时患儿学业压力较大，常有心情不畅，经行时腹胀、脉弦，可见有肝郁气滞之症；经行时可见血块，为血瘀之征象。故而，时毓民教授对其辨证为气滞血瘀证，重用活血理气药物以治标；待腹痛好转、经行顺畅后，加用补肾药物以固本。方中丹参、桃仁、当归、益母草、三七，活血化瘀；白芍、香附、青皮、陈皮、木香，疏肝理气；乌药、延胡索，温经止痛；生熟地、补骨脂并用，以补肾之阴阳，阴阳调和肾气乃固，肾气逐渐充盈则利温煦胞宫，推动冲任血行。此外，时毓民教授擅用三七化瘀止痛。《本草纲目》记载："三七'甘，微苦，温，无毒。……阳明、厥阴血分之药。"主治止血散瘀，消肿止痛。对于瘀血痛经，时毓民教授常常每日用三七（粉）2 g 冲服，其祛瘀止痛效果显著。

（孙　雯）

第七章

验 方 研 制

第一节　源于金匮，创研新方
——射干合剂

《金匮要略·肺痿肺痈咳嗽上气病脉证治》曰：“咳而上气，喉中水鸡声，射干麻黄汤主之。”射干麻黄汤，中医经典名方之一。具有温肺化饮，下气祛痰之功效。主治寒痰郁肺结喉证。症见咳嗽、气喘，喉间痰鸣似水鸡声，或胸中似水鸣音，或胸膈满闷，或吐痰涎，苔白腻，脉弦紧或沉紧。

上海属于北亚热带季风气候，温和温润；此外，因为其城区面积大、人口密集，所以具有明显的城市热岛效应，平均气温偏高。那么，沪地小儿疾病变化的特点也受到了当地气候的影响，易入里化热。故而，温肺化饮的射干麻黄汤已经不适宜用于风热或肺热型的咳嗽或咳喘。时毓民教授擅治小儿呼吸系统疾病，他因人因地而治宜，根据小儿咳嗽特点从射干麻黄汤化裁而出经验方“镇咳灵口服液”。该药由麻黄、杏仁、射干、桔梗等药组成，治疗支气管炎，感冒、哮喘引起的咳嗽。临床观察 120 例咳嗽患儿，其总有效率达 96.7%；动物实验表明，该药物具有明显的镇咳、祛痰、平喘及抗炎性反应、抑菌作用。

在此基础上，时毓民教授又把“镇咳灵口服液”的组方进行优化，拓展其应用范围，去桑叶、桔梗，加前胡、百部等药组成可以治疗过敏性咳嗽的“射干 2 号”合剂，即射干合剂，成为复旦大学附属

儿科医院院内制剂的明星产品之一。方中射干清肺化痰、止咳平喘,蜜炙麻黄发汗解表、宣肺平喘,射干配麻黄,一寒一热,痰浊可去,肺气开宣,共为君药。杏仁宣肺止咳、降气平喘,黄芩清热止咳,共为臣药。前胡降气化痰,蜜百部润肺止咳等,共为佐药。整首方剂以宣肺清热,止咳祛痰平喘为主。适用于感冒、气管炎、喘息性支气管炎所致的风热或痰热型咳嗽。在既往临床应用观察的基础上,依托上海市科委研究项目的支持,我们采用随机对照研究的方法,选取150例过敏性咳嗽患儿,发现射干合剂为治疗过敏性咳嗽的有效方药。此外,时毓民教授又把射干合剂应用到儿童哮喘分期论治的方案中,在急性发作期以射干合剂为主进行宣肺化痰平喘治疗,缓解期则益气活血补肾,采用益气补肾合剂加减进行治疗。通过临床观察发现:射干合剂可有效改善患儿咳喘症状,并减少其哮喘的发作次数。对此,我们对射干合剂进行了深入、规范的临床试验。在上海市中医药三年行动计划重大研究项目和上海市科委中医引导项目的支持下:将182例哮喘患儿随机分为中药组和西药组,中药组采用中药分期论治方案治疗,西药组选用爱纳灵、顺尔宁治疗;结果显示,中药组哮喘控制率高于西药组,中药组治疗后的肺通气功能指标有明显改善,提示中药分期论治方案能有效控制哮喘发作,改善肺通气功能。为中医药治疗哮喘提供了临床研究依据。

(孙　雯)

第二节　古方化裁更适宜,清热利湿儿科方——清热利湿合剂

《太平惠民和剂局方》卷二中记载,藿香正气散"治伤寒头痛,憎寒壮热,上喘咳嗽,五劳七伤,八般风痰,五般膈气,心腹冷痛,反

胃呕恶，气泄霍乱，脏腑虚鸣，山岚瘴疟，遍身虚肿，妇人产前、产后、血气刺痛，小儿疳伤，并宜治之”。

藿香正气散为中医经典名方之一，来源于《太平惠民和剂局方》，具有解表化湿、理气和中的功效，主治外感风寒、内伤湿滞、发热恶寒、头痛、胸膈满闷、脘腹疼痛、恶心呕吐、肠鸣泄泻等病症。

时毓民教授根据自己多年临床经验，通过增加清热效果将藿香正气散化裁为清热利湿合剂。2005 年，由于药监局不允许直接用药物的功效作为院内制剂的名称，所以将其中主要成分之一“黄芩”冠名于合剂之前，改名为黄芩清热利湿合剂，沿用至今。该药主要成分包括黄芩、茯苓、藿香、陈皮等：方中黄芩、藿香清热利湿；茯苓、薏苡仁健脾利湿；陈皮理气健脾等。诸药同用，以达到清热祛湿导滞的效果。全方主要功效为：清热利湿、消食运脾。主治小儿厌食症、湿疹以及其他疾病过程中出现中焦湿热证，表现为纳差、恶心、便秘或解便不畅、舌质红、苔黄腻。

在 20 世纪 80 年代，时毓民教授通过应用益气健脾化湿法治疗小儿疳证，发现其中有近 30%(15/52)的儿童兼有湿热证，主要症状有：口臭、进食易恶心、呕吐、烦躁多啼、舌质红、苔厚腻。对该部分患儿先用清热利湿合剂，待湿热消退后再改用健脾合剂，一般应用清热利湿合剂后 1～2 周湿热征象便可消除。基于之前的研究，我们又以清热利湿法治疗 150 例湿热型厌食症患儿，在治疗 14 天后，患儿食欲、食量、盗汗、便秘等症状明显改善。在本世纪初，复旦大学附属儿科医院皮肤科同事将黄芩清热利湿合剂联合开瑞坦及丁酸氢化可的松治疗儿童过敏性湿疹，发现联合用药组总有效率高于西药组，复发率明显低于西药组。

（孙　雯）

第三节 理论和临床结合，益气固涩治遗尿——遗尿合剂

《黄帝内经·素问·宣明五气篇》说："膀胱不利为癃，不约为遗溺。"《诸病源候论》指出"遗尿者，此由膀胱有冷，不能约于水故也。"《幼幼集成》指出："此皆肾与膀胱虚寒也。"《金匮要略心典》指出："肺脾气虚，不能约束水道而病不禁者。"

时毓民教授总结历代医家对遗尿病因病机的论述，结合复旦大学附属儿科医院60例遗尿患儿中医辨证分型的观察，发现属肾气不固33例，脾肺气虚15例，肝经郁热12例。由此可见，遗尿主要与肾与膀胱虚寒不能固摄有关，此外也与脾、肺等脏腑功能失常有关。因肾藏精，主发育、生殖、生髓、通脑。肾与膀胱相表里，肾阳气足可温热膀胱、行气化水，膀胱固摄有权，开合有度；肾阳气虚则命门火衰，阴气极盛，故有"下焦竭则遗溺失禁也"之说。肾气虚则心肾交火，心燥易怒。如脾肺气虚则失宣降，水液运行泛滥致膀胱失约而自遗；如肺火上炎必然灼伤阴液致升腾之水不能下降，必致下焦炽热，导致大便干燥、膀胱湿热、小便短少，素有痰湿内蕴，入睡沉迷不醒，呼叫不应，常可遗尿。

鉴于上述的病因病机，时毓民教授曾应用益气补肾固涩法治疗44例小儿遗尿症，基本方为：补骨脂、金樱子、党参、菟丝子、桑螵蛸、蚕茧、炙甘草等，随证加减。结果总有效率达80%左右。为方便病儿服用，将上方优化后，由复旦大学附属儿科医院制剂室制成遗尿合剂，治疗由脾肾不足，下元不固所致的遗尿症。肾气不足，膀胱虚冷，不能约束水液，气虚不能固涩，故见尿频或遗尿，痰蒙清窍，则深睡不易唤醒而尿床。方用桑螵蛸补肾益精，固涩止遗，为君药。《本草纲目》："桑螵蛸，肝肾命门药也，古方盛用之。"在益气健脾补肾的基础上佐入固涩之剂，固其门户，标本兼顾，往

往事半功倍。所以加补骨脂，菟丝子补肾壮阳，黄芪健脾补气，并为臣药。石菖蒲化痰开窍，使患儿膀胱充盈时易惊醒，为佐药。麻黄一药，性温，归膀胱经，可温化膀胱虚寒，下焦得温而寒去，膀胱得暖而气化成形，为使药。诸药合用，补肾固涩，开窍醒神，减少膀胱的水液，达到缩尿止遗之功。

遗尿合剂早在80年代就开始广泛应用于临床，至今已有20多年的历史，对于小儿的遗尿症，夜尿增多，功能性尿频，均有治疗作用，对遗尿症的有效率为66.7%，对白天尿频的有效率为92.5%，应用至今无发现不良反应，已在核心杂志公开发表，该合剂已成为中医科及西医遗尿专科门诊治疗遗尿症的首选用药。

（汪永红）

第四节 众人智慧，开创之举——玄地滋阴合剂

《黄帝内经·素问·上古天真论》曰："女子七岁，肾气盛，齿更发长；二七而天癸至，任脉通，太冲脉盛，月事以时下，故有子……丈夫八岁，肾气实，发长齿更；二八肾气盛，天癸至，精气溢泻，阴阳和，故能有子。"

中医学儿科古代文献中并没有性早熟的专门论述，仅散见关于性征发育过程或发育异常的记载。早在20世纪70年代末，原上海医科大学儿科医院中医科主任顾文华教授，便在全国率先提出，性早熟的病理机制在于"肾阴虚，相火旺"，从而制订了"滋肾阴，泻相火"的治疗原则。在此基础上，我科性早熟研究小组时毓民、蔡德培等医师发现：性早熟患儿多有盗汗、五心烦热、舌红少苔、脉细等阴虚火旺表现。基于中医辨证理论，认为性早熟的病机因肾阴虚而相火旺所致，引起生长加速，性征甚至月经提前出现，

属于“肾”对生长发育及生殖机能调节障碍的一种表现，故而采用滋阴泻火的方法予以治疗。同时，研制了一系列有效的院内制剂并不断改进：1987年验方早熟Ⅱ号形成，1997年首次被申请批准为上海卫生局院内制剂，2005年更名为玄地滋阴合剂。该制剂是复旦大学附属儿科医院中医科性早熟特色专科门诊最常用、较为成熟的院内制剂之一，临床用于治疗儿童性早熟获得较为满意的疗效。方中生地滋阴益肾、知母清肝肾伏火、天冬滋补肾阴、泽泻清泻肝肾之火等，全方配伍得当，共奏滋肾阴、泻相火之功。

在此基础上，复旦大学附属儿科医院中医科申请到性早熟相关国家自然基金项目7项，省部级及局级课题10余项，发表相关论文50余篇，担任国家中医药管理局诊疗常规性早熟部分(ZYYXH/T247－286－2012)的书写。临床研究显示：性早熟儿童呈现明显的阴虚火旺中医证候，而玄地滋阴合剂则可抑制性早熟儿童下丘脑-垂体-性腺轴的提前启动及其所造成的性征发育、骨龄超前等。玄地滋阴合剂治疗性早熟的作用机制方面研究发现：玄地滋阴合剂可以下调下丘脑Kisspeptin/GPR5和mTOR的表达，以及上调Lin28b的表达，以此来延缓性早熟大鼠动物模型下丘脑-垂体-性腺轴的启动，达到治疗性早熟的目的。

（孙　雯）

第五节　效古不泥古，时势造新方——增液合剂

《温病条辨・卷二・中焦篇》曰：“阳明温病，无上焦证，数日不大便，当下之，若其人阴素虚，不可行承气者，增液汤主之。”就是说，阳明温病，大便不通，若属津液枯竭者，可服用增液汤来治疗。

增液汤，中医经方之一，出自吴鞠通的《温病条辨》，具有增水

行舟之功效。临床上可用于治疗温热病之津亏肠燥便秘，以及习惯性便秘、干燥综合征、肛裂等证，属阴津不足之证。

早在20世纪80年代，时毓民教授就发现小年龄儿童（尤其是3岁以下幼儿）的便秘多为虚症便秘，症见：口渴、手足心热、盗汗、夜寐不安、面颊升火、眼分泌物多、鼻衄等，但相关检查并未提示器质性病变。故而，时毓民教授根据增液汤“寓泻于补，以补药之体，作泻药之用，既可攻实，又可防虚”的特点进行化裁，得出经验方增液合剂。方中生地、白术健脾润肠，当归养血生津，川石斛滋阴润燥等，7味中药共奏健脾滋阴，润肠通便之功效。临床观察发现：60例便秘儿童进行增液合剂加减干预后，其大便秘结天数明显缩短，大便干结程度明显改善。

时毓民教授认为，小儿脏腑娇嫩，不易攻伐太过、滋腻太过，太过反而不及，则有伤脾胃、有碍运化；小儿始终处在一个生长发育的过程中，故而用药点到即止，患儿后天脏腑功能的完善需仰仗于自身，而非药石。此外，他也遵循“阳中求阴”之法，根据病情加入少许温性药物，如白豆蔻，以助滋阴之力，且可行气化湿，但不可过用，以免温燥伤阴。

（孙　雯）

第八章

中西结合研究

第一节 中药退热灌剂治疗小儿感冒发热的临床和实验研究

感冒是小儿时期最常见的疾病，发病率占儿科疾病的首位。本病90%以上为病毒感染，91%患儿有发热症状，所以治疗的关键是有效的退热和抗病原体。目前，临床上常规的抗生素和西药退热剂的疗效并不理想，中医治疗小儿感冒具有标本兼治，效高毒低等优点，但口服中药疗效佳，却不易被小儿所接受，曾尝试用中药灌肠法，传统中药灌肠使用不便，时毓民教授根据多年的临证体会，精选出退热中草药，研制成中药退热微型灌肠剂，用于治疗小儿感冒发热，为了观察中药退热灌剂的临床疗效及药理作用，我们进行了系列研究。

一、临床观察

(一) 复方柴胡灌肠剂治疗小儿感冒发热研究

由柴胡、羌活、大黄组成的复方柴胡灌肠剂治疗小儿感冒发热69例，与西药组82例比较，总有效率前者91.3%，后者72.0%，对风热型者尤佳，且退热快，反复少，毒性小。实验证实该药对常见呼吸道病菌有抑制作用。{参见：复方柴胡灌肠剂治疗小儿感冒发热的临床观察[J]. 中医杂志，1993，34(5)：297－298.}

(二) 中药微型灌剂治疗小儿感冒发热临床观察

临床上采用单盲法，由黄芩、柴胡、羌活三味药组成的中药微型灌剂治疗小儿感冒发热130例，并与西药组(洁霉素加扑热息痛栓)65例进行前瞻性随机对照观察，结果灌剂组总有效率(88.46%)高于西药组(60%)，对风热型感冒疗效更佳差异有统计学意义($P<0.01$)；第1天开始退热者，灌剂组89例(68.46%)，西药组25例(38.46%)，两者差异有统计学意义($P<0.01$)；该灌剂对感冒的轻、重两型总有效率为90.90%、85.94%均优于西药组，差异有统计学意义($P<0.05$)；对病毒性和细菌性感冒发热均有效，较适于婴幼儿和学龄前儿童使用；退热作用平稳，无不良反应。{参见：中药退热微型灌肠剂治疗小儿感冒发热的临床观察[J]. 上海中医药杂志，1994，(10)：28－30.}

(三) 柴芩清热微型灌肠剂治疗小儿上呼吸道感染临床疗效观察

本研究旨在探索治疗小儿上呼吸道给药的新途径。采用新研制的柴芩清热微型灌肠剂治疗小儿上呼吸道感染，并与临床有效的西药病毒唑注射液及扑热息痛栓的疗效作比较。结果显示，中药治疗组与西药治疗组患儿在1个疗程(3天内)开始退热与完全退热时间相当，差异无统计学意义($P>0.05$)；中药治疗组有效率93%，西药对照组为86.7%，差异无统计学意义($P>0.05$)。风热型与风寒型上感患儿采用中药微型灌肠剂治疗效果差异无统计学意义($P>0.05$)。结果表明，柴芩清热微型灌肠剂直肠给药，用药方便，疗效确切，适于幼儿使用。{参见：柴芩清热微型灌肠剂治疗小儿上感的研究[J]. 辽宁中医杂志，1997，24，(11)：12－13.}

二、实验研究

(一) 退热效果测试

实验用家兔制备发热模型，测定中药退热微型灌剂对伤寒三联菌苗引起家兔发热的降温作用，并以扑热息痛灌肠液为对照药。

结果：灌剂的小剂量组在治疗后的平均体温均低于生理盐水

组，差异有统计学意义（$P<0.05$），0.5 h 的平均体温与西药组差异无统计学意义（$P>0.05$）；其余各时点的平均体温，均低于西药组（$P<0.01$）。大剂量组在治疗后与生理盐水组差异无统计学意义（$P>0.05$），其余各时点平均体温均低于对照组（$P<0.05$）；西药组在用药后 0.5 h 的平均体温低于对照组（$P<0.05$），以后各时点的平均体温与对照组差异无统计学意义（$P>0.05$）。

（二）体外抑菌试验

为明确中药退热微型灌剂是否对呼吸道常见菌有抑制作用，进行了体外抑菌试验。实验表明：临床分离菌中除一株金黄色葡萄球菌对该中药灌剂耐药外，其余均有抑菌作用，其中对金葡菌和表皮葡萄球菌的抑菌效果较好，溶血性链球菌和肺炎双球菌中度敏感，对腐生葡萄球菌和微球菌敏感度不高。结果提示该灌剂对呼吸道常见菌有抑制生长作用。

（三）抑制肉芽肿增生试验

用无菌棉球埋植大白鼠局部皮下，制作炎症增殖期模型，以氢化可的松为对照药，观察中药灌剂的抗炎性反应作用。结果：氢可组和中药灌剂组的肉芽干重均低于对照组（$P<0.05$），氢可组和灌剂组对肉芽增生的抑制率差异无统计学意义（$P>0.05$）。

（四）毒性试验

1. **急性毒性试验** 选用健康普通级昆明种小鼠，随机分为中药灌剂组和生理盐水对照组。灌剂组按临床剂量的 150 倍，对照组灌以等量的生理盐水。结果：灌剂组与对照组比较差异无统计学意义（$P>0.05$）。本试验表明：小白鼠最大耐受量相当于人用剂量的 150 倍，属安全的中草药制剂，可供临床应用。

2. **长期毒性试验** 方法：取 SD 大鼠，设高、中、低 3 个剂量组（分别为临床用量的 25、10、3 倍）和一个对照组（自来水），给药满 14 天处死一半大鼠，其余继续观察 14 天处死。从动物观察、血液学检查、生化检查、病理学检查结果进行评价。毒性试验表明：中药灌剂既无急性毒性又无长期毒性，是一个安全的中药制剂，而且对肠黏膜也无明显的毒性反应。{参见：中药退热微型灌剂治疗小儿感冒发热的实验研究[J]. 上海中医药杂志，1995，29(3)：44－46.}

（五）抗病毒作用试验

本研究采用细胞培养、同位素掺入的方法，观察柴芩清热微型灌肠剂对腺病毒的作用。结果表明，该制剂对多种型别的腺病毒均有一定的抑制作用，有效剂量为 6.6 mg/L，高浓度的药物对宿主细胞有毒性作用，并明显抑制 Hela 细胞 DNA 的合成。提示柴芩清热微型灌肠剂可以是一种治疗腺病毒感染的有效药物。

另一研究则以病毒唑为对照进行体内和体外的抗病毒试验。结果：中药退热微型灌剂(ZYTRE)在 7～27 mg/ml 浓度下对流感病毒 A3 型、副流感病毒 2 型、呼吸道合胞病毒、腺病毒 7 型有抑制作用；在 18～36 g/kg 剂量下对 FM1 感染鼠有减轻肺损伤和减少死亡率作用($P<0.05$)。提示 ZYTRE 对呼吸道常见病毒有抑制作用，且存在一定的量效关系。{参见：①中药退热微型灌剂抗病毒作用研究[J]. 上海中医药杂志，2001，35(3)：41－42. ②柴芩清热微型灌肠剂对腺病毒抑制作用的研究[J]. 辽宁中医杂志，1999，26(9)：396－397.}

本研究从临床和实验两方面观察了中药退热微型灌剂治疗感冒发热的疗效和药理作用。临床观察结果表明：中药灌剂对感冒发热的疗效优于抗生素加扑热息痛栓的对照组，以风热型感冒疗效更显著，对病毒和细菌感染引起的上呼吸道感染均有效，无任何不良反应，适合婴幼儿和学龄前儿童使用。

实验研究揭示，中药灌剂对伤寒三联菌苗所致的发热兔有明显的解热作用，起效快，退热作用维持时间长，效果优于扑热息痛灌肠液；该灌肠剂能抑制金黄色葡萄球菌、肺炎双球菌、溶血性链球菌等呼吸道常见菌，对流感病毒 A3 型、副流感病毒 2 型、呼吸道合胞病毒、腺病毒 7 型有抑制作用。还能抑制棉球肉芽肿的增生，具有抗炎性反应作用，效果与氢化可的松相近；毒性试验表明该灌剂是一个无不良反应的安全制剂。

（汪永红）

第二节　儿童性早熟中西医结合系列研究

20 世纪 80 年代初，上海第一医学院儿科医院中医科顾文华教授首先开始尝试中医药辨证治疗儿童性早熟。时毓民教授最早总结顾老治疗性早熟的经验发表论文，提出儿童性早熟的发病机制在于“肾阴虚、相火旺”，采用“滋肾阴、泻相火”为主遣方用药，以后时毓民教授的学生团队不断地研究和总结，发现滋阴泻火中药则可抑制性早熟儿童下丘脑-垂体-性腺轴的提前启动及其所造成的性征发育、骨龄超前等。初步阐明了滋阴泻火中药治疗性早熟的作用机制，形成了一系列验方，诊疗方案通过中华中医药学会儿科分会，形成中医诊疗指南和专家共识，推广到全国。下面我们简单地回顾一下有关性早熟的中西结合研究历程。

一、性早熟阴虚火旺证的早期临床观察

（一）国内最早报道顾文华老中医以滋阴泻火法治疗女童性早熟症的经验

文章总结了顾文华老中医治疗女童性早熟临床经验。患儿表现为乳房硬块触痛等第二性征表现，兼有急躁易怒、夜寐不安、盗汗，舌红，脉弦等中医辨证属于肾阴不足、相火偏旺症候，拟滋阴降火法，自拟滋阴泻火方，宗古方知柏地黄丸合大补阴丸加减。推测滋阴泻火法可能具有抑制下丘脑-垂体-性腺轴过早激活的作用。{参见：滋阴泻火法治疗女童性早熟症[J]. 辽宁中医杂志，1981，(1)：31－32. }

（二）国内最早小样本观察滋阴泻火法治疗性早熟的疗效

收集25例符合女童性早熟的病例，治疗前后记录乳房Tanner分期及中医证候，检测血清黄体生成素、卵泡刺激素及雌二醇水平，及B超检测子宫、卵巢体积及骨龄。中医证候：怕热、面部升火、急躁易怒、五心烦热、口渴、舌质红、脉弦。滋阴泻火基本方加减，观察起效时间。结果：25例中17例性早熟症状体征消失，6例减轻，2例无效。患儿服药后起效时间为0.5～2个月。12例停药后6个月随访，11例无复发，1例停药3个月复发。17例身长随访，年增长3～10 cm，平均5.6 cm。{参见：滋阴泻火中药为主治疗女童性早熟25例疗效观察[J]. 中医杂志，1990，95(2)：30－32.}

（三）国内最早探讨性早熟女童阴虚火旺证本质

观察了75例真性性早熟女童的阴虚火旺证象，并进行了血清卵泡刺激素、黄体生成素、雌二醇含量及子宫、卵巢容积的测定，部分患儿还做了黄体生成素释放激素兴奋试验。治疗方法：75例中50例患儿单纯采用中药治疗，滋阴泻火基本方加减。部分病例服用中成药知柏地黄丸。病情缓解后，将知柏地黄丸酌情减量，长期服用以巩固疗效。经滋阴泻火中药治疗获临床缓解后，再重复上述测定，并与治疗前对比分析，试图从下丘脑-垂体-卵巢轴功能的角度探讨肾阴虚相火旺证的物质基础。结果：中医辨证发现性早熟患儿均有不同程度的阴虚火旺证象。下丘脑-垂体-卵巢轴功能测定显示患儿的血清卵泡刺激素、黄体生成素及雌二醇水平均较正常同龄儿显著升高，黄体生成素释放激素兴奋试验呈现功能亢进的特征性变化。经滋阴泻火中药治疗病情缓解后，随着阴虚火旺证象的显著改善，血清卵泡刺激素、黄体生成素及雌二醇水平显著下降，子宫卵巢显著回缩，第二性征明显消退。据此，我们认为下丘脑-垂体-卵巢轴提前发动，功能亢进很可能是真性性早熟女童肾虚相火旺证的物质基础。{参见：性早熟女童阴虚火旺证本质的探

讨[J]. 中国中西医结合杂志,1991,11(7):397－399.}

二、青春期启动提前女童中医证候的临床调查

文献回顾显示,中医药治疗儿童性早熟多以阴虚火旺证为主辨证论治,其次为合并证型,常见为肝郁化火证和湿热内蕴证。但是目前临床上青春期提前启动女童每种证型的患病率孰高孰低,其常见中医症状如何,尚需要临床调研。本研究采集在复旦大学附属儿科医院就诊的200例青春期启动提前女童的中医相关症状和证候信息,设计中医症状分级量化调查表进行临床调查,并成立本科室资深专家小组对所有纳入女孩进行辨证分型诊断,进行统计分析,总结患儿的中医辨证分型特点。结果200例患儿主证诊断为阴虚火旺证的比例最高(174例,占87.0%),其次是肝郁化火证(25例,占12.5%)及湿热内蕴证(1例,占0.5%);3种证型诊断的平均秩次由高到低依次为阴虚火旺证(462.87)、肝郁化火证(287.22)、湿热内蕴证(146.91);149(74.5%)例患儿同时具有阴虚火旺证和肝郁化火证的诊断,阴虚火旺证为主合并肝郁化火证最多见(88例,占44.0%),肝郁化火证为主合并阴虚火旺证次之(46例,占23.0%)。结论:阴虚火旺证和肝郁化火证型是性早熟和青春期发育提前女童主要的中医辨证分型,两者同时存在的合并证型在临床辨证用药中不容忽视。{参见:200例青春期启动提前女童中医证候的临床调查[J]. 中国中西医结合杂志,2012,(6):770－773.}

三、中医药治疗儿童性早熟的循证研究

(一) 中医药治疗儿童性早熟的多中心、随机、双盲、双模拟研究

采用随机、对照分组的方法,分为治疗组(滋阴泻火方早熟2号)、对照组(疏肝理气方逍遥丸);双盲、双模拟给药。随访比较用

药前后两组患儿乳核指数、乳房 Tanner 分期、中医辨证 8 项指标评分、B 超检查(子宫、卵巢容积、卵泡大小)、骨龄的变化。结果:两组患儿用药前后比较,治疗组患儿对乳核指数、乳房性征(Tanner)分期、阴虚火旺 8 项指标评分减少程度优于对照组($P<0.01$);B 超检查子宫、卵巢容积、卵泡大小,治疗组控制程度均优于对照组($P<0.01$)。骨龄改变比较,两组差异无统计学意义($P>0.05$)。结论:治疗女童性早熟,滋阴泻火中药早熟 2 号疗效优于疏肝理气中药逍遥丸。{参见:中医药治疗女童性早熟 68 例随机双盲对照临床试验[J]. 中医杂志,2005,46(7):516-519.}

(二) 药味精简的早熟 3 号治疗儿童性早熟的疗效观察

采用随机对照的方法,进行协定方早熟 3 号与早熟 2 号合剂的随机对照研究。方法:100 名性早熟患儿,随机分入治疗组(早熟 3 号,$n=50$)、对照组(早熟 2 号,$n=50$),初诊进行体格检查(乳房 Tanner 分期、乳核直径);初诊摄骨龄片,B 超(子宫、卵巢容积及卵泡大小)检查,并进行中医辨证 8 项指标积分,治疗 1 个月后随访乳核直径和中医辨证。结果:①两组中药治疗前后自身对照随访,疗程 1 个月后与治疗前比较,乳核指数、中医辨证 8 项积分均较前明显减少,差异均有统计学意义($P<0.001$);②两组中药之间初诊和疗程 1 个月时同期比较,乳核指数、中医辨证 8 项积分差异无统计学意义($P>0.05$)。结论:早熟 3 号方与早熟 2 号合剂治疗女童性早熟在第二性征(缩小乳核)和减轻阴虚火旺证候方面均有疗效,疗程 1 个月,两者疗效相似。{参见:中药早熟 3 号与早熟 2 号治疗女童性早熟的随机对照研究[J]. 上海中医药杂志,2005,39(2):33-35.}

(三) 多中心随机对照评价中药颗粒剂治疗特发性性早熟轻型的疗效

目的:评价滋阴泻火方及滋肾清肝方治疗特发性性早熟轻型的临床疗效。方法:采用多中心、随机、单盲、阳性对照的试验设计。按照入选标准纳入 154 例女性研究对象，随机分到滋阴泻火组（77 例）或滋肾清肝组（77 例），进行为期 6 个月的干预。结果：①治疗 3 个月和 6 个月后，乳核指数组内前后比较，差异有统计学意义（滋阴泻火组：左侧 $P<0.001$、$P=0.003$，右侧 $P=0.001$、$P=0.018$；滋肾清肝组：左侧 $P<0.001$、$P<0.001$，右侧 $P<0.001$、$P=0.001$）；②治疗 6 个月后，子宫容积组内前后比较，差异有统计学意义（滋阴泻火组 $P=0.028$，滋肾清肝组 $P=0.029$）；③治疗 6 个月后，卵巢容积组内前后比较，滋阴泻火组右侧卵巢容积差异有统计学意义（$P=0.040$）；④治疗 3 个月和 6 个月后，两组中医证候积分组内前后比较，差异有统计学意义（滋阴泻火组 $P<0.001$，$P<0.001$；滋肾清肝组 $P<0.001$，$P<0.001$）。结论：滋阴泻火颗粒剂及滋肾清肝颗粒剂均能控制特发性性早熟轻型女童的乳核大小和中医证候；其中，滋阴泻火颗粒在改善卵巢大小方面稍优于滋肾清肝颗粒。{参见：多中心随机对照评价中医药治疗特发性性早熟轻型疗效[J]. 中华中医药杂志，2017，32(9)：4292－4295.}

（俞　建）

第三节　利胆护肝合剂治疗肝病的临床和实验研究

病毒性肝炎是严重危害我国人民健康的常见传染病之一。由于我国是各型肝炎的高发病国家，肝炎在少年儿童中的发病率也相当高。有效地防治小儿肝病，提高广大人民群众的健康水平，成为我国医学界的一项重要任务。由于特殊的生长发育特点，小儿肝炎不同于成人，急性型较多，且有相当一部分伴有黄疸，故本研究以小儿急性肝炎（主要是黄疸型）和婴儿肝炎综合征为研究对象。从中药方剂的作用效应角度，来探讨中药治疗小儿肝病的疗效和机制。

一、利胆护肝合剂治疗黄疸型肝炎大鼠的实验研究

通过研究中药利胆护肝合剂对实验性黄疸型肝损害大鼠的治疗效应，来探讨方剂的作用机制。方法：选择异硫氰酸α-萘酯(ANIT)中毒的SD大鼠作为黄疸型肝炎的模型。采用随机对照的方法，设立了正常组（仅灌服生理盐水）、模型组（ANIT灌胃造模）、治疗组（ANIT造模，并加用利胆护肝合剂灌胃）。利胆护肝合剂对大鼠肝脏摄取与排泌功能影响的研究：3组大鼠造模后48 h，静脉注射放射性同位素^{99m}Tc-EIDA，用伽马照相机定时摄像(30秒)，计算机同步采取信息，以肝摄取指数(HI)及肝肠通过时间(HIT)作指标，研究利胆护肝合剂对大鼠肝脏功能的影响。利胆护肝合剂对大鼠肝脏的组织病理学影响：3组大鼠各取1/2，分别在造模48及72 h后，麻醉处死后取肝脏切片处理，高倍镜下采用组织学方法，用Q-520图像分析仪定量分析大鼠细胆管上皮细胞截面积(μm^2)。结果：①正常组、模型组及对照组大鼠HI分别为0.04 ± 0.004、0.73 ± 0.066、0.29 ± 0.058，HIT(s)分别为2.8 ± 0.5、12.0 ± 4.0、3.6 ± 1.1，治疗组优于模型组差异有统计学意义($P<0.05$)；②正常组、模型组及对照组大鼠细胆管上皮细胞截面积分别为48 h：(1.80 ± 0.74)、(6.75 ± 2.36)、$(3.39 \pm 1.56)\ \mu m^2$；72 h：(1.18 ± 0.73)、(8.38 ± 2.16)、$(4.21 \pm 1.34)\ \mu m^2$，治疗组与模型组比较，差异有统计学意义($P<0.05$)。结论：利胆护肝合剂功能上能减轻毒素对肝脏的损害，改善肝脏的摄取与排泌功能，起到保护肝的作用；病理上能减轻淤胆肝炎大鼠细胆管上皮细胞的肿胀，减少胆汁的返流及淤积，达到利胆的效果。{参见：同位素示踪法及图像分析法研究利胆护肝合剂的作用机制[J]. 中国实验方剂学杂志，1998，4(1)：20-22.}

二、利胆护肝合剂的临床研究

(一) 利胆护肝合剂治疗小儿肝炎

收集184例肝炎患儿,均来源于复旦大学附属儿科医院传染科病房。将患儿以2∶1分成2组,其中利胆护肝合剂组101例(简称利胆组),门冬氨酸钾镁口服液组48例(简称门冬组)。研究中的急性黄疸型肝炎均为阳黄型,其中湿热蕴结型门冬组26例,利胆组53例;湿盛热轻型门冬组14例,利胆组36例;而急性无黄疸型肝炎湿阻脾胃型门冬组8例,利胆组12例。两组患儿的年龄、性别、入院前病程、肝功能、辨证分型差异均无统计学意义($P>0.05$)。治疗方法:利胆组服用利胆护肝合剂,门冬组服用门冬氨酸钾镁。在用上药同时,两者均可使用本院常规治疗肝炎辅助药物如维生素、肝泰乐等;凡是谷丙转氨酶>1 000 U/L者可静脉用葡萄糖、ATP、辅酶A及肝泰乐7～10天,禁用有其他退黄降酶作用的药物如茵栀黄、联苯双酯等。结果:一般状况及消化道症状的改善情况,利胆组明显较门冬组改善的百分率高;利胆组肿大恢复人数百分率高于门冬组($P<0.01$, $x^2=11.49$);利胆组总胆红素下降至正常天数明显较门冬组缩短($P<0.01$);经治疗后,利胆组谷丙转氨酶恢复正常天数明显高于门冬组;而治疗两周后肝功能正常人数利胆组明显高于门冬组。结论:利胆护肝合剂应用于临床治疗小儿急性肝炎能缩短病程、显著改善症状体征、加速肝功能的恢复,优于门冬氨酸钾镁口服液。

(二) 利胆护肝合剂治疗婴儿肝炎综合征

应用利胆护肝合剂治疗婴儿肝炎综合征29例,结果显示其退黄、改善肝功能效果与中药汤剂对照组相似;动物实验结果显示:该药对血清总胆红素、谷丙转氨酶、血清甘胆酸改善治疗组明显较对照组快:胆总管插管胆汁流量较对照组明显增多,99Tc－EIDA肝胆显像示肝胆摄取功能明显好转,肝肠通过时间明显缩短。{参见：俞建，时毓民，汪永红. 利胆护肝合剂治疗婴儿肝炎综合征的临床与实验研究[J]. 上海中医药杂志，1995，(5)：13－15.}

（俞　建）

第四节　面部山根青筋在小儿望诊中的临床意义

儿科素称哑科，望诊在儿科疾病的诊断中起着不可替代的作用。山根青筋指鼻根部的青筋而言，其色泽、形态、分布对疾病的诊断有一定意义。

自古以来，我国民间流传在小儿出生后面部有青筋显露者多体质虚弱，易患多种疾病的观点。古代中医文献中也有关于山根青筋与疾病关系的描述。如《幼科切要》中指出："山根青黑，每多灾异。"

当时国内对小儿面部青筋的报道很少，在中医儿科学教科书中未提及。时毓民教授团队对面部山根青筋在小儿望诊中的临床意义进行了中西医结合研究。本课题立足于对面部青筋分布、色泽、形态、进退与疾病、中医辨证、免疫、微循环、血小板聚集、超氧化物歧化酶的关系研究，并前瞻性对面部有青筋与面部无青筋的婴儿进行随机对照长期观察以确定其临床意义，观察应用中药防治对青筋小儿疾病改善程度。这对丰富中医儿科内涵、提出相应防治措施以增强小儿体质、减少疾病具有一定的意义。

一、婴儿面部山根青筋前瞻性观察

目的：研究面部有青筋小儿 100 例和无青筋小儿 52 例进行常规体检随访（随访 3 年以上），观察两组小儿身体健康状况有无差异，比较常见病发病情况有无差异。研究发现：①上呼吸道感染发病情况：提示青筋组的上呼吸道感染患病率明显高于对照组；②支气管炎发病情况：提示青筋组小儿气管炎患病率明显高于对照组；③肺炎发病情况：两组比较差异无统计学意义；④其他常见病：腹泻、厌食、贫血、佝偻病、夜啼、湿疹、营养不良相比差异无统计学意义。以上调查结果显示，青筋组小儿的上呼吸道感染、支气管炎患病率明显高于对照组。说明青筋组小儿体质较弱，易患呼吸道疾病。

二、1 185 例婴幼儿青筋和发病情况调查

目的：选取托儿所 298 名小儿及幼儿园 887 名小儿进行调查。观察托儿所、幼儿园小儿青筋所占比例；并对青筋组、无青筋组小儿发病情况进行分析；比较两组体弱儿童的比例。调查发现：面部青筋小儿体质明显较弱。山根青筋脉纹以横形居多，竖形次之，余为斜形、分枝状、点状等形态。青筋体弱小儿平素易患反复呼吸道感染。

三、常见病患儿面部青筋分析研究

(一) 1 955 例常见病种面部青筋比例调查

目的：调查分析 1 955 例患儿各系统疾病所占比例，各系统疾病中青筋小儿所占比例。结果：在 1 955 例患儿中，其中呼吸系统疾患有 1 148 例，青筋者 460 例(占该系统疾病的 40.1%)，病种依次为上呼吸道感染、支气管炎、肺炎、哮喘等；内分泌代谢疾患 443 例，青筋者 29 例(占该系统疾病的 6.5%)，病种依次为性早熟、糖尿病、侏儒症等；消化系统疾患有 155 例，病种依次为腹泻、胃炎等，青筋占 61 例(占该系统疾病的 39.4%)；泌尿系统疾患有 90 例，病种为尿路感染、急性肾炎、肾病综合征等，青筋 18 例(占该系统疾病的 20%)；血液系统、肿瘤疾患 69 例，青筋者占 22 例(占该系统疾病的 31.9%)；结缔组织疾患 21 例，青筋者 9 例(占该系统

疾病的 42.9%);神经系统疾患 19 例,青筋者 6 例(占该系统疾病的 31.6%),传染性疾病 10 例,青筋者 3 例(占该系统疾病的 30%)。1 955 例患儿中,有青筋者 602 例(31.1%)。结论:青筋小儿在呼吸系统疾病中占有很大比例。反复呼吸道感染、哮喘小儿青筋比例均较大。

(二) 反复呼吸道感染患儿山根青筋情况与免疫功能分析

对 197 例反复呼吸道感染的患儿进行观察,其中 123 例有面部青筋。青筋分布以鼻根部最多,多数伴有双颞部青筋。鼻根部青筋以横形为主,其次为坚形,颞部青筋绝大多数为分枝状。青筋组中医辨证以脾肺虚证居多,其次为肺气虚。免疫学检测表明,IgG、IgE 升高者分别为 37.5%、47.6%。青筋组与对照组、正常对照组在 T 细胞亚群多项指标上差异有统计学意义;青筋组血小板聚集率显著增高。{参见:丁敬远,时毓民,汪永红. 山根青筋望诊对诊断小儿反复呼吸道感染临床意义的初步探讨[J]. 中医杂志,1998,39(9):557-558.}

对 86 例面部有青筋的小儿进行调查,其中 81 例患有不同疾病,占 94.2%。病种以反复呼吸道感染、哮喘、厌食症较多。青筋分布以鼻部最多,双颞部次之。中医辨证以肺脾气虚最多。免疫功能检测少数有 IgG、IgA 低下,但 IgE 增高较多,提示有过敏体质。T 细胞亚群中 CD3、CD4、CD8 均明显低下。面部青筋的研究丰富了中医儿科望诊的内容,对采取相应防治措施提供了依据。{参见:小儿面部青筋与脾肺虚证关系的初探[J]. 辽宁中医杂志,1995,22(7):289-290.}

(三) 哮喘患儿山根青筋研究分析

在临床,我们发现哮喘患儿较多存在山根青筋。为此,分析 61 例有青筋的哮喘患儿的临床症状、营养状况、青筋形态以及 T 细胞亚群、血小板聚集、超氧化物歧化酶(SOD)等的变化,并与 26 例无青筋患儿进行对照比较,以探讨山根青筋的临床意义。{参

见:哮喘患儿山根青筋望诊的临床意义[J]. 上海中医药杂志,1998,(10):25-27.}

(四) 呼吸系统疾病小儿甲襞微循环检测分析

收集呼吸系统疾患儿116例,年龄均在5～10岁,主要病种为反复呼吸道感染、哮喘,分青筋组、无青筋组、正常对照组。采用仪器2XA-844188显微镜及冷光源(中国科学院上海昆虫所生产),主要评价甲襞微循环情况。结果:青筋组、青筋对照组及正常对照组在甲襞血管排列、管襻数方面无差异,在管襻畸形、襻顶膨大乳头下静脉丛等指标青筋组与正常对照组有差异,青筋组与无青筋组仅在襻顶膨大项差异有统计学意义,余各项指标差异均无统计学意义;无青筋组与正常对照组在管襻畸形方面有差异,余各项指标无差异。结论:青筋组患儿与正常对照组相比,存在一定程度的微循环异常。

上述研究发现,面部有青筋的小儿,易患呼吸道疾病,以反复呼吸道感染和哮喘居多,同时存在一定的体液和细胞免疫功能紊乱,从山根青筋的色泽进退、形态变化与疾病进退有一定的联系,这些都丰富了中医儿科望诊的内涵;同时面部有青筋的小儿存在一定的血瘀征象,为活血化瘀疗法在呼吸道疾病中的应用提供理论依据。

(丁敬远)

第五节　儿童咳喘系列验方的中西医结合研究

时毓民教授擅长于小儿呼吸病的诊治,他认为小儿咳嗽以外感风热为多,治宜清肺化痰,宣肺止咳,从多年的临床体会中精选出麻黄、杏仁、射干、江剪刀草、黄芩、桑叶、桔梗等药组成"镇咳灵口服液"治疗支气管炎、感冒、哮喘引起的咳嗽120例,总有效率达

96.7%。动物实验表明，镇咳灵口服液有明显的镇咳、祛痰、平喘作用，还有抗炎性反应、抑菌作用。在此基础上，时毓民教授又把“镇咳灵”的组方进行优化，去桑叶、桔梗，加僵蚕、前胡等药组成“射干2号”合剂，专治小儿过敏性咳嗽、儿童哮喘症引发的咳嗽，被上海市科委立项作随机对照研究，证实为治疗过敏性咳嗽的有效方药。对儿童哮喘采用分期分证治疗，鉴于哮喘的病因病机，时毓民教授在小儿哮喘的急性发作期治以清肺化痰，宣肺平喘，以“射干2号”合剂为主方治疗，缓解期以益气补肾为治，选药黄芪、淫羊藿、沙参、山药、菟丝子等，经临床和实验研究，提示可平喘止咳，调节患儿的T细胞功能，减少哮喘的发作次数。时毓民学生团队优化时毓民教授治疗哮喘的系列方案，并对其进行系统的疗效观察，以便为临床应用提供循证医学依据。

一、镇咳灵口服液治疗儿童咳嗽的临床及实验研究

将170例咳嗽患儿分为两组，镇咳灵口服液（镇咳灵组）120例，小儿止咳化痰糖浆（对照组）50例，两组病例在性别、年龄、病程、病种、病情及中医分型方面差异无统计学意义（$P<0.05$），有可比性。镇咳灵含麻黄、射干、黄芩等。小儿止咳化痰糖浆含麻黄碱、桑叶等。结果：临床研究显示：镇咳灵组及对照组总有效率分别为96.7%、56.0%，愈显率分别为80.8%、18.0%，两组比较差异有统计学意义（$P<0.001$）。动物实验显示：镇咳灵可减少浓氨水诱发的小鼠咳嗽次数和咳嗽潜伏期，能促进小鼠气管排泄酚红加速，从而使痰液易排出。此外，能减轻二甲苯致小鼠耳壳的肿胀，有一定的抗炎性反应的作用。该药尚能使氯化乙酰胆碱及磷酸组胺诱发豚鼠哮喘的潜伏期延长，具有平喘作用。抑菌试验表明：对常见的呼吸道感染病菌有不同程度的抑制作用。临床观察和动物急、慢性实验表明该药无任何毒不良反应。结论：镇咳灵口服液治疗小儿风热咳嗽有显著疗效，优于对照组小儿止咳化痰糖

浆;动物实验结果表明有显著的镇咳、化痰、抗炎、平喘及抑菌作用。{参见:镇咳灵口服液治疗儿童咳嗽的临床及实验研究[J]. 中国中西医结合杂志,1996,16(7):390－393.}

二、射干合剂治疗儿童咳嗽的疗效的随机对照试验

在上述研究的基础上,时毓民教授把"镇咳灵"的组方进行优化组成"射干2号"合剂专治小儿过敏性咳嗽,该制剂于2005年4月获得上海市新的自制制剂批准文号(沪药制字Z05170490),更名为射干合剂。射干合剂自2005年获批以来,在复旦大学附属儿科医院已广泛应用于呼吸道疾病的患儿,如哮喘、咳嗽变异性哮喘、支气管炎和肺炎等,并取得良好的疗效,成为广大患儿家长中有良好的口碑的院内制剂。

该合剂的配方由射干麻黄汤化裁而来,由麻黄,射干、杏仁、蝉衣等组成。全方具有宣肺平喘,化痰止咳,适用于外感风热,痰热蕴肺之支气管炎,哮喘、咳嗽变异性哮喘等疾病。正如《金匮要略·肺痿肺痈咳嗽上气病脉证治》中提出:"咳而上气,喉中水鸡声,射干麻黄汤主之。"

复旦大学附属儿科医院联合上海儿童医院、上海儿童医学中心进行临床验证,以证明射干合剂的临床疗效。方法:选择病例共150例,分别来源于上海市儿童医院90例、上海儿童医学中心60例。病例按2∶1被随机分配到试验组和对照组。初诊时2组在年龄、性别、诊断、咳嗽、咯痰、喘、中医辨证、发热、鼻塞流涕、咽充血、肺部体征、舌质、舌苔等方面比较差异无统计学意义($P>0.05$),具有可比性。试验组服用射干合剂,对照组服用急支糖浆。结果:针对咳痰喘情况,治疗3天后,试验组与对照组咳痰喘总分均下降,病情好转,其中试验组下降幅度高于对照组,2组比较差异有统计学意义($P<0.05$)。治疗7天后,2组的咳痰喘总分进一步下降,两组比较差异无统计学意义($P>0.05$)。试验组对咳痰

喘总体的改善要明显优于对照组，两组比较差异有统计学意义（$P<0.01$）。针对咯痰情况，治疗 3 天及 7 天后 2 组的咯痰情况均有好转，两组比较差异无统计学意义（$P>0.05$）。专门针对喘的情况，治疗 3 天后随访，治疗组对喘的改善要优于对照组，两组比较差异有统计学意义（$P<0.05$），而在治疗后 7 天随访显示两组比较差异无统计学意义（$P>0.05$）。总的来说，治疗组及对照组喘的情况经治疗均有好转，两组比较差异无统计学意义（$P>0.05$）。结论：射干合剂在对小儿上呼吸道感染疾病的咳痰喘总体程度的改善要明显优于对照组急支糖浆，在两次随访中，与对照组比较差异均有统计学意义，尤其是对咳喘程度的改善效果更明显。在治疗后 3 天的第 1 次随访中，射干合剂对患儿咳喘程度的改善优于急支糖浆。但是，两组对咯痰的改善程度相似。

为观察射干合剂治疗小儿咳嗽的临床疗效。将 170 例咳嗽患儿随机分为治疗组 120 例和对照组 50 例，分别用射干合剂和小儿止咳化痰糖浆治疗，疗程 3～6 天。结果治疗组总有效率为 96.7%，对照组总有效率为 56.0%，两组比较差异有统计学意义（$P<0.001$）。射干合剂治疗小儿咳嗽优于小儿止咳化痰糖浆。{参见：胡红，俞建，汪永红，时毓民. 射干合剂治疗小儿咳嗽的临床观察[J]. 上海中医药杂志，2006，40(10)：26－27.}

射干合剂经过近 30 多年的应用取得良好疗效。近来新华医院中医科对 270 例小儿风热或痰热型咳嗽分 3 组治疗：A 组用射干合剂，B 组用宣肺止咳合剂，对照组用氨溴特罗口服液，每组 90 例，用药 7 天。结果：总有效率分别为 91.11%，80.00%，77.78%，A 组射干合剂明显优于后 2 组；A 组中医症候积分减分差值显著大于 B 组及对照组。结论：射干合剂对改善小儿咳嗽、咳痰及哮喘等症状有显著疗效，可显著缓解患儿的临床症状。{参见：射干合剂治疗小儿咳嗽的随机、阳性药对照、大样本临床试验[J]. 上海中医药杂志，2016，50(9)：48－51.}

三、中药分期分证论治方案治疗小儿哮喘的随机对照试验

为观察中药分期分证论治方案治疗小儿哮喘的临床疗效，并与西药疗效进行比较。方法：采用随机数字表法，将182例哮喘患儿随机分为中药组97例和西药组85例。中药组以中药分期分证论治方案治疗，西药组以常规的西药（爱纳灵、顺尔宁）治疗，疗程为12周。比较治疗前后两组患儿的哮喘控制率、中医证候评分、西医症状评分、肺功能的变化；应用RT-PCR和ELISA检测外周血单核细胞中白三烯（CysLTs）、白三烯受体-1（CysLTR1）、白细胞介素-4（IL-4）、γ-干扰素（IFN-γ）、白细胞介素-17（IL-17）、白细胞介素-10（IL-10）、转化生长因子-β（TGF-β）、基质金属蛋白酶-9（MMP-9）的mRNA及蛋白的变化。结果：①哮喘控制情况：中药组哮喘控制率高于西药组（91.67% vs. 76.83%，$P=0.01$）；两组患儿治疗后中医主要症状积分和总积分、西医主要症状积分和总积分均较治疗前明显降低（$P<0.05$），其中中药组兼症中的大便情况（$P=0.00$）、多汗（$P=0.00$）、舌象（$P=0.00$）改善均较西药组明显；两组患儿治疗后的中医总积分、西医症状评分比较差异无统计学意义（$P>0.05$）。中药组中痰热蕴肺与寒饮停肺两型多汗患者的比例均低于西药组，差异有统计学意义（$P=0.00$，0.03）；痰热蕴肺证型中药组患儿大便、舌象异常者比例均低于西药组；②肺功能变化：中药组治疗后的肺通气功能指标与治疗前比较均有明显改善，差异有统计学意义（$P<0.05$）；③血中炎性介质变化：中药组治疗后外周血IL-4、IL-10、IL-17及MMP-9水平降低，差异有统计学意义（$P=0.03$，0.01，0.04，0.03），且IL-4水平低于西药组治疗后（$P=0.02$）；IFN-γ水平较治疗前升高，差异有统计学意义（$P=0.01$）。西药组治疗后外周血IL-17、TGF-β及MMP-9水平降低，差异有统计学意义

(P =0.00，0.00，0.01)。中药组治疗后，IL－4、CysLTR1 的 mRNA 表达下调，IFN－γ 的 mRNA 表达上调，差异有统计学意义(P =0.00，0.00，0.03)。西药组治疗后，IL－4、CysLTR1 及 TGF－β 的 mRNA 表达下调，IFN－γ 的 mRNA 表达上调，差异有统计学意义(P =0.03，0.02，0.00，0.04)。结论：中药分期分证论治方案能有效控制哮喘的发作，对痰热蕴肺和寒饮停肺两型均有治疗作用，能改善肺通气功能，有整体调整作用，能调节 Th1/Th2 的不平衡，减轻哮喘气道炎症及重塑作用。{参见：①中药分期论治验方治疗儿童哮喘 45 例临床观察[J]. 中医杂志，2012，53(24)：2105—2108. ②Effect of Traditional Chinese Medicine on inflammatory mediators in pediatric asthma [J]. Mediators Inflamm，2016，2016：514 37 － 3. ③ Prescriptions from Traditional Chinese Medicine compared with salbutamoland montelukast for thetreatment of pediatric asthma：a randomized controlled trial [J]. J Tradit Chin Med，2017，37(4)：522－529.}

(汪永红)

后　记

作为时毓民教授的学生,《时毓民儿科临床经验精粹》是我们长期以来一直想要编撰的一本书籍。回顾从 1991 年研究生入学至今,我跟随时毓民教授学习、工作近 30 年,作为时毓民教授带教的第一个博士,从一个学生,到成为科室乃至全国和上海市中西医结合儿科的负责人之一,感慨万千。

时毓民教授毕业于上海第一医学院,后进入附属儿科医院内科工作,20 世纪 70 年代作为西医主治医师,热爱传统医学,脱产系统学习中医理论,并跟随国内多名中医儿科大家临床实践,行医师涯近 60 年,现代医学底子深厚,同时积累了丰富的中医和中西医结合诊疗儿科疾病的临床经验,应用于临床,治疗了国内外大批患儿,成为国内儿科界享有盛誉的名老中医和中西医结合儿科大家。时毓民教授擅长于儿童肺炎、哮喘、婴幼儿黄疸、性早熟、遗尿、紫癜肾炎等儿科常见病及疑难杂症的中西医结合诊疗,并发明了多个适宜于儿科使用的院内中药制剂,应用至今,为广大儿童的健康做出了独特的贡献。

时毓民作为国家中医药管理局名老中医工作室导师和复旦大学博士生导师,带教了大批学生,同时作为国内第一代中西医结合儿科先驱者,与国内一批著名学者一起创立了中国中西医结合学会儿科专委会,并长期主持上海专委会工作,在全国各地传播儿科中医和中西医结合的临床和基础研究的经验。他的许多学生在国内已经成为儿科学界中医和中西医结合的中坚力量,大多参与了本书的编撰。

本书的编撰工作是在国家中医药管理局“时毓民名老中医经验传承工作室”负责人汪永红主任的策划下，汇集了其众多学生跟师学习心得及收集的临床病例，全面总结了时毓民教授的学术思想和临床经验。虽然之前我和科内同事也曾多次参与过时毓民教授临床经验的文章和书籍的写作，但是，较为全面记载和收录时毓民教授的临床从医经历，中西医结合生涯，并系统分为有中西医结合特色的病证论治、医论医话、验案分析、基础和临床研究及验方研制等，本书应该是第一部。

俞　建

于 2020 年 3 月

图书在版编目(CIP)数据

时毓民儿科临床经验精粹/汪永红,俞建主编. —上海:复旦大学出版社,2021.5
ISBN 978-7-309-15619-5

Ⅰ.①时… Ⅱ.①汪… ②俞… Ⅲ.①中医儿科学-临床医学-经验-中国-现代
Ⅳ.①R272

中国版本图书馆 CIP 数据核字(2021)第 072309 号

时毓民儿科临床经验精粹
汪永红 俞 建 主编
责任编辑/王 瀛

复旦大学出版社有限公司出版发行
上海市国权路 579 号 邮编:200433
网址:fupnet@fudanpress.com http://www.fudanpress.com
门市零售:86-21-65102580 团体订购:86-21-65104505
出版部电话:86-21-65642845
上海四维数字图文有限公司

开本 890×1240 1/32 印张 9 字数 226 千
2021 年 5 月第 1 版第 1 次印刷

ISBN 978-7-309-15619-5/R·1875
定价:78.00 元